ECG
ESSENCIAL

Nota

A medicina é uma ciência em constante evolução. À medida que novas pesquisas e a própria experiência clínica ampliam o nosso conhecimento, são necessárias modificações na terapêutica, onde também se insere o uso de medicamentos. Os autores desta obra consultaram as fontes consideradas confiáveis, num esforço para oferecer informações completas e, geralmente, de acordo com os padrões aceitos à época da publicação. Entretanto, tendo em vista a possibilidade de falha humana ou de alterações nas ciências médicas, os leitores devem confirmar estas informações com outras fontes. Por exemplo, e em particular, os leitores são aconselhados a conferir a bula completa de qualquer medicamento que pretendam administrar, para se certificar de que a informação contida neste livro está correta e de que não houve alteração na dose recomendada nem nas precauções e contraindicações para o seu uso. Essa recomendação é particularmente importante em relação a medicamentos introduzidos recentemente no mercado farmacêutico ou raramente utilizados.

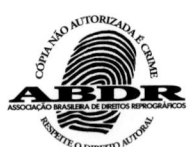 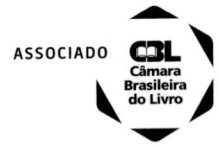

T365e Thaler, Malcolm S.
　　　　ECG essencial : eletrocardiograma na prática diária / Malcolm S. Thaler ; tradução e revisão técnica: Jussara N. T. Burnier. – 10. ed. – Porto Alegre : Artmed, 2024.
　　　　xii, 388 p. : il. color. ; 25 cm

　　　　ISBN 978-65-5882-181-6

　　　　1. Eletrocardiograma. I. Título.

　　　　　　　　　　　　　　　　　　　　　　　　　CDU 616.12-073.7

Catalogação na publicação: Karin Lorien Menoncin – CRB 10/2147

MALCOLM S. THALER

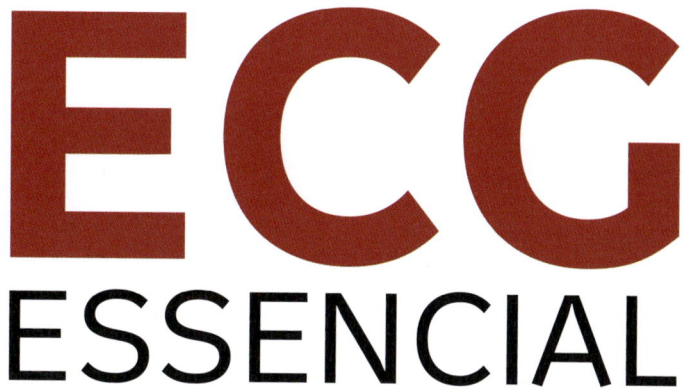

ECG ESSENCIAL
Eletrocardiograma na prática diária

10ª EDIÇÃO

Tradução e revisão técnica
Jussara N. T. Burnier
Médica cardiologista do Ministério da Saúde (aposentada).

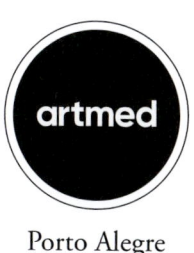

Porto Alegre
2024

Obra originalmente publicada sob o título
The only EKG book youll ever need, 10th Edition
ISBN 9781975185831

Copyright©2023 Wolters Kluwer Health, Inc.
Wolters Kluwer did not participate in the translation of this title.

Gerente editorial: *Letícia Bispo de Lima*

Colaboraram nesta edição:

Editora: *Mirian Raquel Fachinetto*

Assistente editorial: *Alexandra Martins Vieira*

Capa: *Tatiana Sperhacke – Tat Studio*

Preparação de originais: *Carine Garcia Prates*

Leitura final: *Marquieli Oliveira*

Editoração: *Clic Editoração Eletrônica Ltda.*

Reservados todos os direitos de publicação, em língua portuguesa, a
GA EDUCAÇÃO LTDA.
(Artmed é um selo editorial do GA EDUCAÇÃO LTDA.)
Rua Ernesto Alves, 150 – Bairro Floresta
90220-190 – Porto Alegre – RS
Fone: (51) 3027-7000

SAC 0800 703 3444 – www.grupoa.com.br

É proibida a duplicação ou reprodução deste volume, no todo ou em parte, sob quaisquer formas ou por quaisquer meios (eletrônico, mecânico, gravação, fotocópia, distribuição na Web e outros), sem permissão expressa da Editora.

IMPRESSO NO BRASIL
PRINTED IN BRAZIL

Dedicatória

Para Nancy, Ali, Jon, Tracey, Ben e Eliana (e a lista segue crescendo!), e para cada envolvido em cuidados de saúde – independentemente do seu papel –, a vocação mais humana de todas.

Dedicatoria

Prefácio

Estou encantado e muito honrado por você ter escolhido este livro e se reunido à família de leitores do único livro de ECG de que precisará. Seja você estudante, deparando-se com eletrocardiogramas pela primeira vez, seja profissional experiente que procura atualização ou algumas dicas úteis para levá-lo ao próximo nível, tenho certeza de que você apreciará este livro.

Estamos agora em nossa 10ª edição de *ECG essencial: eletrocardiograma na prática diária*. A primeira foi publicada em 1988, quando o custo de um selo postal americano era de 24 centavos, Stephen King liderava a lista dos mais vendidos (nem tudo mudou), Bobby McFerrin ganhou o Grammy de Melhor Álbum do Ano de Jazz e o LA Dodgers venceram o Mets nas eliminatórias de beisebol a caminho de sua inesperada demolição do Oakland A's. Passados os anos, algo que não mudou foi a utilidade do eletrocardiograma, ainda uma ferramenta essencial para diagnosticar muitos distúrbios cardíacos e não cardíacos.

Mais uma vez tentamos manter simples o que é simples; e o que é complicado, objetivo, conciso e, sim, simples também. Adicionamos materiais para garantir que tudo esteja atualizado e fizemos todos os esforços para que o conteúdo seja prático para estudar. Tudo é discutido dentro do contexto clínico adequado, colocando você, leitor, diretamente no centro de situações da vida real. Você também descobrirá que continuamos incansáveis em lembrá-lo de que os eletrocardiogramas nunca devem ser usados de forma isolada; eles são apenas uma peça, embora importante, do quebra-cabeça que todo paciente apresenta.

Quero oferecer minha sincera gratidão ao Dr. Alan Skolnick, professor associado da Divisão de Cardiologia Leon H. Chaney, da NYU Grossman School of Medicine, cujas notáveis habilidades de ensino nunca são mais apreciadas do que sua incansável devoção para garantir que este é o texto mais atual e preciso que possa existir. E um agradecimento especial ao pessoal da Wolters Kluwer, especialmente a Thomas Celona, Chris Teja e Vino Varadharajalu, que, junto com seus colegas da Wolters Kluwer, nunca deixam de apresentar um produto belo e primoroso.

Malcolm S. Thaler, MD

Sumário

Para começar *1*

Capítulo 1
Os fundamentos *9*
A eletricidade e o coração   *10*
As células do coração   *12*
Tempo e voltagem   *18*
Ondas P, complexos QRS, ondas T e algumas linhas retas   *20*
Identificando as linhas retas   *29*
Resumo: As ondas e as linhas retas do ECG   *31*
Fazendo ondas   *32*
As 12 visualizações do coração   *37*
Algumas palavras sobre vetores   *47*
O ECG normal de 12 derivações   *49*
Resumo: Orientação das ondas no ECG normal   *60*
Algumas perguntas realmente importantes que você pode estar se fazendo:
Parte 1: Por que não deixar o computador fazer isso?   *62*
Parte 2: Como faço para tirar o resíduo de adesivo do peito do meu paciente depois que o eletrocardiograma terminar?   *64*
O que veremos a seguir   *65*

Capítulo 2
Hipertrofia e dilatação do coração *67*
Algumas observações iniciais   *68*
Definições   *69*
Eixo   *72*
Resumo: Eixo   *80*
Desvio de eixo, hipertrofia e dilatação   *83*
Aumento atrial   *85*
Resumo: Aumento atrial   *88*
Hipertrofia ventricular   *89*

Anormalidades secundárias da repolarização na hipertrofia ventricular 95
Resumo: Hipertrofia ventricular 98
Caso 1 99
Caso 2 100

Capítulo 3
Arritmias 103
Algumas observações iniciais 104
As manifestações clínicas das arritmias 105
Por que as arritmias ocorrem 106
Registro de ritmos 107
Como determinar a frequência cardíaca a partir do ECG 110
Os cinco tipos básicos de arritmia 113
Arritmias de origem sinusal 114
Resumo: Arritmias de origem sinusal 121
Ritmos ectópicos 123
Ritmos reentrantes 124
As quatro perguntas 126
Arritmias supraventriculares 128
Resumo: Arritmias supraventriculares 147
Arritmias ventriculares 148
Resumo: Arritmias ventriculares 155
Arritmias supraventriculares **versus** arritmias ventriculares 156
Resumo: Taquicardia ventricular *versus* taquicardia supraventricular com aberrância 162
Estudos eletrofisiológicos 163
Desfibriladores implantáveis 164
Desfibriladores externos 165
Caso 3 167
Caso 4 170
Caso 5 172

Capítulo 4
Bloqueios de condução 175
O que é um bloqueio de condução? 176
Bloqueios AV 177
Resumo: Bloqueios AV 187

Bloqueio de ramo *189*

Resumo: Bloqueio de ramo *195*

Hemibloqueios *196*

Combinação de bloqueio de ramo direito com hemibloqueios *201*

Bloqueios incompletos *204*

Finalizando o tema: combinação de bloqueios AV, bloqueio de ramo direito e hemibloqueios *205*

Marca-passos *207*

Caso **6** *212*

Caso **7** *214*

Caso **8** *215*

Capítulo 5
Síndromes de pré-excitação *217*

O que é pré-excitação? *218*

Wolff-Parkinson-White *219*

Um intervalo PR curto sem onda delta *221*

Por que nos preocupamos com a pré-excitação? *222*

Resumo: Pré-excitação *228*

Caso **9** *229*

Capítulo 6
Isquemia e infarto do miocárdio *231*

Angina estável e síndromes coronarianas agudas *232*

Como diagnosticar um infarto do miocárdio *235*

Infarto do miocárdio com elevação do segmento ST *238*

Resumo: As alterações do ECG de um IMEST em evolução *249*

Localização do infarto *250*

Infarto do miocárdio sem elevação de ST *263*

Miocardiopatia de takotsubo *264*

Angina sem infarto *266*

Classificação das diferentes síndromes isquêmicas *268*

Limitações do ECG no diagnóstico do infarto *270*

Teste de esforço *271*

Caso **10** *277*

Caso **11** *282*

Capítulo 7
Toques finais 285
Algumas observações iniciais 286
Distúrbios eletrolíticos 287
Hipotermia 292
Fármacos 294
Mais sobre o intervalo QT 299
Outros distúrbios cardíacos 301
Distúrbios pulmonares 307
Doença do sistema nervoso central 309
Distúrbios do sono 310
Morte súbita cardíaca 312
O coração do atleta 315
Rastreamento de atletas para participação em esportes 316
A avaliação pré-operatória 317
Resumo: Condições variadas 318
Caso 12 321
Caso 13 324

Capítulo 8
Juntando tudo 327
Algumas observações iniciais 328
O método de leitura de ECG em 9 etapas 329

Capítulo 9
Como você chega ao Carnegie Hall? 353
Para praticar 353

Índice 377

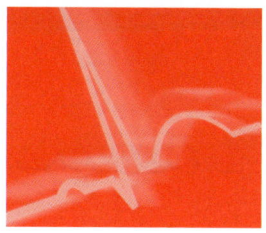

Para começar

Neste capítulo, você aprenderá:

1 | Nada. Mas não se preocupe. Ainda há muito por vir. Aqui está a sua oportunidade de virar algumas páginas, respirar fundo e se preparar para entrar em ação. Relaxe. Sirva-se de um chá. Comece.

2 | ECG essencial: eletrocardiograma na prática diária

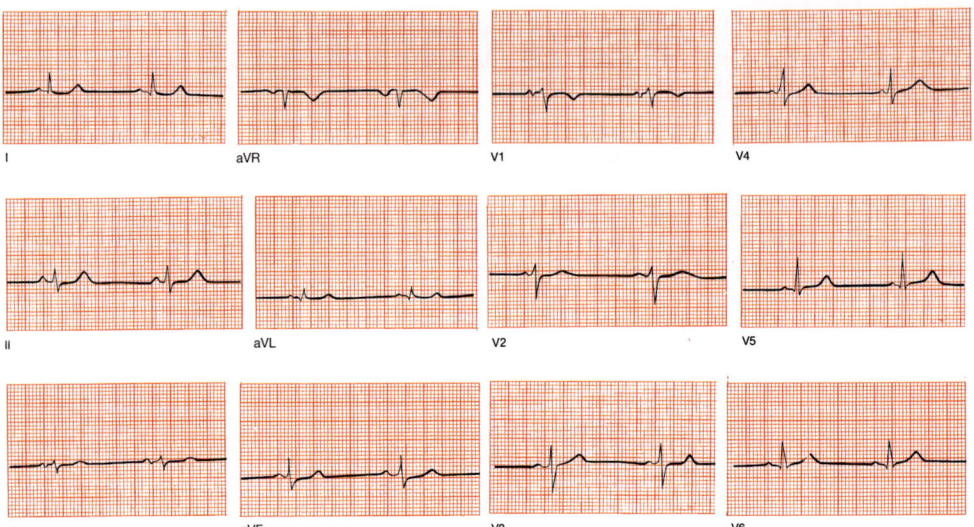

Na figura anterior, há um eletrocardiograma, ou ECG, normal.[1] Quando você terminar este livro – e não levará muito tempo –, será capaz de reconhecer um ECG normal quase instantaneamente. Talvez ainda mais importante, você terá aprendido a detectar todas as anormalidades comuns que podem ocorrer em um ECG, e você será bom nisso!

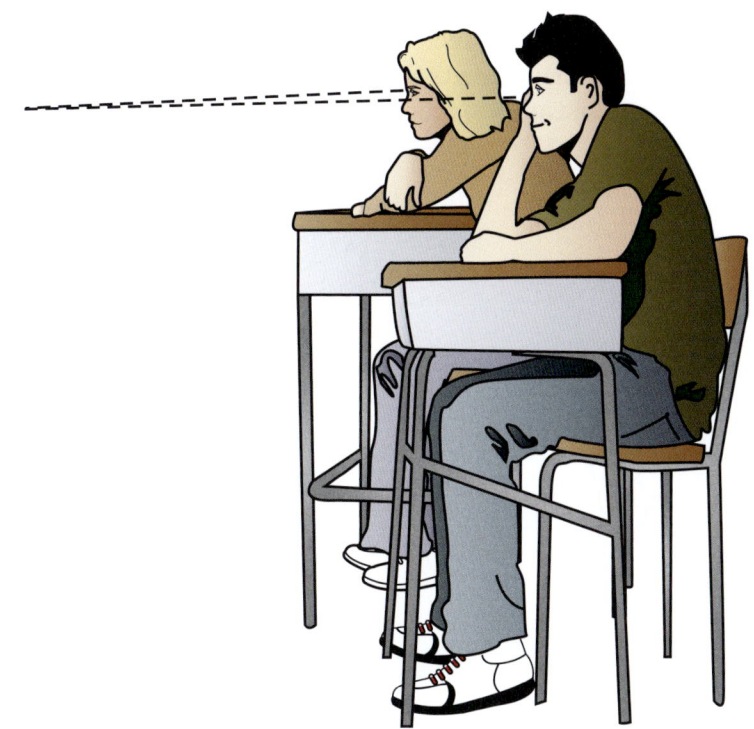

---

[1] Antes de continuarmos, nos sentimos compelidos a abordar uma das controvérsias polarizadoras menos monumentais de nosso tempo: EKG *versus* ECG. Uma breve história deve ajudar. Embora nós possamos dar crédito a qualquer pessoa pela invenção dessa impressionante ferramenta, esse crédito pertence a Willem Einthoven, um holandês ganhador do prêmio Nobel que criou a primeira máquina de *Electrokardiogram*. Notou o "k" no meio da palavra? Enquanto a maior parte do mundo se converteu à grafia inglesa – eletrocardiograma, portanto ECG –, nos Estados Unidos, onde a obstinação é muitas vezes vista como uma virtude, nós nos apegamos ao acrônimo EKG, embora os laços da tradição estejam se afrouxando. Então, não se preocupe. Qualquer forma usada está correta. Afinal, você não entra em pânico quando é convidado para um churras, em vez de um churrasco, não é?

Algumas pessoas comparam aprender a interpretar um ECG com aprender a ler uma partitura musical. Em ambas as situações, o indivíduo depara-se com um sistema de marcação totalmente novo que não se baseia em linguagem convencional e é cheio de formas e símbolos incomuns.

Mas, realmente, não há comparação. O simples vaivém do coração não consegue se aproximar da sutil complexidade de um quarteto de cordas de Beethoven (especialmente os últimos!), das múltiplas tonalidades e dos ritmos da Sagração da Primavera, de Stravinsky, ou da extraordinária interação jazzística do trio Keith Jarrett's Standards.

Simplesmente, não acontecem tantas coisas.

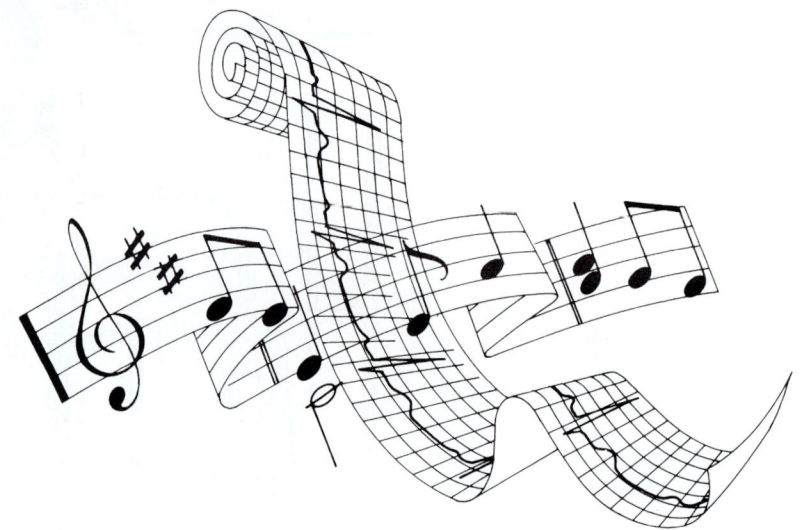

O ECG é uma ferramenta de notável poder clínico, tanto pela facilidade com que pode ser dominada quanto pela extraordinária variedade de situações nas quais pode fornecer informações úteis e até mesmo críticas. Uma olhada em um ECG permite diagnosticar um infarto do miocárdio em evolução, identificar uma arritmia potencialmente fatal, apontar os efeitos crônicos de uma hipertensão sustentada, reconhecer os efeitos agudos de uma embolia pulmonar maciça ou determinar a probabilidade de uma doença coronariana subjacente em um paciente com dor torácica.

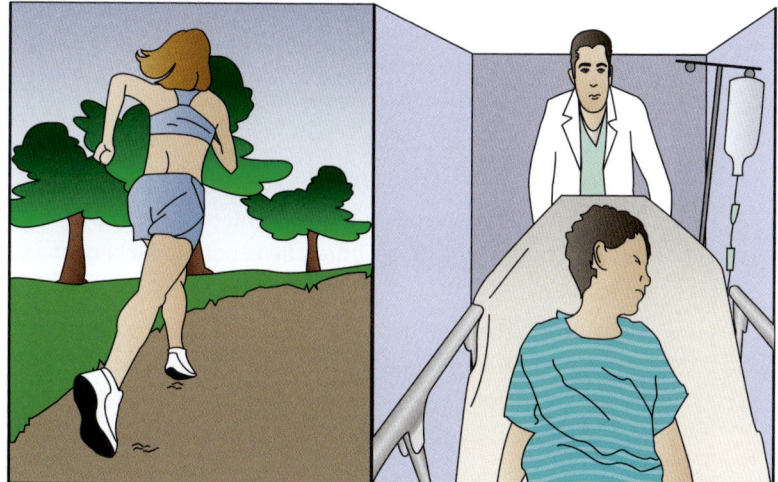

Contudo, lembre-se de que o ECG é apenas uma ferramenta e, como qualquer outra, é apenas tão capaz quanto quem a está empregando. Coloque um formão nas minhas mãos e você não vai conseguir um *David* de Michelangelo.

Os nove capítulos deste livro lhe levarão por uma viagem *eletrizante* da ignorância a uma competência deslumbrante. Você impressionará os seus amigos e familiares (e, mais importante, você mesmo) e ajudará os seus pacientes – o objetivo de todo esse empenho. O caminho que você irá seguir será este:

- **Capítulo 1**: você aprenderá sobre os eventos elétricos que geram as diferentes ondas do ECG, e – de posse desses conhecimentos – será capaz de reconhecer e compreender o ECG normal de 12 derivações.
- **Capítulo 2**: você verá como alterações simples e previsíveis em certas ondas permitem o diagnóstico de dilatação e hipertrofia de átrios e ventrículos.
- **Capítulo 3**: você se tornará familiarizado com os distúrbios mais comuns no ritmo cardíaco e aprenderá por que alguns são potencialmente fatais enquanto outros são benignos ou meros incômodos.
- **Capítulo 4**: você aprenderá a identificar interrupções nas vias normais de condução cardíaca e será apresentado aos marca-passos.
- **Capítulo 5**: você aprenderá o que acontece quando a corrente elétrica do coração contorna os canais usuais de condução e chega mais rapidamente ao seu destino.
- **Capítulo 6**: você aprenderá a diagnosticar a doença cardíaca isquêmica – infarto do miocárdio (ataque cardíaco) e angina (desconforto que ocorre quando regiões do coração recebem oxigênio de forma insuficiente).
- **Capítulo 7**: você verá como vários outros fenômenos cardíacos e não cardíacos importantes podem alterar o ECG e explorará o consenso atual sobre sua utilidade na avaliação de pacientes antes da cirurgia e de atletas antes da participação em esportes.
- **Capítulo 8**: você reunirá todo o seu conhecimento recém-adquirido em um simples método para ler todos os ECGs.
- **Capítulo 9**: você poderá testar seu conhecimento analisando uma coleção de registros práticos de ECG, alguns simples, outros desafiadores, e deleitar-se com suas habilidades recém-adquiridas.

Todo o processo é direto e não deve ser nem um pouco intimidante. Pensamentos complexos e grandes saltos de lógica criativa não são necessários.

Este não é o momento para pensamentos profundos.

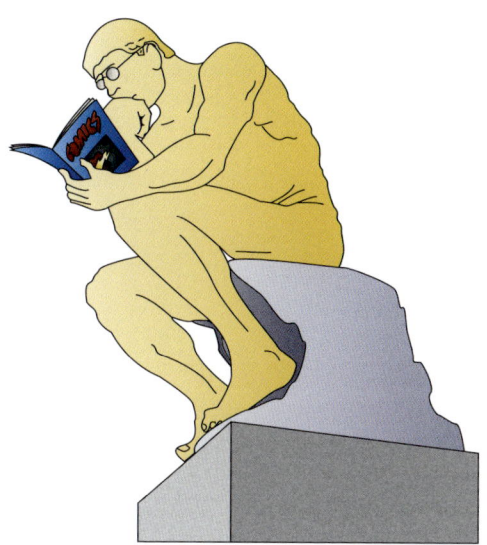

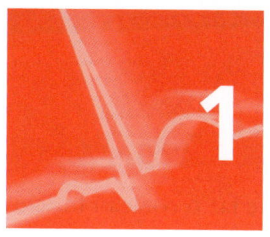

1 Os fundamentos

Neste capítulo, você aprenderá:

1 | Como a corrente elétrica cardíaca é gerada.

2 | Como essa corrente se propaga através das quatro câmaras do coração.

3 | Que o movimento da eletricidade através do coração produz padrões de ondas previsíveis no ECG, as quais podemos detectar e medir.

4 | Como a máquina de ECG detecta e registra essas ondas.

5 | Que o ECG olha o coração a partir de 12 perspectivas diferentes, fornecendo um notável mapa elétrico tridimensional do coração.

6 | Que você agora é capaz de reconhecer e *compreender* todas as linhas e ondas do ECG de 12 derivações.

7 | Que confiar na máquina de eletrocardiograma para interpretar o ECG do seu paciente nada mais é do que um convite para problemas.

A eletricidade e o coração

A eletricidade, uma eletricidade biológica inata, é o que faz o coração funcionar. O ECG não é nada mais do que um registro da atividade elétrica do coração, e é por meio de distúrbios no padrão elétrico normal que somos capazes de diagnosticar muitos problemas cardíacos diferentes.

Tudo que você precisa saber sobre eletrofisiologia celular em alguns parágrafos

As células cardíacas, em seu estado de repouso, são eletricamente polarizadas, ou seja, o seu meio interno é carregado negativamente em relação ao seu meio externo. Essa polaridade elétrica é mantida pelas bombas de membrana, que garantem a distribuição adequada de íons (primariamente potássio, sódio, cloro e cálcio) necessária para manter o meio interno dessas células relativamente eletronegativos. Esses íons passam para dentro e para fora da célula através de canais iônicos especiais na membrana celular.

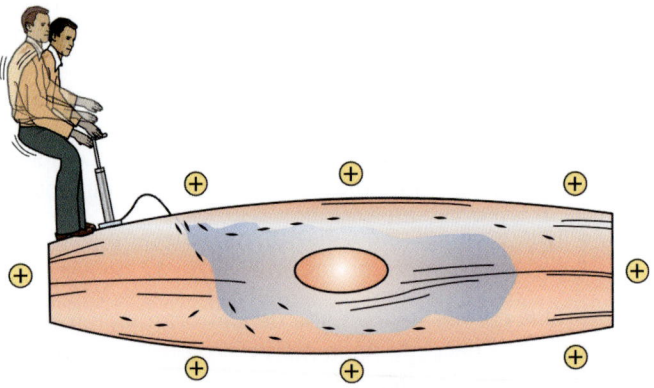

A célula cardíaca em repouso mantém a sua polaridade elétrica por meio das bombas de membrana. Essa bomba requer um suprimento constante de energia, e o cavalheiro acima, fosse ele real e não uma metáfora, logo cairia de costas.

> Às vezes, ocorrem distúrbios letais na condução da eletricidade através do coração, devido a um problema hereditário que afeta esses canais iônicos transmembrana. Felizmente, essas *canalopatias* são bastante raras. Muitas mutações genéticas diferentes que afetam os canais iônicos cardíacos foram identificadas, e mais estão sendo descobertas a cada ano.

As células cardíacas podem perder a sua negatividade interna em um processo denominado *despolarização*. **A despolarização é o evento elétrico fundamental do coração.** Em algumas células, conhecidas como células marca-passos, ela ocorre espontaneamente. Em outras, é iniciada pela chegada de um impulso elétrico, que leva íons carregados positivamente a atravessar a membrana celular.

A despolarização é propagada de célula a célula, produzindo uma onda de despolarização, que pode ser transmitida por todo o coração. Essa onda representa um fluxo de eletricidade, uma corrente elétrica, que pode ser detectada por eletrodos colocados na superfície do corpo.

Após a despolarização estar completa, as células cardíacas restauram a sua polaridade de repouso por meio de um processo denominado *repolarização*. Esse processo é realizado pelas bombas transmembrana, que invertem o fluxo de íons. Isso também pode ser detectado por eletrodos de registro.

Todas as ondas diferentes que vemos em um ECG são manifestações destes dois processos: despolarização e repolarização.

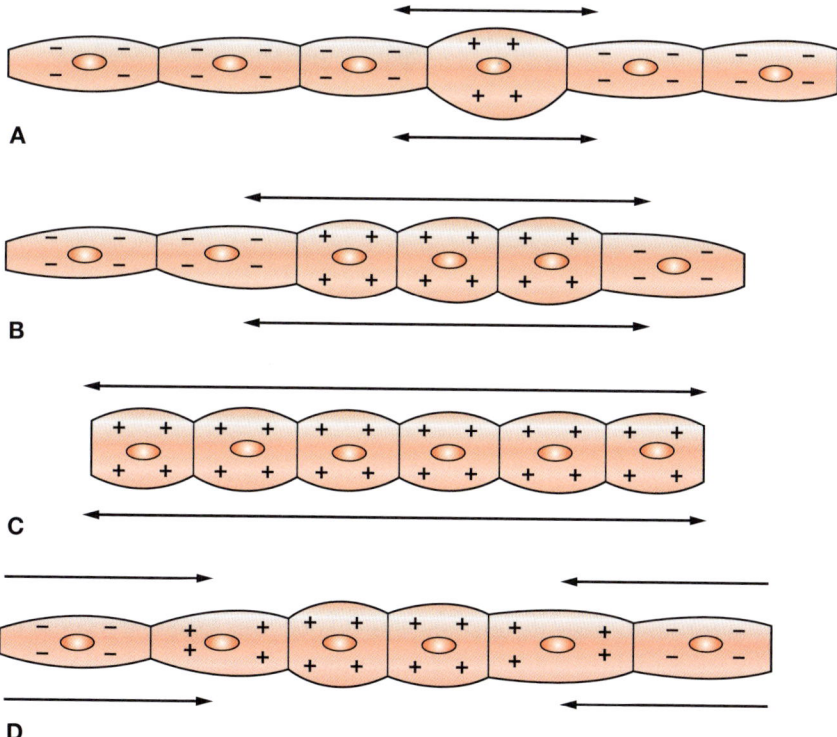

Em (A), uma única célula se despolarizou. Uma onda de despolarização se propaga de célula a célula (B) até que todas estejam despolarizadas (C). A repolarização (D) então restaura a polaridade de repouso de cada célula.

As células do coração

Do ponto de vista do eletrocardiografista, o coração consiste em três tipos de células.

- *Células de marca-passo* – em condições normais, a fonte normal de eletricidade do coração.
- *Células de condução elétrica* – o circuito elétrico do coração.
- *Células miocárdicas* – a máquina contrátil do coração.

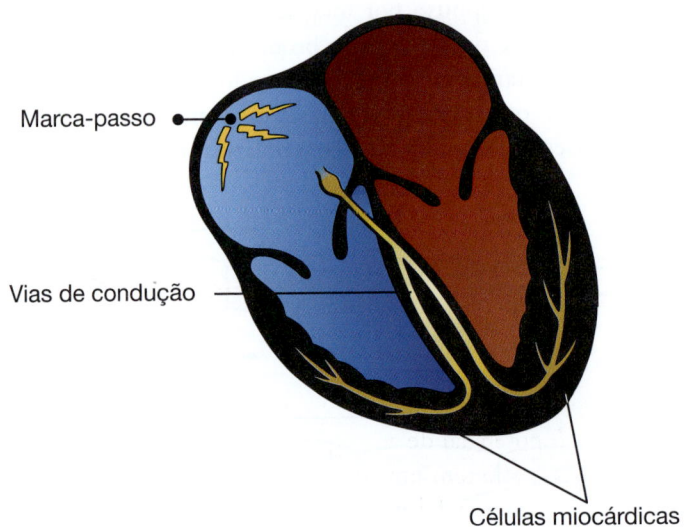

Células de marca-passo

As *células de marca-passo* são pequenas células de 5 a 10 μm de comprimento, aproximadamente a mesma largura de um fio de uma teia de aranha. Essas células são capazes de se despolarizar espontaneamente de forma repetida. A frequência de despolarização é determinada pelas características elétricas inatas da célula e por estímulo neuro-hormonal externo. Cada despolarização espontânea serve como fonte de uma onda de despolarização, que inicia um ciclo cardíaco completo de contração e relaxamento.

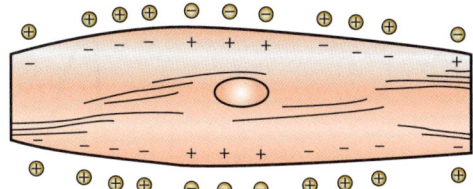

Uma célula de marca-passo se despolarizando espontaneamente.

Se registrarmos a atividade elétrica de uma única célula, obteremos um traçado elétrico denominado **potencial de ação**. Com cada despolarização espontânea, é gerado um novo potencial de ação, que, por sua vez, estimula as células vizinhas a se despolarizar e gerar seus próprios potenciais de ação, e assim por diante, até que todo o coração tenha sido despolarizado.

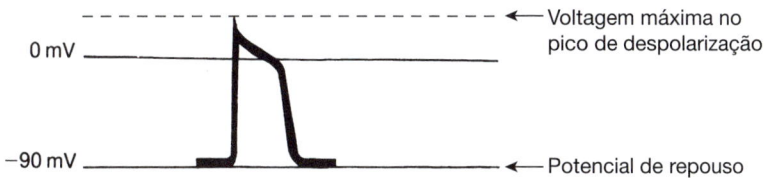

Um potencial de ação típico do miócito.

O potencial de ação da célula de marca-passo cardíaca parece um pouco diferente do potencial de ação genérico mostrado anteriormente. Uma célula de marca-passo *não* tem um potencial de repouso verdadeiro. A sua carga elétrica cai para um potencial negativo mínimo de aproximadamente –60 mv, que é mantido por um momento (ele não permanece aqui), e se eleva gradualmente até que atinja o limiar para outra despolarização súbita, ou seja, outro potencial de ação. Esses eventos são ilustrados no traçado a seguir.

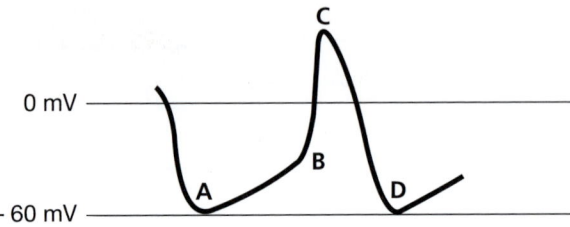

Ciclo elétrico de despolarização-repolarização de uma célula de marca-passo cardíaco. O ponto A é o potencial negativo mínimo. A curva de elevação suave entre os pontos A e B representa uma despolarização lenta e gradual. No ponto B, o limiar é ultrapassado, e a célula despolariza-se dramaticamente (como visto entre os pontos B e C), isto é, é produzido um potencial de ação. O descenso entre os pontos C e D representa a repolarização. Esse ciclo ocorrerá repetidamente, espera-se, por muitos e muitos anos.

As células de marca-passo dominantes no coração estão localizadas em posição elevada no átrio direito. Esse grupo de células é denominado **nó sinoatrial (SA)** ou **nó sinusal**. Essas células disparam tipicamente em uma frequência de 60 a 100 vezes por minuto, mas a frequência pode se elevar ou diminuir bem fora dessa faixa dependendo da atividade do sistema nervoso autônomo (p. ex., a estimulação simpática por catecolaminas, como a adrenalina e a noradrenalina, acelera o nó sinusal, enquanto a estimulação vagal o desacelera) e das demandas corporais pelo aumento do débito cardíaco (o exercício eleva a frequência cardíaca, ao passo que um cochilo vespertino repousante a reduz). A estimulação vagal é dominante em repouso.

> As células de marca-passo são realmente boas no que elas fazem. Elas continuam estimulando o coração de um doador mesmo após ele ter sido retirado para um transplante e antes de ser conectado ao receptor. O coração transplantado, desprovido de estimulação vagal (os nervos são cortados quando o novo coração é implantado), bate em uma frequência média de 100 batimentos por minuto (bpm).

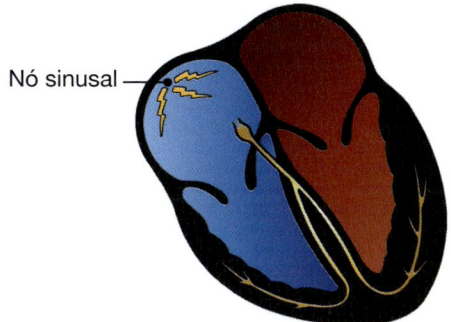

Nó sinusal

No indivíduo em repouso, o nó sinusal dispara 60 a 100 vezes por minuto, produzindo uma série regular de potenciais de ação, com cada um deles iniciando uma onda de despolarização (mostrada aqui como pequenos raios) que irá se disseminar pelo coração.

> Na verdade, cada célula no coração tem a capacidade de se comportar como uma célula de marca-passo. A *capacidade automática* normalmente é suprimida, a não ser que as células dominantes do nó sinusal falhem ou se alguma coisa no ambiente interno ou externo de uma célula não sinusal (estimulação simpática, doença cardíaca etc.) estimule o seu comportamento automático. Esse tópico irá assumir uma maior importância mais adiante, quando discutirmos *Ritmos ectópicos,* no Capítulo 3.

Células de condução elétrica

Assim como os fios de um circuito elétrico, *células de condução elétrica* transportam uma corrente de forma rápida e eficiente para regiões distantes no coração. Elas são, de fato, a estrada elétrica do coração.

As células de condução elétrica dos ventrículos formam vias elétricas distintas e consistentes. As fibras de condução ventricular constituem o *sistema de Purkinje*.

As vias de condução nos átrios têm maior variabilidade anatômica; proeminentes entre elas, estão as fibras do topo do septo intra-atrial, em uma região chamada de feixe de Bachmann, que permitem a rápida ativação do átrio esquerdo a partir do direito.

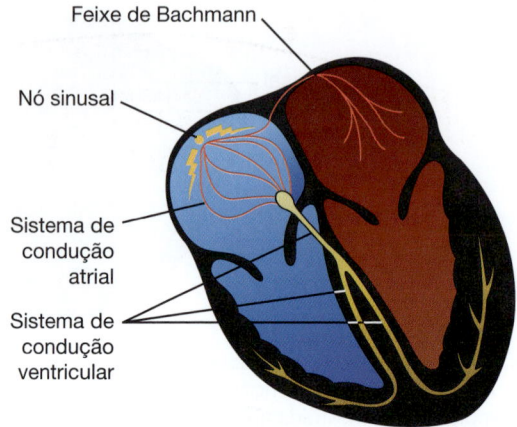

O sistema elétrico do coração.

Células miocárdicas

As *células miocárdicas* constituem a grande maioria do tecido cardíaco. Elas são responsáveis pelo trabalho pesado de se contrair e relaxar repetidamente, fornecendo, assim, sangue ao restante do corpo. Essas células têm cerca de 50 a 100 µm de comprimento e contêm uma abundância das proteínas contráteis actina e miosina.

Quando a onda de despolarização atinge uma célula miocárdica, o cálcio é liberado dentro da célula, levando a célula a se contrair. Esse processo, no qual o cálcio tem um papel fundamental como mediador, é denominado *acoplamento excitação-contração*.

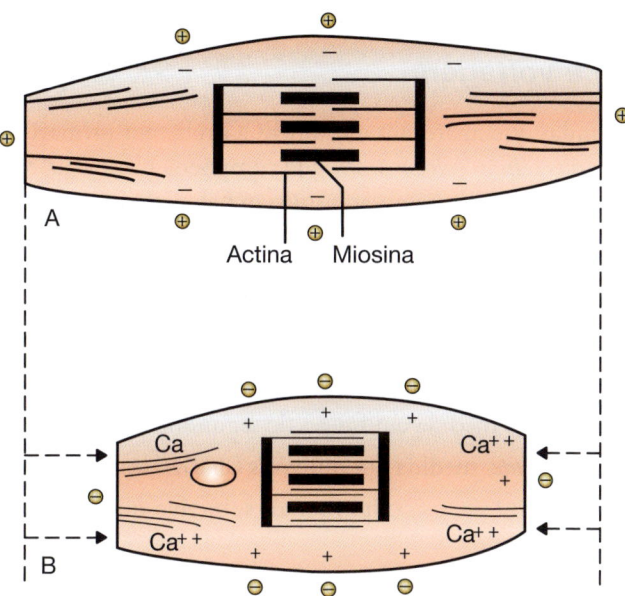

A despolarização leva à liberação do cálcio dentro das células miocárdicas. Esse influxo de cálcio permite que a actina e a miosina, as proteínas contráteis, interajam, levando à contração celular. (A) Uma célula miocárdica em repouso. (B) Uma célula miocárdica despolarizada, contraída.

As células miocárdicas podem transmitir uma corrente elétrica do mesmo modo que as células de condução elétrica, mas o fazem com muito menos eficiência. Assim, uma onda de despolarização, ao atingir as células miocárdicas, irá se espalhar lentamente por todo o miocárdio.

Tempo e voltagem

As ondas que aparecem em um ECG refletem primariamente a atividade elétrica das *células miocárdicas*, que compõem a vasta maioria do coração. A atividade de marca-passo e a transmissão pelo sistema condutor geralmente não são vistas no ECG; esses eventos simplesmente não geram voltagem suficiente para serem registrados pelos eletrodos de superfície.

As ondas produzidas pela despolarização e repolarização miocárdica são registradas no papel de ECG e, como qualquer onda, têm três características principais:

1. *Duração,* medida em fração de segundo.
2. *Amplitude,* medida em milivolts (mV).
3. *Configuração,* um critério mais subjetivo que se refere à forma e ao aspecto de uma onda.

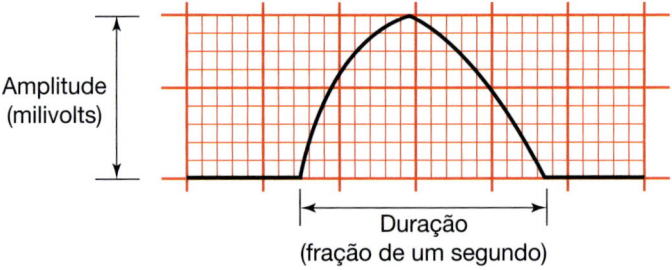

Uma onda típica que pode ser vista em qualquer ECG. Ela tem dois grandes quadrados (ou 10 pequenos quadrados) de amplitude, três grandes quadrados (ou 15 pequenos quadrados) de duração e uma configuração discretamente assimétrica.

Papel de ECG

O papel de ECG é um rolo de papel gráfico longo e contínuo, geralmente cor-de-rosa (mas pode ser de qualquer cor), com linhas claras e escuras que correm de forma vertical e horizontal. As linhas claras circunscrevem pequenos quadrados de 1 × 1 mm; as linhas escuras delineiam grandes quadrados de 5 × 5 mm.

O eixo horizontal mede o tempo. A distância através de um pequeno quadrado representa 0,04 segundo. A distância através de um grande quadrado é 5 vezes maior, ou 0,2 segundo.

O eixo vertical mede a voltagem. A distância ao longo de um quadrado pequeno representa 0,1 mV, e ao longo de um quadrado grande, 0,5 mV.

Você vai precisar memorizar esses números em algum momento, portanto é melhor fazê-lo agora.

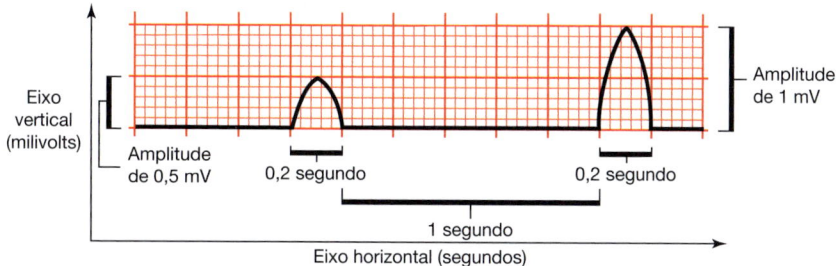

Ambas as ondas têm a duração de um quadrado grande (0,2 segundo), mas a segunda onda tem o dobro da voltagem da primeira (1 mV comparado com 0,5 mV). O segmento achatado conectando as duas ondas tem a duração de 5 quadrados grandes (5 × 0,2 segundo = 1 segundo).

Ondas P, complexos QRS, ondas T e algumas linhas retas

Vamos acompanhar um ciclo de contração (sístole) e relaxamento (diástole) cardíacos, concentrando-nos nos eventos elétricos que produzem as ondas e linhas básicas do ECG padrão.

Despolarização atrial

O nó sinusal dispara espontaneamente (um evento invisível no ECG), e uma onda de despolarização começa a se espalhar ao longo do sistema de condução atrial (também não visível no ECG) pelo miocárdio atrial (agora podemos começar a ver alguma coisa acontecendo no ECG), igual a quando uma pedra é atirada em um lago calmo e sereno.

A despolarização das células miocárdicas atriais resulta em contração atrial.

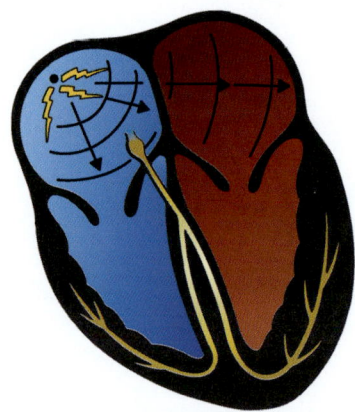

Cada ciclo cardíaco normal de contração e relaxamento começa quando o nó sinusal se despolariza espontaneamente. A onda de despolarização se propaga por ambos os átrios, levando-os a se contrair.

Durante a despolarização e contração atriais, eletrodos colocados sobre a superfície corporal registram um pequeno surto de atividade elétrica que dura uma fração de segundo. Trata-se da *onda P*, que é um registro da disseminação da despolarização pelo miocárdio atrial do início ao fim.

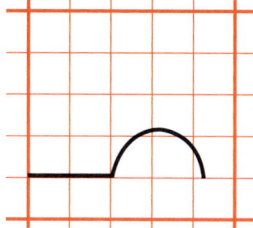

Com a despolarização atrial, o ECG registra uma pequena deflexão, a onda P.

Como o nó sinusal está localizado no átrio direito, este começa a se despolarizar antes do átrio esquerdo, também terminando mais cedo. Portanto, a primeira parte da onda P representa, predominantemente, a despolarização do átrio direito, e a segunda parte a despolarização, do átrio esquerdo.

Quando a despolarização atrial está completa, o ECG torna-se eletricamente silencioso.

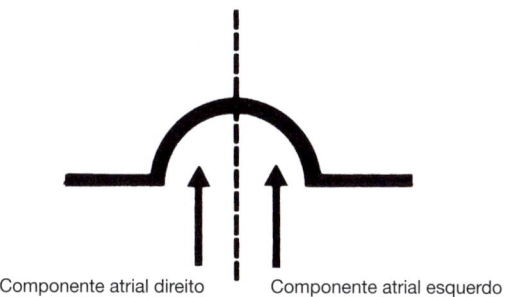

Os componentes da onda P.

Uma pausa separa a condução dos átrios para os ventrículos

A onda de despolarização, tendo completado a sua jornada pelos átrios, é impedida de se comunicar com os ventrículos pelas válvulas cardíacas que separam os átrios dos ventrículos. A condução elétrica deve ser canalizada pelo septo interventricular, a parede que separa os ventrículos direito e esquerdo. Aqui, uma estrutura chamada de *nó atrioventricular* (*AV*) diminui a velocidade de condução para um rastejo. Essa pausa dura apenas uma fração de segundo.

Esse retardo fisiológico na condução é essencial para permitir que os átrios terminem a sua contração antes que os ventrículos comecem a se contrair. Esse inteligente sistema de fiação elétrica do coração permite que os átrios esvaziem completamente o seu volume sanguíneo dentro dos ventrículos antes que estes se contraiam.

Assim como o nó sinusal, o nó AV sofre a influência do sistema nervoso autônomo. A estimulação vagal desacelera a corrente ainda mais, ao passo que a estimulação simpática acelera a corrente através do nó AV.

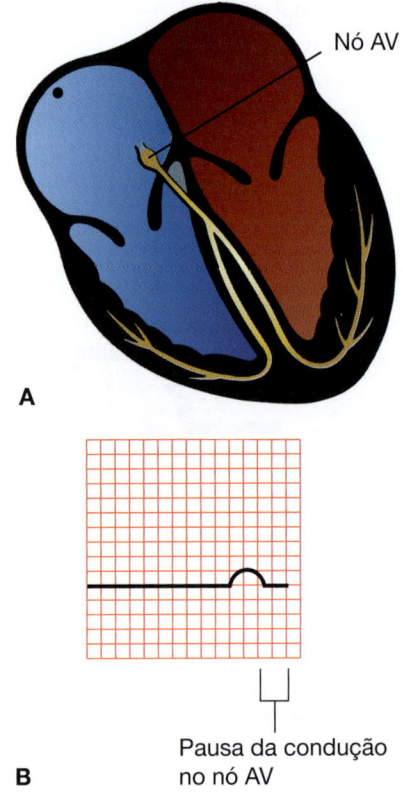

(A) A onda de despolarização é retardada brevemente no nó AV. (B) Durante essa pausa, o ECG fica silencioso; não há atividade elétrica detectável.

Despolarização ventricular

Após cerca de um décimo de segundo, a onda de despolarização escapa do nó AV e é disseminada rapidamente para os ventrículos por meio de células especializadas de condução elétrica.

Esse sistema de condução ventricular tem uma anatomia complexa, mas consiste essencialmente em três partes:

1. Feixe de His.
2. Ramos do feixe.
3. Fibras terminais de *Purkinje*.

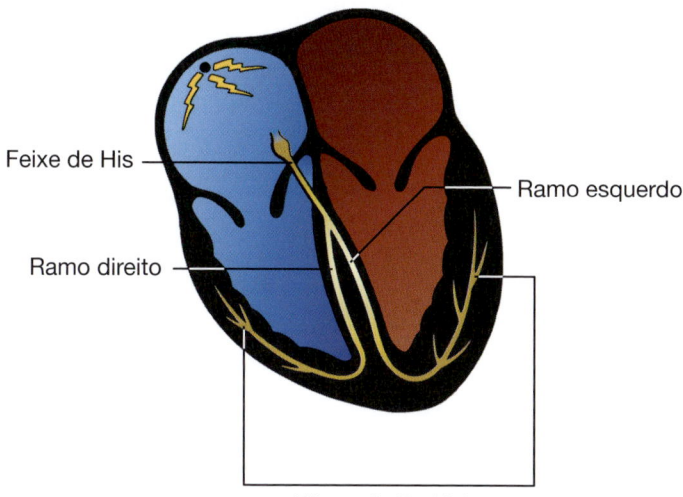

O *feixe de His* emerge do nó AV e quase imediatamente se divide em ramo direito e ramo esquerdo. O *ramo direito* leva a corrente para baixo pelo lado direito do septo interventricular até o ápice do ventrículo direito. O *ramo esquerdo* é mais complicado. Ele se divide em três fascículos:

1. *Fascículo septal,* que despolariza o septo interventricular (a parede muscular que separa os ventrículos direito e esquerdo) em uma direção esquerda-direita.

2. *Fascículo anterior,* que corre pela parede anterior do ventrículo esquerdo.
3. *Fascículo posterior,* que cobre a parede posterior do ventrículo esquerdo.

Os ramos direito e esquerdo e seus fascículos terminam em inúmeras minúsculas fibras de Purkinje, que lembram pequenos galhos saindo dos ramos de uma árvore. Essas fibras fornecem a corrente elétrica para o miocárdio ventricular.

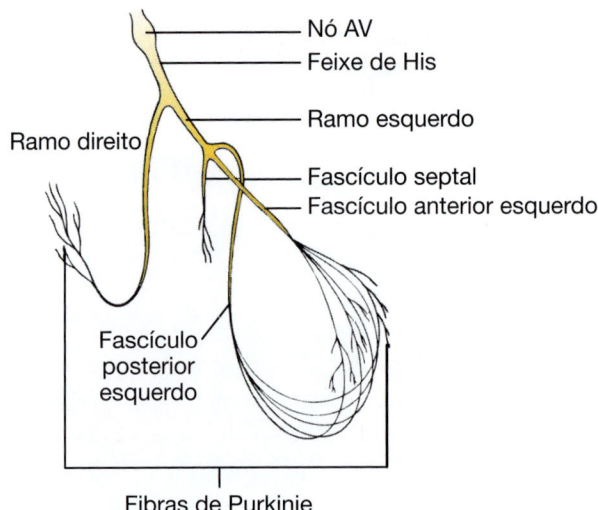

Sistema de condução ventricular, mostrado em detalhes. Abaixo do feixe de His, o sistema de condução divide-se em ramos direito e esquerdo. O ramo direito permanece intacto, ao passo que o ramo esquerdo se divide em três fascículos separados.

A despolarização do miocárdio ventricular produz a contração ventricular. Ela é marcada por uma grande deflexão no ECG, denominada *complexo QRS.* A amplitude do complexo QRS é muito maior do que a da onda P, pois os ventrículos têm muito mais massa muscular do que os átrios. O complexo QRS também é mais complicado e variável na forma do que a onda P, refletindo a maior complexidade da via de despolarização ventricular.

A **B** Complexo QRS

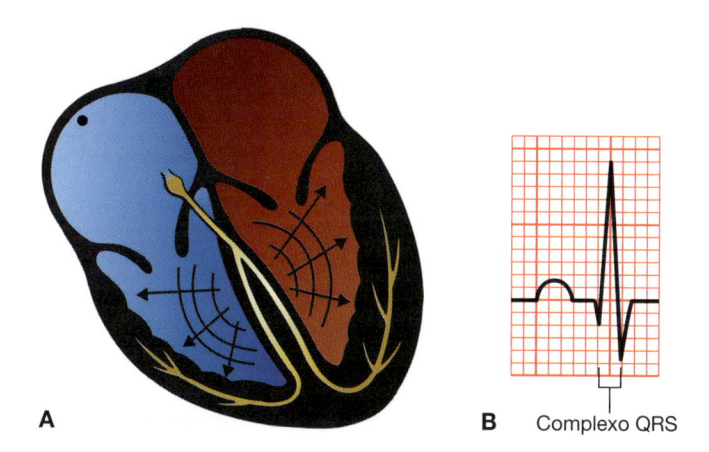

(A) A despolarização ventricular gera uma onda grande e complicada (B) no ECG, chamada de complexo QRS.

As partes do complexo QRS

O complexo QRS consiste em várias ondas distintas, cada uma delas com o seu nome. Como a configuração precisa do complexo QRS pode variar significativamente, foi criado um formato padrão para designar cada componente. Pode parecer um pouco arbitrário para você agora, mas, na verdade, esse formato faz sentido.

1. Se a primeira deflexão for para baixo, essa parte do complexo QRS é denominada *onda Q*.
2. A primeira deflexão para cima é denominada *onda R*.
3. Se houver uma segunda deflexão para cima, ela é denominada *R' (R linha)*.
4. A primeira deflexão para baixo após uma deflexão para cima é denominada *onda S*. Portanto, se a primeira onda do complexo for uma onda R, a deflexão seguinte para baixo é chamada de onda S, e não de onda Q. Uma deflexão para baixo só pode ser denominada onda Q se for a primeira onda do complexo. Qualquer outra deflexão para baixo é denominada onda S.
5. Se toda a configuração consistir unicamente em uma deflexão para baixo, a onda é denominada *onda QS*.

A seguir, são apresentadas algumas das configurações mais comuns do QRS, com cada componente de onda identificado.

QRS

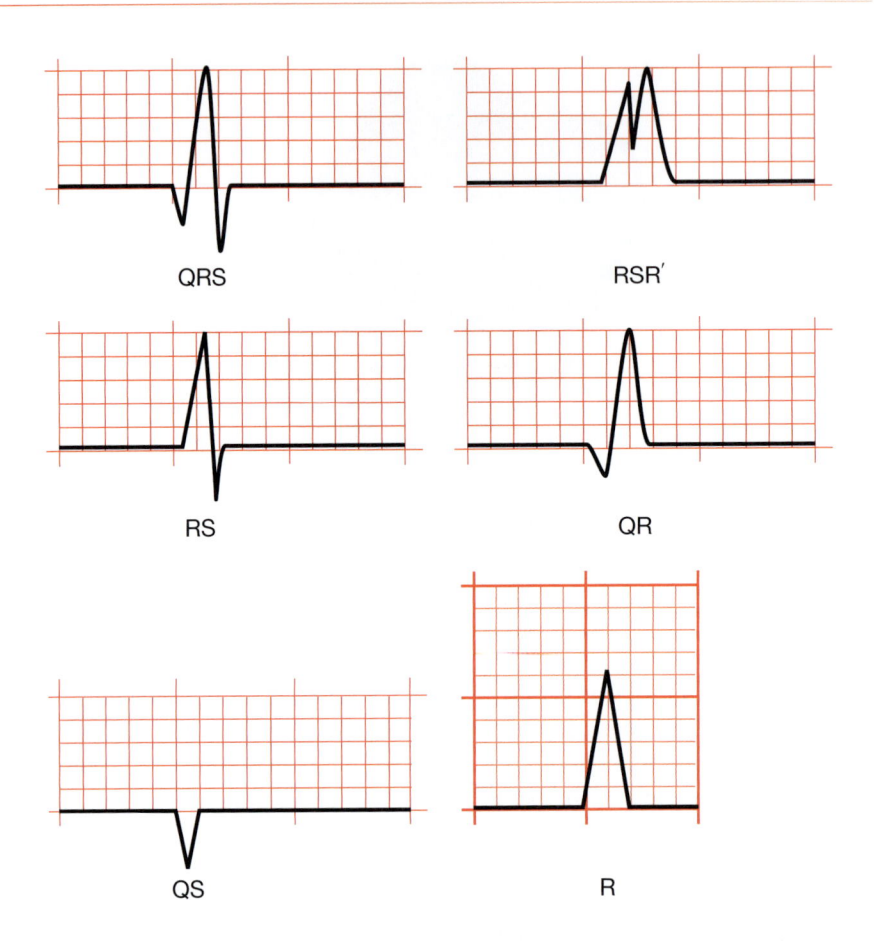

RSR'

RS

QR

QS

R

A primeira porção do complexo QRS representa a despolarização do septo interventricular pelo fascículo septal do ramo esquerdo. Os ventrículos direito e esquerdo então se despolarizam aproximadamente ao mesmo tempo, mas a maior parte do que vemos no ECG representa a ativação ventricular esquerda, uma vez que, em corações normais, a massa muscular do ventrículo esquerdo é cerca de 3 vezes maior do que a do ventrículo direito.

Despolarização do septo

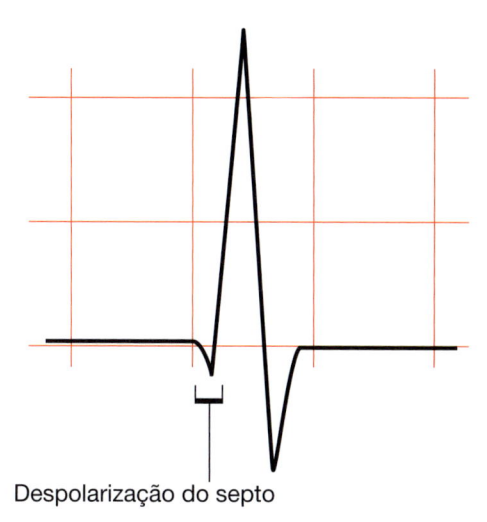

A parte inicial do complexo QRS representa a despolarização septal. Às vezes, essa despolarização pode aparecer como uma pequena deflexão negativa, discreta, uma onda Q.

Repolarização

Após as células miocárdicas se despolarizarem, elas passam por um curto período refratário, durante o qual elas são resistentes a outra estimulação. Elas então se *repolarizam*, ou seja, restauram a eletronegatividade do seu interior de modo que possam ser reestimuladas.

Assim como há uma onda de despolarização, há uma onda de repolarização. Isso também pode ser visto no ECG. A repolarização ventricular inscreve uma terceira onda no ECG, a *onda T*.

Nota: também há uma onda de repolarização atrial, mas ela coincide com a despolarização ventricular e fica escondida pelo complexo QRS, que é muito mais proeminente.

A repolarização ventricular é um processo muito mais lento do que a despolarização ventricular. Portanto, a onda T é mais larga do que o complexo QRS. A sua configuração também é mais simples e mais arredondada, como a silhueta de um morro suave quando comparada com o contorno agudo, irregular e, frequentemente, intricado do complexo QRS. Exceto em certas condições patológicas, que veremos mais adiante, a amplitude da onda T é menor do que a da onda Q.

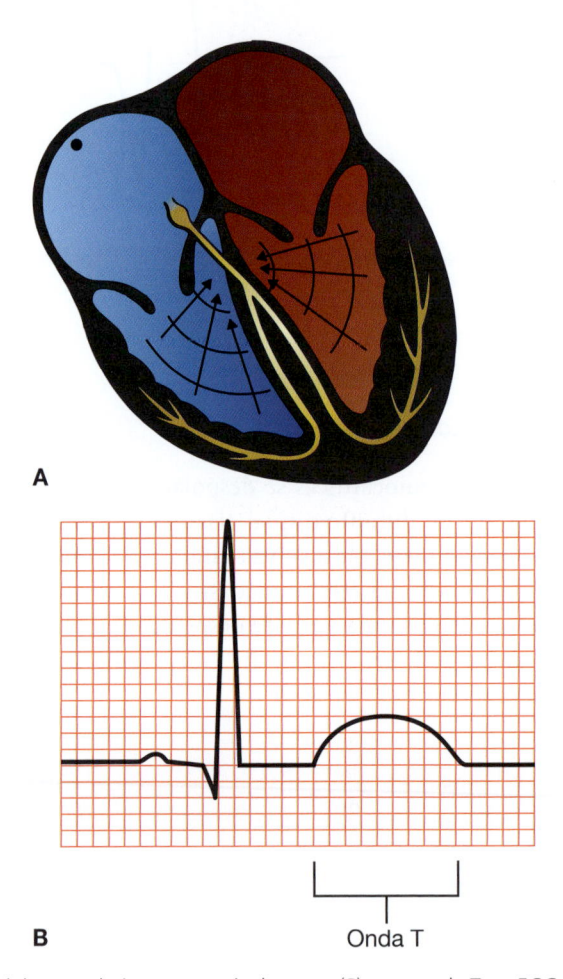

A

B Onda T

(*A*) A repolarização ventricular gera (*B*) uma onda T no ECG.

Identificando as linhas retas

As diferentes linhas retas que conectam as várias ondas também receberam nomes. Dessa forma, falamos do *intervalo PR,* do *segmento ST,* do *intervalo QT,* e assim por diante.

O que diferencia um segmento de um intervalo? Um segmento é uma linha reta que conecta duas ondas, ao passo que um intervalo engloba pelo menos uma onda a mais, na maioria dos casos, a linha reta de conexão.

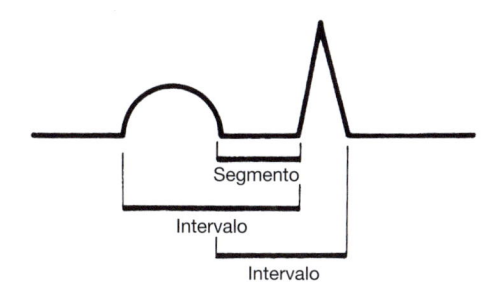

O *intervalo PR* engloba a onda P e a linha reta que a conecta ao complexo QRS. Portanto, ela mede o tempo desde o início da despolarização atrial até o início da despolarização ventricular.

O *segmento PR* é a linha horizontal que vai do final da onda P até o início do complexo QRS. Portanto, ele mede o tempo a partir do final da onda de despolarização atrial até o início da despolarização ventricular.

> Você deve estar imaginando: se o complexo QRS tem uma onda Q, o segmento PR não deveria então se chamar segmento PQ, e o intervalo PR se chamar intervalo PQ? Bem, deveriam sim, mas não são. Essas linhas retas são sempre chamadas de segmento PR e intervalo PR, não importando a configuração do complexo QRS.

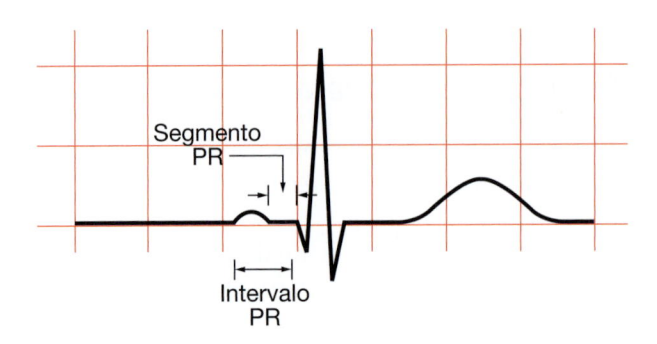

O *segmento ST* é a linha reta que conecta o final do complexo QRS com o começo da onda T. Ele mede o tempo do final da despolarização ventricular até o início da repolarização ventricular.

O *intervalo QT* inclui o complexo QRS, o segmento ST e a onda T. Ele mede, portanto, o tempo do início da despolarização ventricular até o final da repolarização ventricular. E, a propósito, o termo intervalo QT é usado mesmo se um complexo QRS não tiver uma onda Q.

O termo *intervalo QRS* é usado para descrever a duração apenas do complexo QRS sem qualquer segmento de conexão. Obviamente, ele mede a duração da despolarização ventricular.

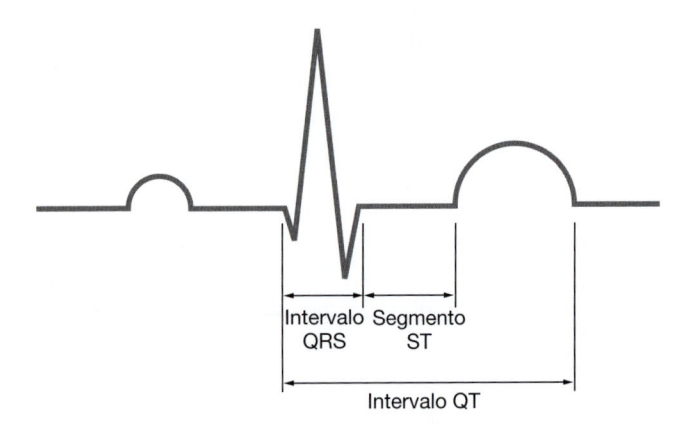

RESUMO

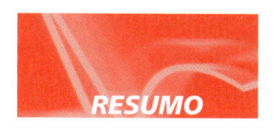

As ondas e as linhas retas do ECG

1. Cada ciclo de contração e relaxamento cardíaco é iniciado pela despolarização espontânea do nó sinusal. Esse evento não é visto no ECG.
2. A onda P registra a despolarização e a contração atrial. A primeira parte da onda P reflete a atividade atrial direita; a segunda parte reflete a atividade atrial esquerda.
3. Há uma pequena pausa quando a corrente elétrica atinge o nó AV e o ECG se mostra silencioso (o segmento PR).
4. A onda de despolarização então se espalha ao longo do sistema de condução ventricular (feixe de His, ramos dos feixes e fibras de Purkinje) e para o miocárdio ventricular. A primeira parte dos ventrículos a ser despolarizada é o septo interventricular. A despolarização ventricular gera o complexo QRS.
5. A onda T registra a repolarização ventricular. A repolarização atrial não é visualizada.
6. Vários segmentos e intervalos descrevem o tempo entre esses eventos:
    a. O intervalo PR mede o tempo entre o início da despolarização atrial e o início da despolarização ventricular.
    b. O segmento PR mede o tempo do final da despolarização atrial até o início da despolarização ventricular.
    c. O segmento ST registra o tempo do final da despolarização ventricular até o início da repolarização ventricular.
    d. O intervalo QT mede o tempo do início da despolarização ventricular até o final da repolarização ventricular.
    e. O intervalo QRS mede o tempo da despolarização ventricular.

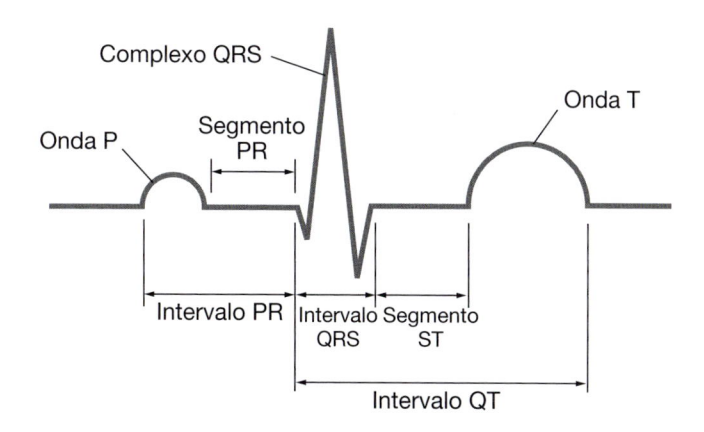

Fazendo ondas

Os eletrodos podem ser colocados em qualquer local na superfície do corpo para registrar a atividade elétrica do coração. Se fizermos isso, rapidamente descobrimos que as ondas registradas por um eletrodo positivo no braço esquerdo são bem diferentes daquelas registradas por um eletrodo positivo no braço direito (ou perna na direita, perna na esquerda, etc.)

É fácil ver por que isso ocorre. Uma onda de despolarização se movendo *em direção* ao eletrodo positivo causa uma deflexão *positiva* no ECG. Uma onda de despolarização se movendo *para longe* de um eletrodo positivo causa uma deflexão *negativa*.

Observe a figura a seguir. A onda de despolarização está se movendo da esquerda para a direita, em *direção* ao eletrodo. O ECG registra uma deflexão positiva.

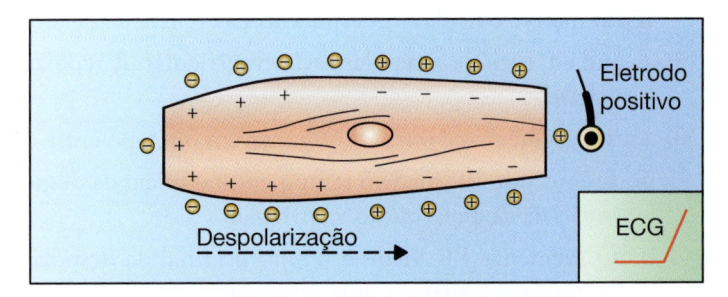

Uma onda de despolarização movendo-se em direção a um eletrodo positivo registra uma deflexão positiva no ECG.

Agora, observe a próxima figura. A onda de despolarização está se movendo da direita para a esquerda, para *longe* do eletrodo. O ECG, portanto, registra uma deflexão negativa.

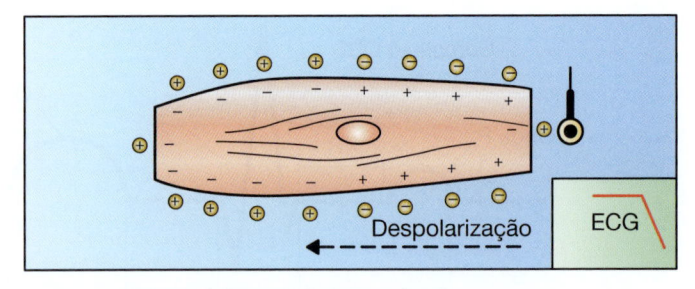

Uma onda de despolarização movendo-se para longe de um eletrodo positivo registra uma deflexão negativa no ECG.

O que o ECG irá registrar se o eletrodo positivo for colocado próximo ao meio da célula?

Inicialmente, à medida que a frente da onda se aproxima do eletrodo, o ECG registra uma deflexão positiva.

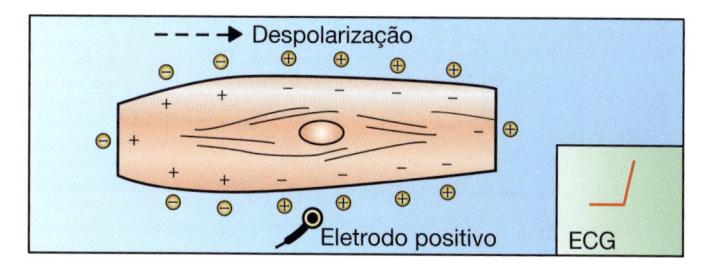

A despolarização começa gerando uma deflexão positiva no ECG

Depois, no momento exato em que a onda atinge o eletrodo, as cargas positiva e negativa são equilibradas e, essencialmente, se neutralizam. O registro do ECG retorna à linha de base.

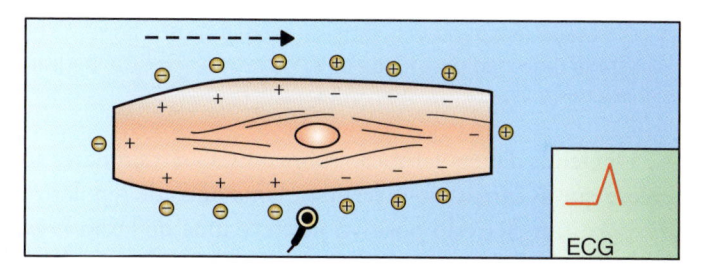

A frente da onda atinge o eletrodo. As cargas positiva e negativa se equilibram, e o ECG retorna à linha de base.

À medida que a onda de despolarização recua, é inscrita uma deflexão negativa.

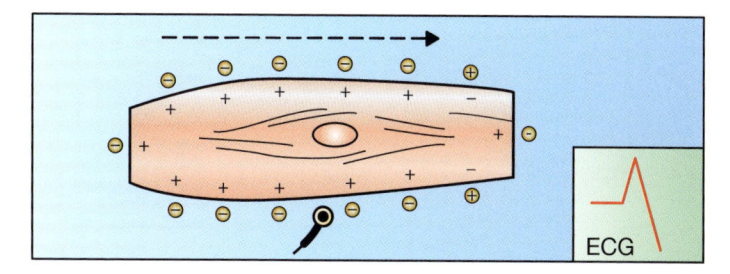

A onda de despolarização começa a recuar em relação ao eletrodo, gerando uma deflexão negativa.

O ECG finalmente retorna à linha de base novamente quando a despolarização se completa.

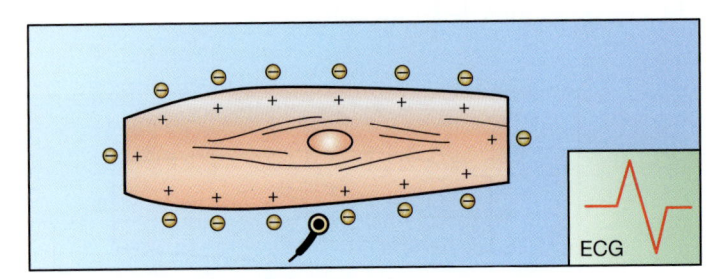

A célula está completamente despolarizada, e o ECG retorna novamente à linha de base.

A inscrição final de uma onda de despolarização que se move perpendicularmente a um eletrodo positivo é, portanto, uma *onda bifásica*.

> Como seria o traçado se o eletrodo de registro fosse colocado sobre uma região de células de marca-passo suficientes para gerar uma corrente detectável? O traçado mostraria uma deflexão negativa para baixo, já que toda a corrente está se movendo para longe da origem onde você está registrando.

Os efeitos da repolarização sobre o ECG são similares aos da despolarização, exceto que as cargas são invertidas. Uma onda de repolarização movendo-se *em direção* a um eletrodo positivo inscreve uma deflexão *negativa* no ECG. Uma onda de repolarização movendo-se para *longe* de um eletrodo positivo produz uma deflexão *positiva* no ECG. Uma onda perpendicular produz uma *onda bifásica*; contudo, a deflexão negativa da onda bifásica *precede* a deflexão positiva.

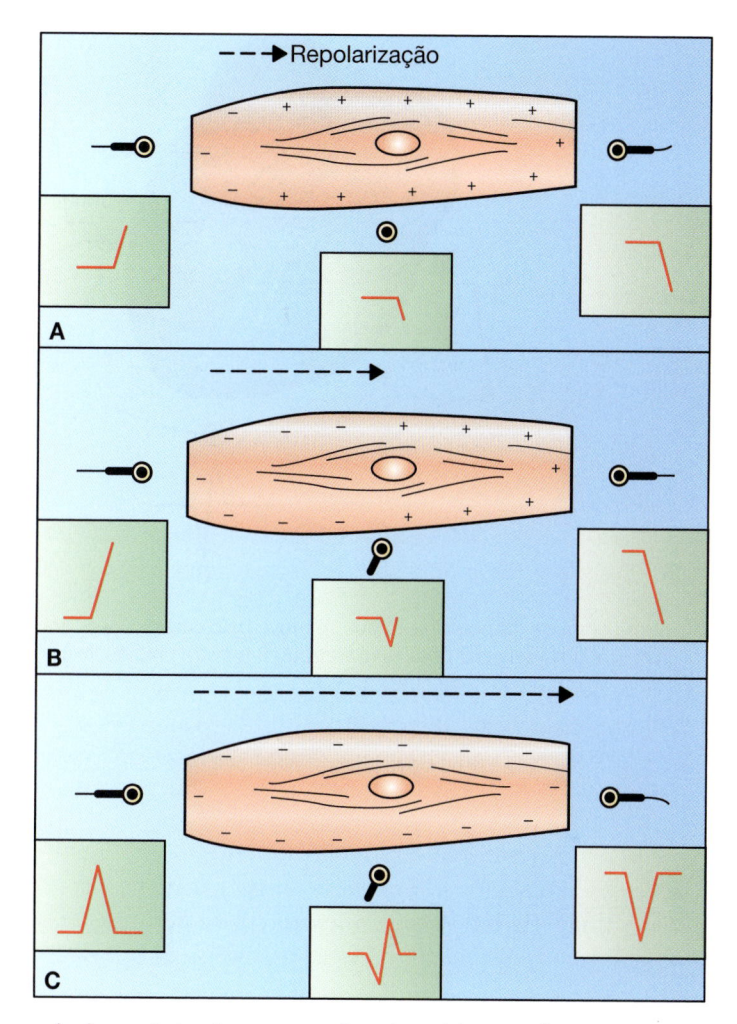

Uma onda de repolarização se movendo pelo tecido muscular é registrada por três diferentes eletrodos positivos. (*A*) Início da repolarização. (*B*) Repolarização tardia. (*C*) Repolarização completa.

Podemos aplicar esses conceitos facilmente a todo o coração. Eletrodos colocados sobre a superfície corporal irão registrar ondas de despolarização e repolarização à medida que elas ocorrem no coração.

Se uma onda de despolarização que passa pelo coração estiver se movendo em direção a um eletrodo de superfície, aquele eletrodo irá registrar uma deflexão positiva (eletrodo A). Se a onda de despolarização estiver se movendo para longe do eletrodo, este irá registrar uma deflexão negativa (eletrodo B). Se a onda de despolarização estiver se movendo perpendicularmente ao eletrodo, este irá registrar uma onda bifásica (eletrodo C). Os efeitos da repolarização são precisamente o oposto dos efeitos da despolarização, como seria de esperar.

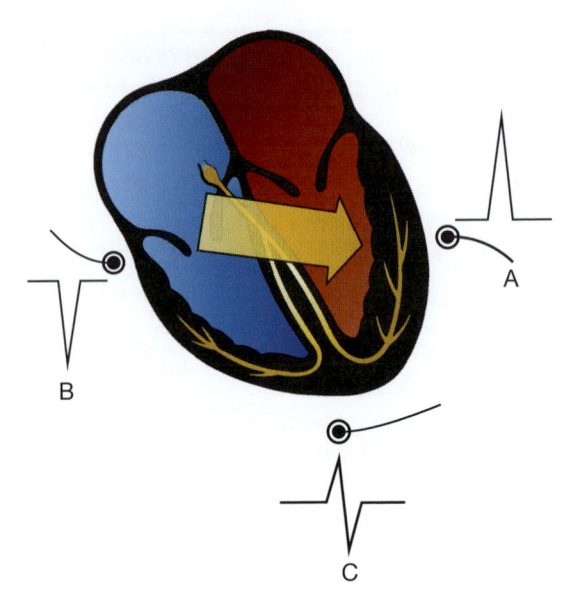

Uma onda de despolarização que se move pelo coração (*seta grande*). O eletrodo A registra uma deflexão positiva, o eletrodo B registra uma deflexão negativa e o eletrodo C registra uma onda bifásica.

As 12 visualizações do coração

Se o coração fosse tão simples quando uma única célula miocárdica, alguns eletrodos de registro nos dariam todas as informações que precisamos para descrever a sua atividade elétrica. Contudo, como já vimos, o coração *não* é tão simples – um ônus para você e uma benção para os autores dos livros de ECG.

O coração é um órgão tridimensional, e a sua atividade elétrica também deve ser compreendida em três dimensões. Alguns eletrodos não são adequados para fazer isso, um fato que os eletrocardiografistas originais reconheceram há mais de um século, quando inventaram a primeira derivação dos membros. Hoje, o ECG padrão consiste em 12 derivações. Observe que a definição de uma *derivação* não é a mesma de um *eletrodo*. Em vez disso, uma derivação reflete a atividade elétrica *combinada* (o ato real da combinação é feito dentro da máquina de ECG por um computador muito inteligente) de *vários* eletrodos ou a atividade de um único eletrodo em comparação com o corpo como um todo. Cada derivação é determinada pela colocação e orientação de 10 eletrodos no corpo, e cada um vê o coração de um ângulo único, aumentando a sua sensibilidade para uma região particular do coração, à custa de outras. Quanto mais derivações, mais informações são fornecidas.

Para ler um ECG e extrair o máximo de informações possíveis, você precisa compreender o sistema de 12 derivações.

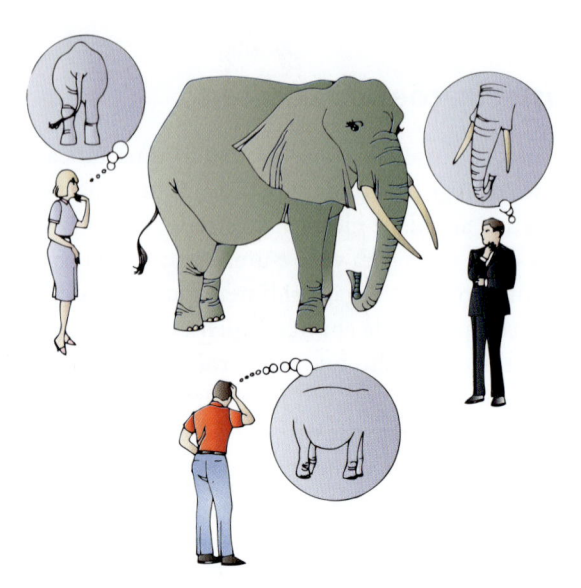

Três observadores curiosos têm três impressões bastante diferentes deste exemplo consumado do *Loxodonta africana*. Um observador vê a tromba, outro vê o corpo e o terceiro vê o rabo. Se você quiser a melhor descrição do elefante, a quem você deveria perguntar? Aos três, é claro.

Para preparar o paciente para um ECG de 12 derivações, dois eletrodos são colocados nos braços e dois nas pernas. Estes fornecem as bases para as seis *derivações dos membros*, que incluem as três *derivações-padrão* e as três *derivações aumentadas* (esses termos terão mais sentido em alguns instantes). Seis eletrodos também são colocados no tórax, formando as seis *derivações precordiais*.

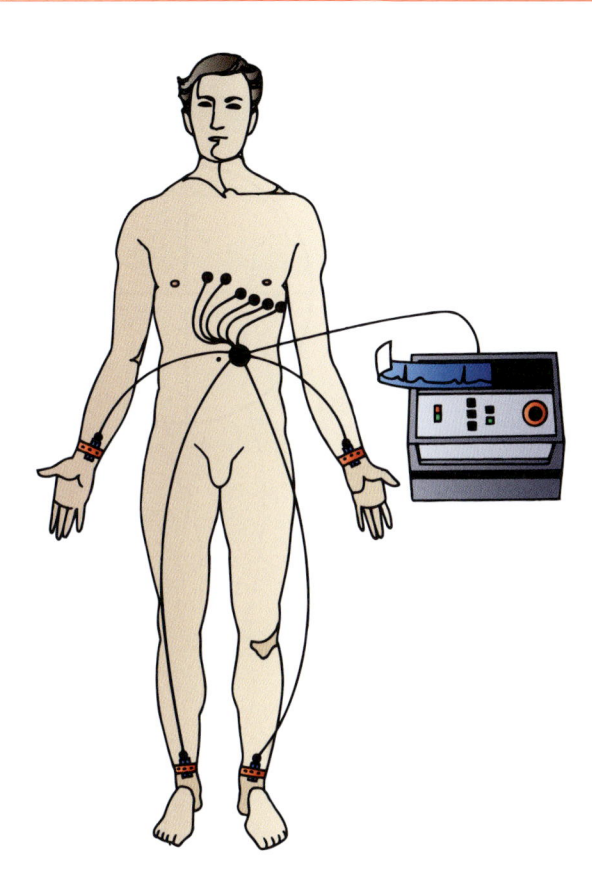

Os registros elétricos irão variar dependendo da colocação exata dos eletrodos. Portanto, a adesão aos protocolos-padrão de posicionamento é muito importante para permitir a comparação entre ECGs feitos em momentos diferentes e em situações distintas.

As seis derivações dos membros

As derivações dos membros são criadas colocando-se eletrodos em todas as quatro extremidades. Elas visualizam o coração em um plano vertical, denominado *plano frontal*. O plano frontal pode ser visto como um grande círculo sobreposto ao corpo do paciente. Esse círculo então é marcado em graus. As derivações dos membros veem as forças elétricas (ondas de despolarização e repolarização) se movendo para cima e para baixo e para a esquerda e para a direita por esse círculo.

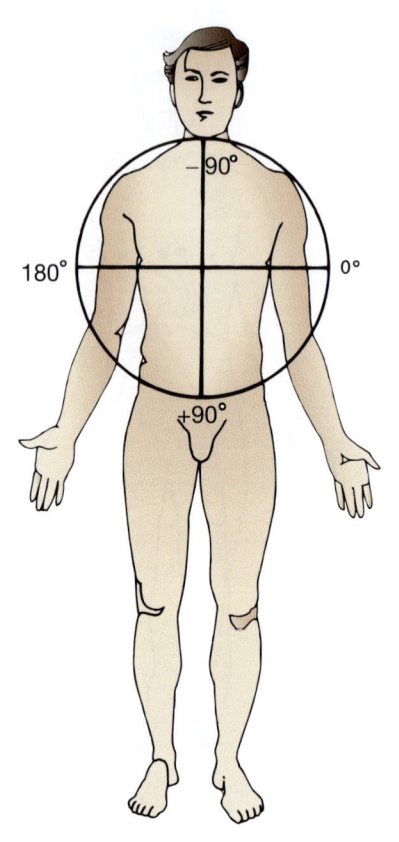

O plano frontal é um plano coronal. As derivações dos membros veem as forças elétricas se movendo para cima e para baixo e para a esquerda e para a direita no plano frontal.

Para produzir as seis derivações no plano frontal, cada um dos eletrodos é designado variavelmente como positivo ou negativo (isso é feito automaticamente por circuitos dentro da máquina de ECG).

Cada derivação tem a sua visão específica do coração, ou *ângulo de orientação*. O ângulo de cada derivação pode ser determinado desenhando-se uma linha do eletrodo negativo ao eletrodo positivo. O ângulo resultante então é expresso em graus pela sua sobreposição no círculo de 360° do plano frontal. Isso é muito menos complicado do que parece. Vamos olhar para cada derivação dos membros individualmente.

As três derivações regulares dos membros são definidas da seguinte maneira:

1. A derivação I é criada tornando-se o braço esquerdo positivo e o braço direito negativo. O seu ângulo de orientação é 0°.

2. A derivação II é criada tornando-se as pernas positivas e o braço direito negativo. O seu ângulo de orientação é 60°.
3. A derivação III é criada tornando-se as pernas positivas e o braço esquerdo negativo. O seu ângulo de orientação é 120°.

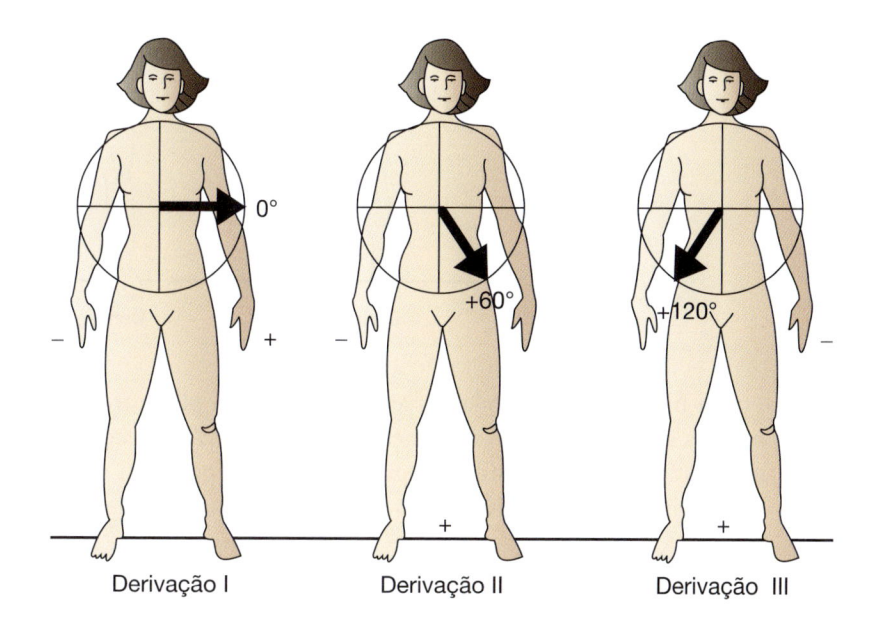

Derivação I   Derivação II   Derivação III

As três derivações aumentadas dos membros são criadas de certo modo diferente. Uma única derivação é escolhida como positiva, e todas as outras são tornadas negativas, com a sua média servindo essencialmente como o eletrodo negativo (base comum). Elas são chamadas de *derivações aumentadas* porque a máquina de ECG precisa amplificar o traçado para obter um registro adequado.

1. A derivação aVL é criada tornando-se o *braço esquerdo* positivo e os outros membros negativos. O seu ângulo de orientação é −30°.
2. A derivação aVR é criada tornando-se o *braço direito* positivo e os outros membros negativos. O seu ângulo de orientação é −150°.
3. A derivação aVF é criada tornando-se as pernas positivas e os outros membros negativos. O seu ângulo de orientação é +90°, ou seja, em direção aos pés.

Derivação aVL   Derivação aVR   Derivação aVF

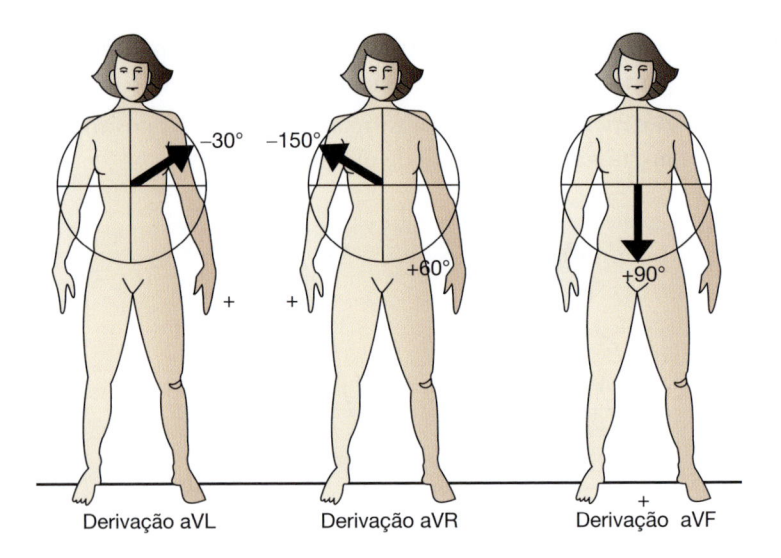

Na figura a seguir, todas as seis derivações no plano frontal são indicadas com os seus ângulos de orientação apropriados. Assim como os nossos três observadores olharam cada um para o elefante a partir da sua perspectiva, do mesmo modo, cada derivação percebe o coração a partir de seu ponto de vista único.[1]

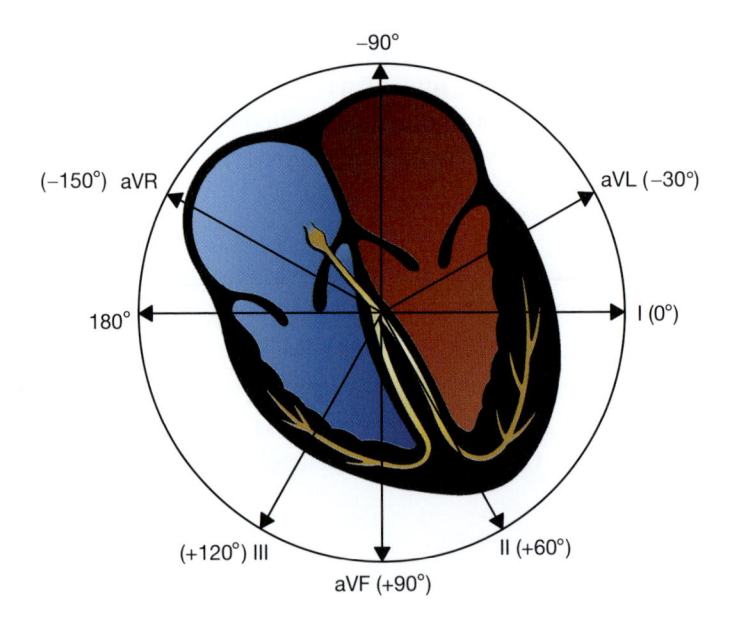

---

[1]Você sem dúvida notou, talvez com alguma apreensão, que o círculo do plano frontal é projetado de modo que a metade superior seja negativa, e a inferior, positiva. Assim, o ângulo das derivações na metade superior do círculo, aVR e aVL são negativos, ao passo que aqueles abaixo são positivos (e a derivação I, é claro, é 0 grau). Esse pode não ser o modo como teríamos projetado as coisas, mas é isso que temos e, simplesmente, não há como contornar isso.

As derivações II, III e aVF são chamadas de *derivações inferiores*, uma vez que elas veem mais eficazmente a superfície inferior do coração. A superfície, ou parede, inferior do coração é um termo anatômico para a parte de baixo do coração, a porção que se apoia sobre o diafragma.

As derivações I e aVL frequentemente são chamadas de *derivações laterais esquerdas*, pois elas têm a melhor vista da parede lateral esquerda do coração.

A derivação aVR é bastante solitária. Ela é considerada a única *derivação do lado direito* verdadeira.

Agora é um bom momento para memorizar essas seis derivações e seus ângulos.

Derivação	Ângulo	
Derivações inferiores		
Derivação II	+60°	
Derivação III	+120°	
Derivação aVF	+90°	
Derivações laterais esquerdas		
Derivação I	+0°	
Derivação aVL	–30°	
Derivação do lado direito		
Derivação aVR	–150°	

Das seis derivações dos membros, três são padrão (I, II e III) e três são aumentadas (aVR, aVL e aVF). Cada derivação vê o coração do seu ângulo particular de orientação.

As seis derivações precordiais

As seis derivações precordiais, ou derivações torácicas, são ainda mais fáceis de compreender. Elas são dispostas no tórax em um *plano horizontal*, como ilustrado adiante. Enquanto as derivações do plano frontal veem as forças elétricas se movendo para cima e para baixo, e para a esquerda e para a direita, as derivações precordiais registram forças se movendo anteriormente e posteriormente.

Para criar as seis derivações precordiais, cada eletrodo torácico é tornado positivo, um de cada vez, e todo o corpo é tido como um campo comum. Os seis eletrodos positivos, que criam as derivações precordiais de V1 a V6, são posicionados como explicado a seguir:

- V1 é colocado no quarto espaço intercostal, à direita do esterno.
- V2 é colocado no quarto espaço intercostal, à esquerda do esterno.
- V3 é colocado entre V2 e V4.
- V4 é colocado no quinto espaço intercostal, na linha mesoclavicular.
- V5 é colocado entre V4 e V6.
- V6 é colocado no quinto espaço intercostal, na linha axilar média.

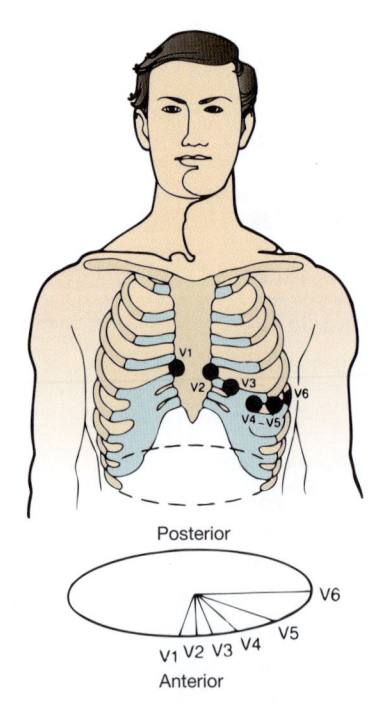

As derivações precordiais definem um plano horizontal ou transverso e veem forças elétricas se movendo anterior e posteriormente.

Assim como as derivações dos membros, cada derivação precordial tem a sua própria linha de visão e a região do coração que ela vê melhor.

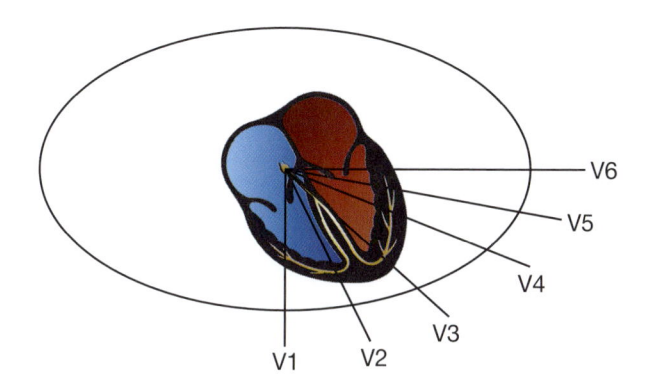

O ventrículo direito se posiciona anterior e medialmente dentro da cavidade corporal, ao passo que o ventrículo esquerdo se posiciona posterior e lateralmente. A derivação V1 fica diretamente sobre o ventrículo direito, V2 e V3 sobre o septo interventricular, V4 sobre o ápice do ventrículo esquerdo e V5 e V6 sobre a lateral do ventrículo esquerdo.

As derivações V2 a V4 frequentemente são chamadas de *derivações anteriores*, V5 e V6 juntam-se a I e aVL como *derivações laterais esquerdas*, e V1 e aVR são as *derivações do ventrículo direito*.

Derivações	Grupos
V2, V3, V4	Anterior
I, aVL, V5, V6	Lateral esquerda
II, III, aVF	Inferior
aVR, V1	Ventricular direita

O que acontece se você posicionar os eletrodos de forma errada?

Talvez você já possa adivinhar a resposta para essa pergunta. Se você inverter os eletrodos dos membros – o erro mais comum é trocar os eletrodos dos braços direito e esquerdo –, o aparelho de ECG não tem como saber que você errou. Ele não consegue se ajustar e corrigir o erro. Portanto, uma corrente que se move da esquerda para a direita ou da direita para a esquerda terá o seu registro elétrico invertido em 180°. Em outras palavras, uma derivação que normalmente mostraria uma onda alta, positiva, irá mostrar uma onda negativa profunda, e vice-versa. A sua interpretação do ECG será seriamente comprometida, e você pode pensar que um paciente perfeitamente saudável tem uma condição cardíaca grave.

Você precisa ter cuidado para colocar as derivações precordiais, V1 até V6, no local mais preciso possível na parede torácica. Mesmo um pequeno erro na colocação pode levar a uma interpretação errada, indicando, por exemplo, que pode ter ocorrido um ataque cardíaco anteriormente, quando na verdade isso não ocorreu. A colocação desses eletrodos no tórax pode ser um desafio em um paciente obeso ou em alguém com mamas grandes e pendentes. Você pode ser tentado, de vez em quando, a mover alguns dos eletrodos da parede torácica apenas um pouco para evitar locais de pelo grosso em um paciente hirsuto; os eletrodos autoadesivos usados atualmente não aderem bem onde há muito pelo entre os adesivos e a parede torácica. Não vá pelo caminho mais fácil, cedendo à tentação. Raspe os pelos em um pequeno local de pele onde você precisar. O pelo logo irá crescer novamente.

Cerca de 4% dos ECGs são feitos com a colocação errada dos eletrodos feita por provedores de saúde bem-intencionados que simplesmente não foram cuidadosos ou que estão compreensivelmente apressados (a unidade de emergência e as unidades de cuidados intensivos podem ser ambientes bastante estimulantes).

O paciente precisa estar deitado?

Sim, da forma mais plana possível. Alguns pacientes não serão capazes de se deitar de forma plana – talvez por terem insuficiência cardíaca congestiva e a posição supina os fazer ter falta de ar (ortopneia), ou talvez eles tenham artrite cervical e essa posição cause dor no pescoço. Bom, não somos tiranos – coloque um travesseiro sob a cabeça ou eleve um pouco a cabeceira da cama ou da maca de exame. Contudo, não os eleve mais do que o necessário. Por que isso importa? Alterações na postura corporal afetam a posição do coração dentro do corpo, que, por sua vez, afeta a medição da voltagem no ECG. Entre as alterações sutis que podem ocorrer, estão variações nos segmentos ST e o aparecimento de novas ondas Q, ambas as quais, como iremos discutir no Capítulo 6, podem ser críticas no diagnóstico de infarto do miocárdio.

Algumas palavras sobre vetores

É importante reconhecer que cada eletrodo de ECG registra apenas o fluxo *médio* de corrente a qualquer momento. Assim, embora pequenos redemoinhos de corrente possam estar disparando em várias direções, cada derivação registra apenas a média instantânea dessas forças. Dessa forma, fora do caos, surgem alguns padrões muito simples.

Esse conceito é realmente muito simples; uma analogia pode ser útil. Durante o curso de uma partida de futebol, o goleiro pode chutar ou jogar a bola muitas vezes para vários membros do seu time (ou, se nosso goleiro hipotético não for muito bom, para o outro time). Algumas bolas irão para a esquerda, outras para a direita, e outras ainda irão direto para o fundo do campo. Contudo, ao final do jogo, *a direção média* de todos os chutes e arremessos do goleiro terá sido para a frente, em direção à rede oposta. Esse movimento médio pode ser representado por uma única seta ou *vetor*.

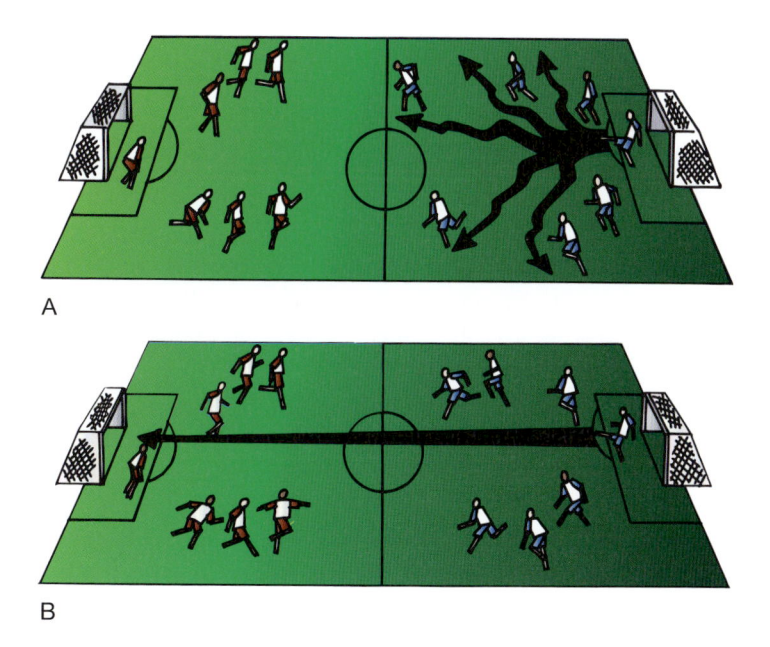

(A) As direções de cada um dos chutes do goleiro durante um jogo. (B) Um único vetor representa a direção média e a distância de todos esses chutes.

Esse vetor é, precisamente, o que nossos eletrodos de ECG registram quando medem o fluxo elétrico dentro do coração. O ângulo de orientação do vetor representa a *direção* média do fluxo da corrente, e seu comprimento representa a voltagem (*amplitude*) alcançada.

A qualquer momento, as forças elétricas que se movem dentro do coração podem ser representadas por um único vetor. Além disso, durante qualquer período de tempo durante o ciclo cardíaco (p. ex., despolarização atrial), esses vetores individuais podem ser somados em um tipo de *vetor dos vetores*, que descreve a direção e a magnitude médias do fluxo de corrente durante aquele período (p. ex., durante a despolarização atrial, correspondendo, vamos dizer, a todos os chutes do goleiro durante a primeira metade do jogo). Assim, uma determinada onda (nesse caso, a onda de despolarização atrial) pode ser descrita por um único vetor de particular direção e magnitude. Você verá como isso funciona e como isso simplifica a compreensão do ECG de 12 derivações na seção a seguir.

O ECG normal de 12 derivações

Você agora sabe as três coisas necessárias para produzir o ECG normal de 12 derivações:

1. A via normal de ativação elétrica cardíaca e os nomes dos segmentos, ondas e intervalos que são gerados.
2. A orientação de todas as 12 derivações, seis no plano frontal e seis no plano horizontal.
3. O conceito de que cada derivação registra o fluxo médio de corrente em um determinado momento.

Tudo que precisamos fazer agora é pegar o que você já sabe e descobrir como é cada onda em cada uma das 12 derivações.

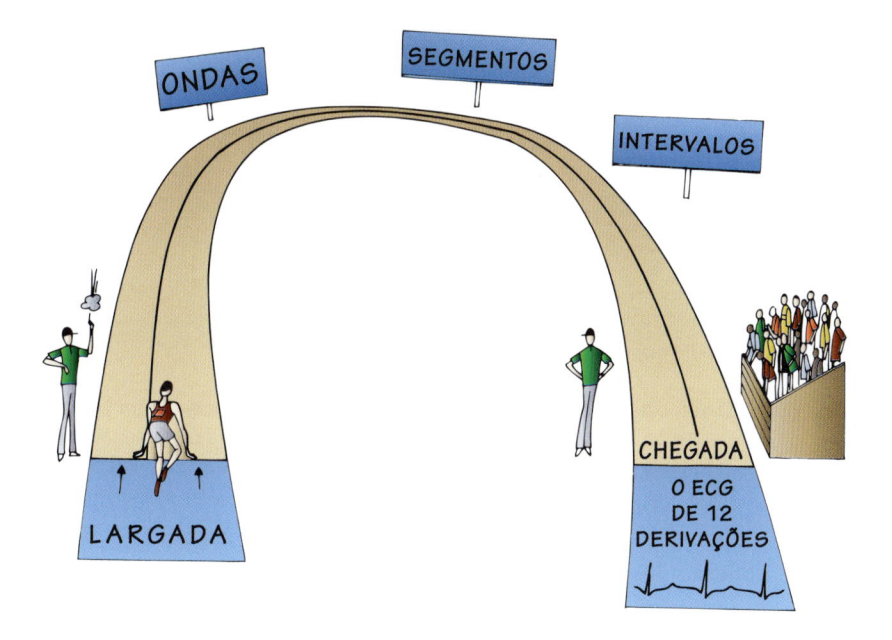

A onda P

A despolarização atrial começa no nó sinusal, no topo do átrio direito. O átrio direito se despolariza primeiro, seguido do átrio esquerdo. O vetor de fluxo de corrente para a despolarização atrial, portanto, aponta da direita para a esquerda e discretamente para baixo (*seta grande destacada na figura a seguir*).

Qualquer derivação que veja a onda de despolarização atrial se movendo em sua direção irá registrar uma deflexão positiva no papel de ECG. As derivações lateral esquerda e inferior claramente se ajustam a essa descrição. No *plano frontal*, essas derivações incluem as derivações laterais esquerdas I e aVL e as derivações inferiores II e aVF.

A derivação III, que também é uma das derivações inferiores, é posicionada de forma um pouco diferente. Ela é a derivação inferior mais à direita (orientação de +120°) e, na verdade, fica quase perpendicular à corrente atrial. Previsivelmente, a derivação III com frequência registra uma onda P bifásica.

A derivação aVR, a derivação mais à direita de todas do plano frontal (orientação −150°) vê a corrente elétrica se movendo para longe; portanto, ela registra uma deflexão puramente negativa.

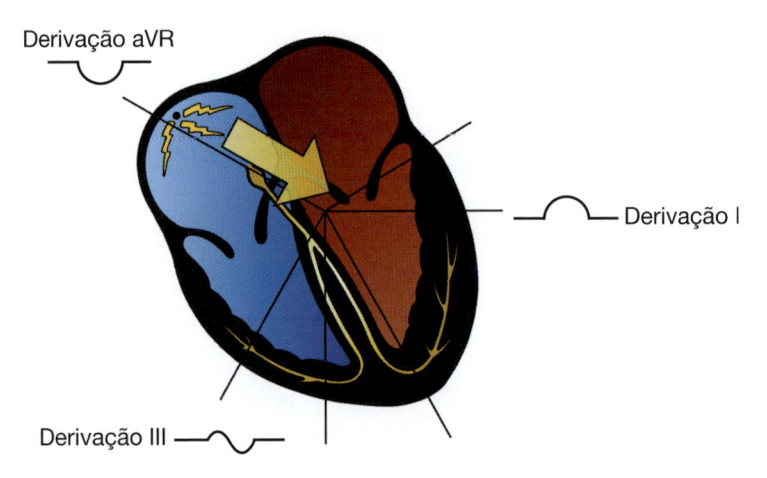

O vetor da despolarização atrial aponta para a esquerda e para baixo. Portanto, a derivação I registra uma onda positiva, aVR registra uma onda negativa e a derivação III registra uma onda bifásica.

No *plano horizontal*, as derivações laterais esquerdas V5 e V6 registram uma deflexão positiva, assim como as derivações I e aVL o fazem no plano frontal. A derivação V1, que fica sobre o ventrículo direito, é orientada perpendicularmente à direção do fluxo da corrente e registra uma onda bifásica, do mesmo modo que a derivação III. As derivações V2 a V4 são variáveis.

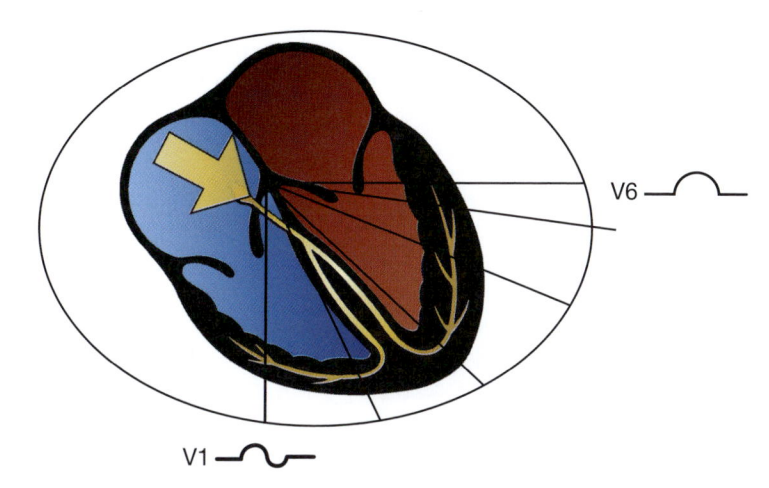

A despolarização atrial no plano horizontal. V1 registra uma onda bifásica, e V6, uma onda positiva.

Como os átrios são pequenos, a voltagem que eles podem gerar também é pequena. A amplitude da onda P normalmente não excede 0,25 mV (2,5 mm, ou 2 ½ quadrados pequenos) em qualquer derivação. A amplitude da onda P geralmente é mais positiva na derivação II e mais negativa na derivação aVR.

Mas pessoas são indivíduos

É necessário um alerta. Variações na anatomia e na orientação do coração de pessoa para pessoa tornam as regras absolutas impossíveis. Por exemplo, embora a onda P na derivação III geralmente seja bifásica, não é incomum que ela seja negativa em corações perfeitamente normais. Só é necessária uma alteração de alguns graus no vetor do fluxo da corrente para tornar uma onda bifásica em uma onda negativa ou positiva. Isso pode acontecer, por exemplo, se o coração do paciente tiver uma angulação discretamente diferente na cavidade torácica. Por esse motivo, o ângulo normal de orientação dos vetores de corrente é dado em faixas, não em números precisos. Por exemplo, a faixa normal do vetor da onda P é 0 a 70°.

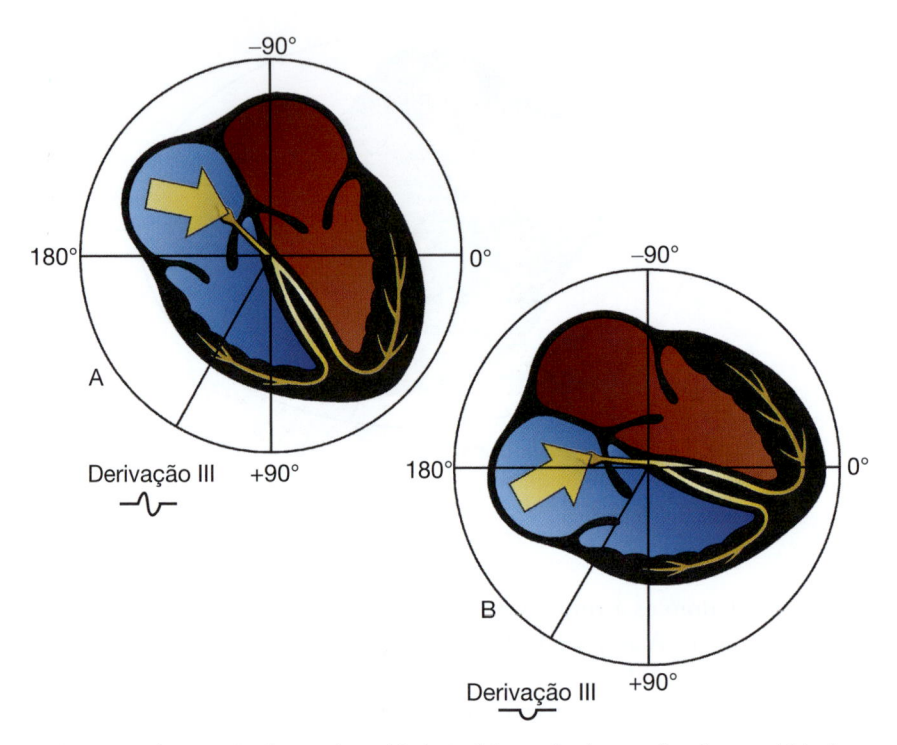

A rotação do coração dentro da cavidade torácica redireciona a direção percebida do fluxo da corrente. A derivação III normalmente é orientada perpendicularmente à despolarização atrial. Com o ápice cardíaco girado para a esquerda, a derivação III irá ver a despolarização atrial como recuando e irá registrar uma onda amplamente negativa.

O intervalo PR

O intervalo PR representa o tempo desde o início da despolarização atrial até o início da despolarização ventricular. Ele inclui o retardo na condução que ocorre no nó AV. O intervalo PR normalmente dura de 0,12 a 0,20 segundo (3-5 mm no papel do ECG).

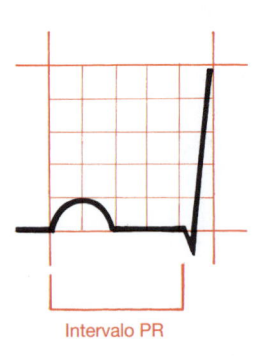

O intervalo PR normal dura de 0,12 a 0,20 segundo.

O segmento PR

O segmento PR representa o tempo do final da despolarização atrial até o início da despolarização ventricular. Esse segmento geralmente é horizontal e corre ao longo da mesma linha de base do início da onda P.

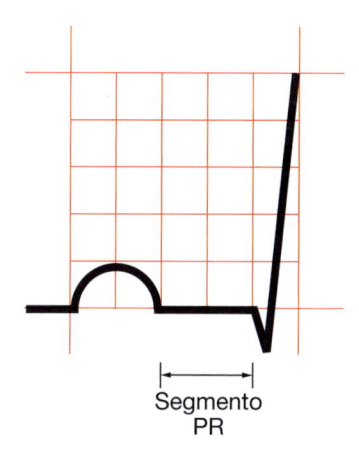

Segmento PR

O segmento PR é horizontal.

O complexo QRS é complexo, mas não é complicado

Nossa onda de despolarização elétrica, surgindo do nó AV, agora está pronta para entrar nos ventrículos.

Onda Q septal

O septo interventricular, a parede muscular que separa os ventrículos direito e esquerdo, é o primeiro a se despolarizar, e o faz na direção esquerda-direita. O pequeno fascículo septal do ramo esquerdo é responsável por fornecer rapidamente a onda de despolarização para essa região do coração.

A despolarização septal nem sempre é visível no ECG, mas, quando é visível, essa pequena despolarização esquerda-direita inscreve uma pequena deflexão negativa em uma ou várias derivações laterais esquerdas. Essa deflexão negativa inicial ou onda Q pode, portanto, ser vista nas derivações I, aVL, V5 e V6. Às vezes, pequenas ondas Q também podem ser vistas nas derivações inferiores e em V3 e V4.

As ondas Q septais normais têm uma amplitude menor do que 0,1 mV.

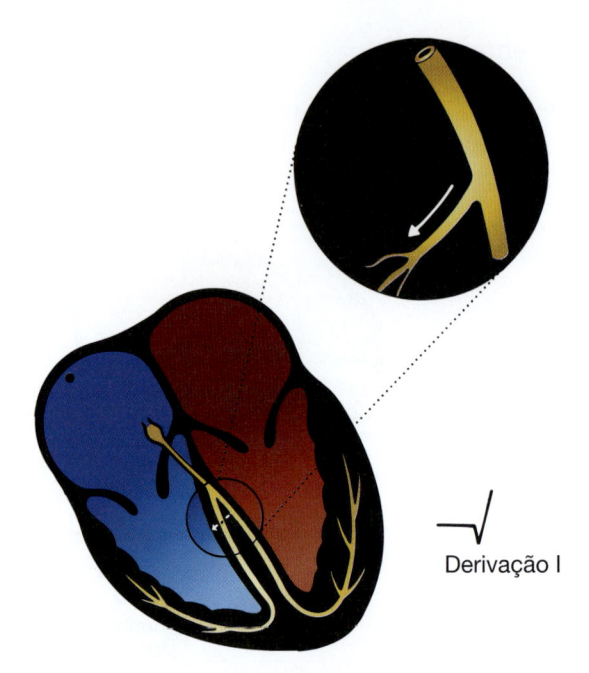

As derivações laterais esquerdas veem a despolarização septal da esquerda para a direita como uma onda que se afasta do eletrodo; portanto, elas registram uma pequena deflexão negativa inicial, ou onda Q. Pequenas ondas Q também são vistas, às vezes, nas derivações inferiores; estas são normais.

O restante do miocárdio ventricular se despolariza

O restante dos ventrículos, que constitui a grande massa do miocárdio, se despolariza a seguir. Como o ventrículo esquerdo é muito mais volumoso que o ventrículo direito, ele domina o restante do complexo QRS, e o vetor médio do fluxo da corrente gira para a esquerda. Normalmente, esse vetor aponta para algum lugar entre 0 e 90°. No plano frontal, portanto, grandes deflexões positivas (ondas R) podem ser vistas nas derivações laterais esquerdas e inferiores. A derivação aVR, que fica à direita, registra uma deflexão negativa profunda (onda S).

Os fundamentos | 55

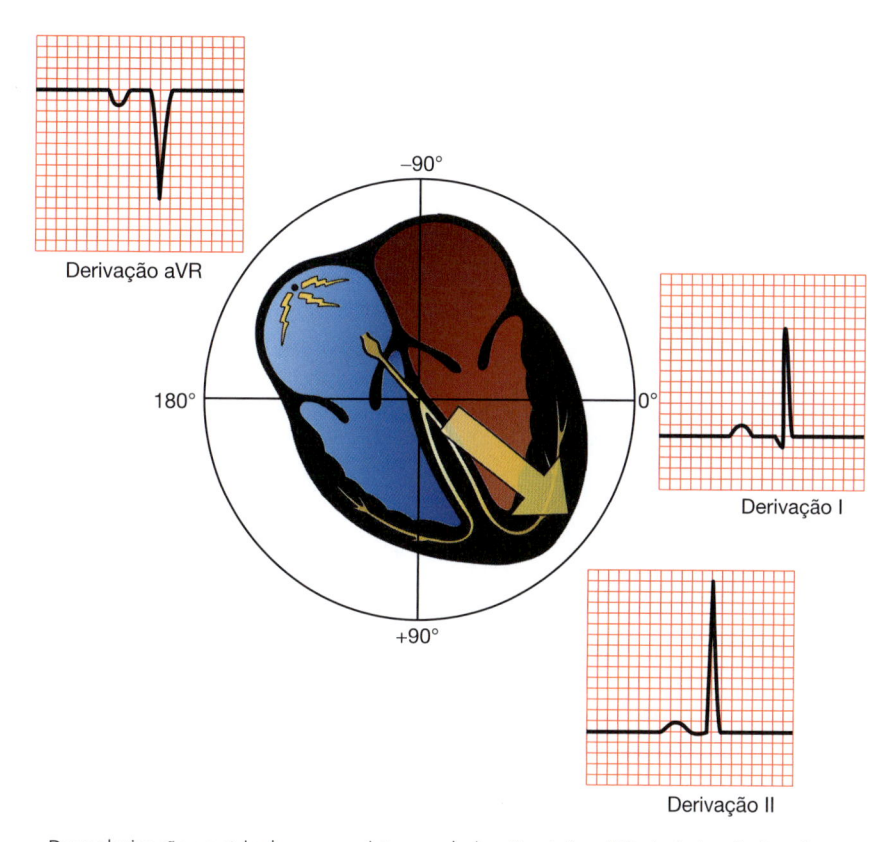

Despolarização ventricular como vista nas derivações I, II e aVR. A derivação I registra uma pequena onda Q, devida à despolarização septal, seguida de uma onda R alta. A derivação II também registra uma onda R alta e, menos frequentemente, uma onda Q pequena. O complexo QRS na derivação aVR também é profundamente negativo, aqui apresentado como uma onda QS.

No plano horizontal, a derivação V1, que fica sobre o ventrículo direito, geralmente registra uma pequena onda R, seguida de uma onda S profunda, pois após registrar o pequeno movimento da corrente esquerda-direita ao longo do septo, a corrente move-se para a esquerda, para longe dela. Reciprocamente, as derivações V5 e V6, que ficam sobre o ventrículo esquerdo, registram ondas R positivas altas. As derivações V3 e V4 representam uma *zona de transição*, e geralmente uma dessas derivações registra uma onda bifásica, ou seja, uma onda R e uma onda S de amplitude quase igual.

O padrão de onda R de amplitude crescente que se move da direita para a esquerda nas derivações precordiais é chamado de *progressão da onda R*. A derivação V1 tem a menor onda R; a derivação V5, a maior (a onda R em V6 geralmente é um pouco menor do que em V5).

A amplitude do complexo QRS é muito maior do que a da onda P, pois os ventrículos, por terem muito mais massa muscular do que os átrios, podem gerar um potencial elétrico muito maior.

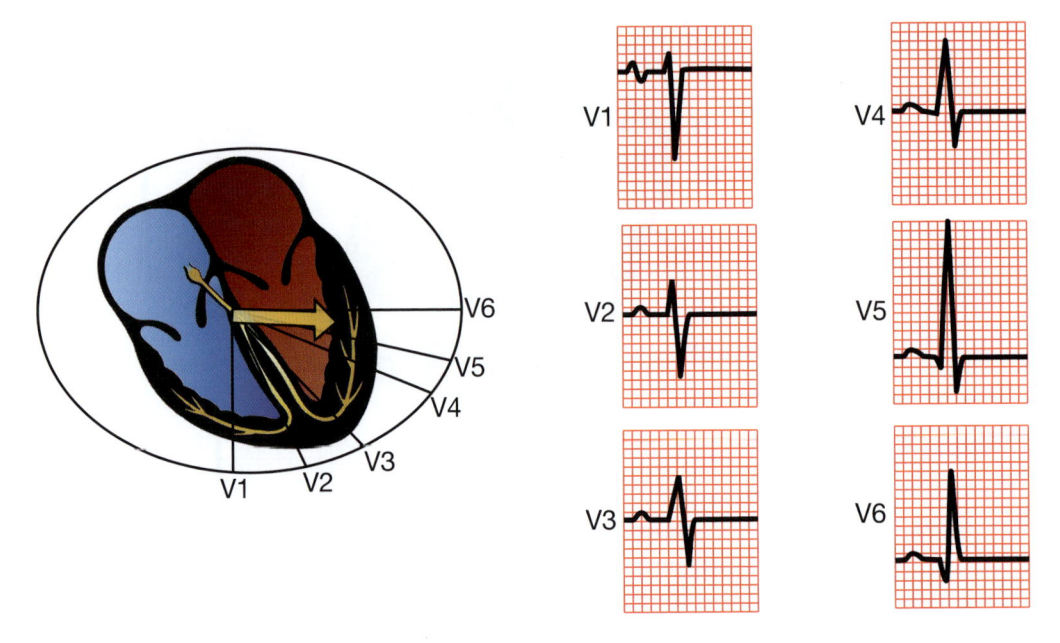

Despolarização ventricular nas derivações precordiais. Observe o padrão normal de progressão da onda R. A onda na derivação V3 é bifásica.

O intervalo QRS

O intervalo QRS normal, representando a duração do complexo QRS, tem 0,06 a 0,1 segundo de duração.

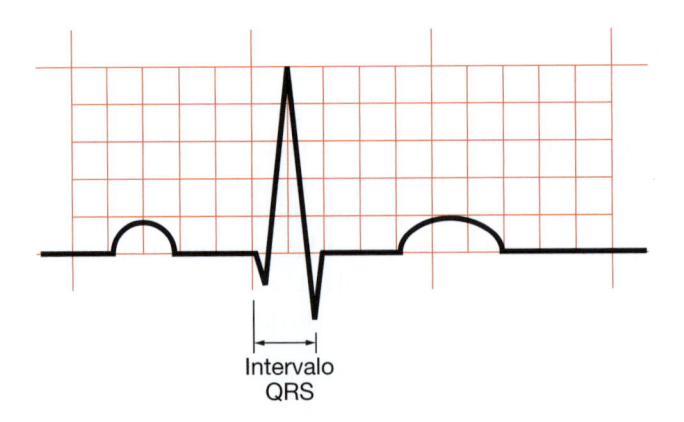

O segmento ST

O segmento ST geralmente é horizontal ou levemente ascendente em todas as derivações. Ele representa o tempo entre o final da despolarização ventricular e início da repolarização ventricular.

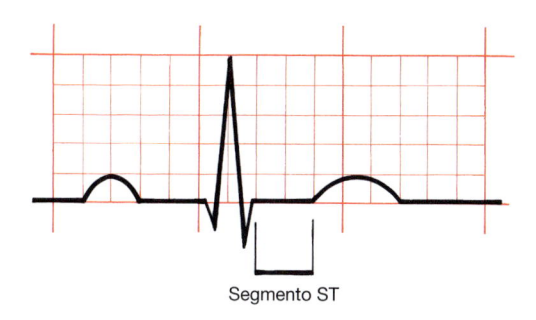

Segmento ST

A onda T

A onda T representa a *repolarização* ventricular.

Ao contrário da despolarização, que é amplamente passiva, a repolarização requer o gasto de uma grande quantidade de energia celular (lembra-se da bomba da membrana?). A onda T é, portanto, altamente suscetível a todos os tipos de influências, tanto cardíacas quanto não cardíacas (p. ex., hormonais, neurológicas) e, como consequência, tem aspecto variável.

Todavia, podem ser feitas certas generalizações. No coração normal, a repolarização geralmente começa na última área do coração a ser despolarizada, e depois viaja de volta, em uma direção oposta à onda de despolarização (*seta grande*). Como tanto a onda de despolarização que se aproxima quanto a onda de repolarização que se afasta geram uma deflexão positiva no ECG, os mesmos eletrodos que registraram uma deflexão *positiva* durante a *despolarização* (aparecendo como uma onda R alta) geralmente também irão registrar uma deflexão *positiva* durante a *repolarização* (aparecendo como uma onda T positiva). **Portanto, é típico e normal encontrar ondas T positivas nas mesmas derivações que têm ondas R altas.**

A amplitude, ou altura, de uma onda T normal é de 1 a 2 terços da onda R correspondente.

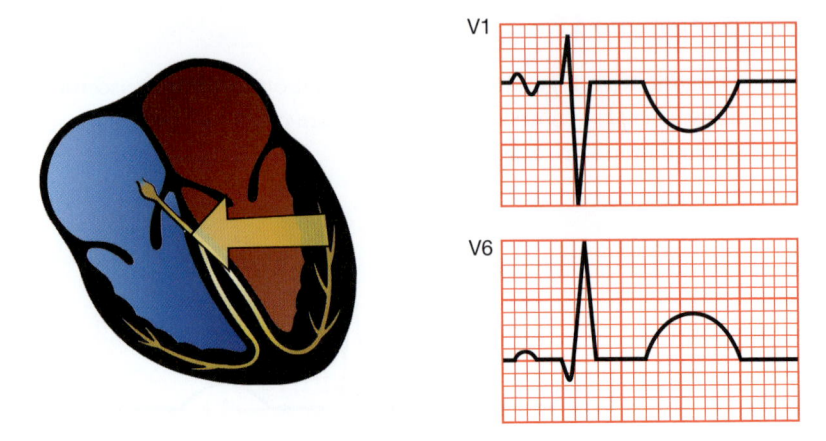

A repolarização ventricular gera uma onda T no ECG. A onda T geralmente é positiva nas derivações com ondas R altas.

O intervalo QT

O intervalo QT engloba o tempo do início da despolarização ventricular até o final da repolarização ventricular. Portanto, ele inclui todos os eventos elétricos que ocorrem nos ventrículos. Do ponto de vista de tempo, a maior parte do intervalo QT é dedicada à *repolarização* ventricular em relação à despolarização (i.e., a onda T é mais larga do que o complexo QRS).

A duração do intervalo QT é proporcional à frequência cardíaca. Quanto mais rápido o coração bater, mais rápido ele precisa se repolarizar para se preparar para a próxima contração; e assim, mais curto o intervalo QT. Inversamente, quando o coração está batendo devagar, há pouca urgência em se repolarizar, e o intervalo QT é longo. De modo geral, o intervalo QT compreende cerca de 40% do ciclo cardíaco, quando medido de uma onda R até a próxima.

Os fundamentos | **59**

A

Intervalo QT
Intervalo R-R (1 ciclo)

B

Intervalo QT
Intervalo R-R

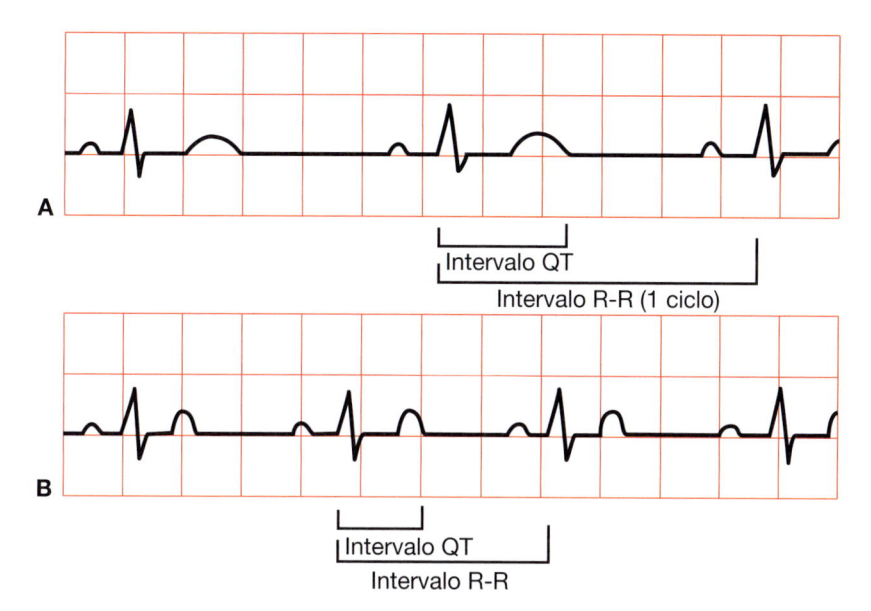

O intervalo QT compõe cerca de 40% de cada ciclo cardíaco (intervalo R-R). Quanto mais rápido o coração bater, mais curto será o intervalo QT. A frequência cardíaca em *B* é consideravelmente mais rápida do que em *A*, e o intervalo QT é correspondentemente mais curto (menos de 1 ½ quadrados *versus* 2 quadrados completos). Uma maneira simples de determinar se o intervalo QT é normal é olhar o intervalo R-R, ou seja, um ciclo cardíaco; a onda T deve terminar antes do ponto médio do intervalo.

RESUMO

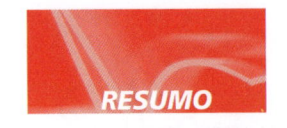

Orientação das ondas no ECG normal

1. A onda P é pequena e geralmente positiva nas derivações laterais esquerdas e inferiores. Ela frequentemente é bifásica nas derivações III e V1. Ela geralmente é mais positiva na derivação II e mais negativa na derivação aVR.
2. O complexo QRS é amplo, e ondas R altas (deflexões positivas) geralmente são vistas nas maioria das derivações laterais esquerdas e inferiores. A progressão da onda R se refere ao aumento sequencial das ondas R quando se progride pelas derivações precordiais de V1 a V5. Uma pequena onda Q inicial, representando a despolarização septal, frequentemente pode ser vista em uma ou várias derivações laterais esquerdas e, às vezes, nas derivações inferiores.
3. A onda T é variável, mas geralmente é positiva nas derivações com ondas R altas.
4. Agora, olhe bem para o ECG a seguir. Ele lhe parece familiar?

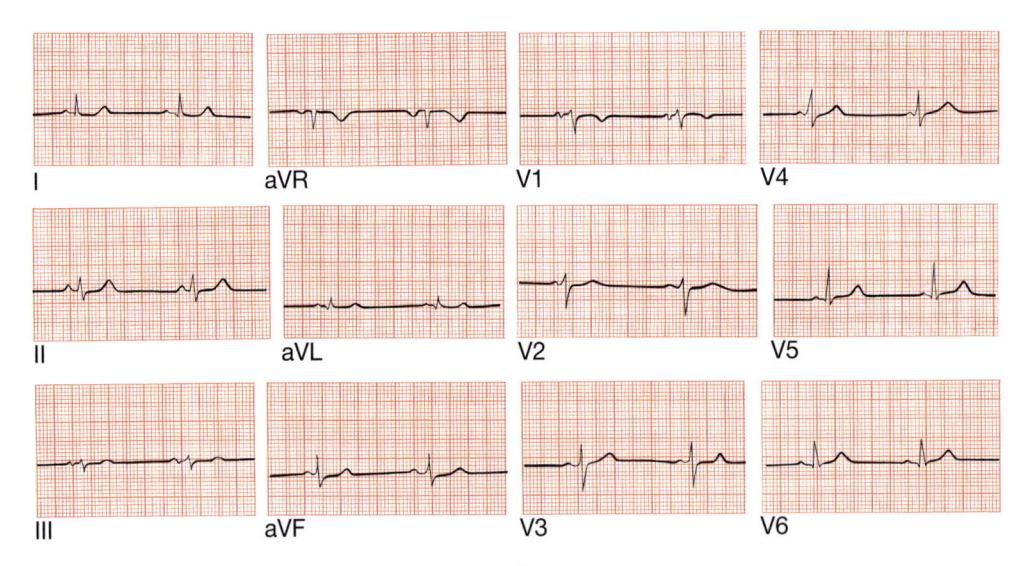

É claro que ele parece familiar. É um ECG normal de 12 derivações, idêntico ao do início deste livro.

Os fundamentos | **61**

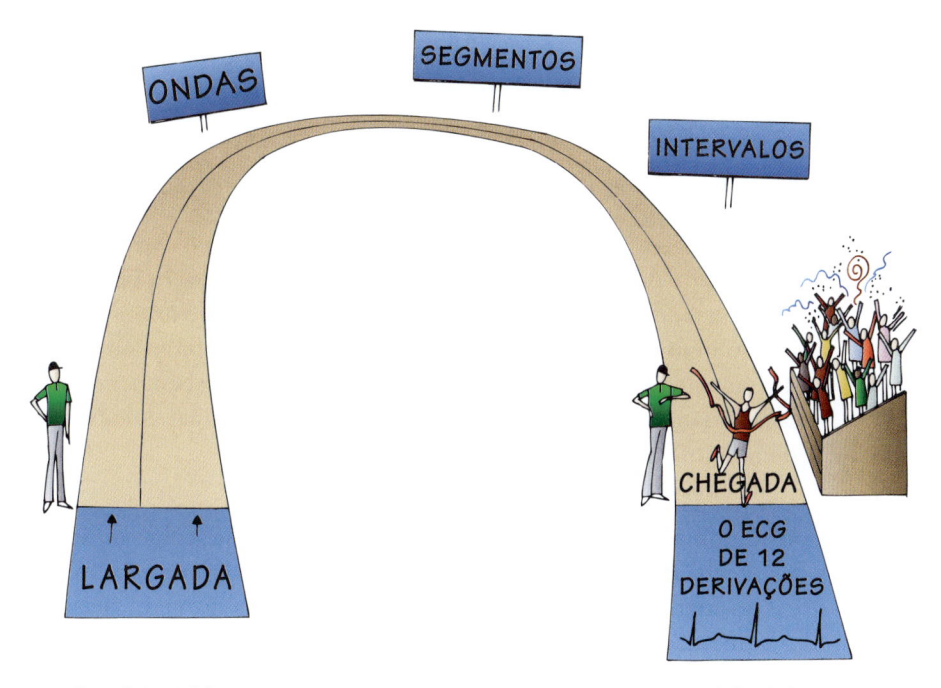

Parabéns! Você atravessou com sucesso o terreno mais difícil deste livro. Tudo que acontece a seguir segue de forma lógica a partir dos princípios básicos que você aprendeu.

Algumas perguntas realmente importantes que você pode estar se fazendo

Parte 1: Por que não deixar o computador fazer isso?

Antes de deixarmos o confortável reino do ECG normal e penetrar no domínio angustiante do ECG anormal, vamos encarar um aspecto importante e, com frequência, negligenciado. Quando você usa um aparelho moderno de ECG, você obtém mais do que apenas um traçado. Você obtém uma interpretação diretamente da "boca" do computador. Como todos sabemos como os computadores são inteligentes, por que devemos nos preocupar em aprender a interpretar um ECG?

Há duas razões principais:

1. O computador nem sempre acerta. Ele faz algumas coisas muito bem, como medir intervalos e identificar os desvios óbvios do normal. No entanto, frequentemente, ele revela descobertas sutis, mas normais, deixando-lhe em um estado de confusão. Ou, inversamente, deixará escapar pequenas anormalidades, o que pode ter consequências importantes para o seu paciente. E – isto é o que realmente vai deixá-lo louco – às vezes vai apenas vacilar, chamando algo de uma *possível* anormalidade, o que não o ajuda em nada.

2. Você tem uma vantagem importante que falta ao computador – o contexto clínico. Você conhece os seus pacientes, sabe como eles são e como se sentem, conhece os seus históricos médicos e seus medicamentos, bem como o seu risco de doenças cardíacas, e por aí em diante. Você também deve saber com certeza se os eletrodos foram colocados corretamente. A melhor interpretação do ECG será sempre aquela que leva o paciente real em consideração. Achados limítrofes são comuns nos ECGs, e apenas considerando o ECG como uma ferramenta entre outras na sua avaliação você poderá evitar pânico desnecessário e a solicitação de exames adicionais dispensáveis ou até mesmo chamar o serviço de atendimento de urgência para levar o paciente para o hospital. Por outro lado, um achado no ECG que o aparelho descarta

como "inespecífico" pode lhe afetar de forma diferente quando o paciente está na sua frente apertando o peito em dor, queixando-se de falta de ar e muito tonto para se levantar.

Citando um autor grego antigo, Eurípedes: "*Muito esforço, muita prosperidade*". Nos próximos capítulos, você aprenderá como enganar até mesmo a máquina de ECG mais sofisticada.

Algumas perguntas realmente importantes que você pode estar se fazendo

Parte 2: Como faço para tirar o resíduo de adesivo do peito do meu paciente depois que o eletrocardiograma terminar?

A maioria dos eletrodos de ECG é fixada ao corpo com pequenas almofadas especiais com adesivo. Puxá-las pode ser doloroso, especialmente se os pelos ficarem presos entre as almofadas e a pele. Normalmente, um puxão rápido (com pedido de desculpas ao seu paciente) é sua melhor aposta para minimizar o desconforto. No entanto, ainda pode haver algum resíduo de adesivo sobre o local onde as almofadas foram colocadas. Felizmente, existem várias maneiras de removê-lo – compressas com álcool, vaselina, óleo de bebê e óleo mineral podem fazer o trabalho. Mesmo após a remoção do resíduo, alguns pacientes ainda podem ficar com marcas vermelhas onde os eletrodos foram colocados. Assegure ao seu paciente de que essas marcas serão resolvidas rapidamente, muitas vezes em horas, às vezes dias. Se eles acharem que esses pontos coçam insuportavelmente, um creme suave de hidrocortisona de venda livre resolverá rapidamente o problema.

Os fundamentos | **65**

O que veremos a seguir

Você agora está pronto para usar o ECG para diagnosticar uma extraordinária variedade de distúrbios cardíacos e não cardíacos. Agruparemos esses distúrbios em cinco categorias.

Hipertrofia e dilatação (Capítulo 2): o ECG pode revelar se uma câmara cardíaca particular, atrial ou ventricular, está aumentada ou hipertrofiada. Doenças valvares, hipertensão sustentada e distúrbios musculares cardíacos hereditários ou adquiridos podem afetar o coração dessa forma, e o ECG pode, portanto, ajudar a reconhecer e avaliar esses distúrbios.

Anormalidades do ritmo (Capítulo 3): o coração pode bater muito rápido ou muito devagar, fibrilar caoticamente ou parar subitamente. O ECG é ainda o melhor meio de avaliar os distúrbios de ritmo, que, nas suas formas mais graves, podem levar à morte súbita.

Anormalidades de condução (Capítulos 4 e 5): se as vias normais de condução elétrica cardíaca se tornarem bloqueadas, a frequência cardíaca pode cair de forma precipitada. O resultado pode ser uma síncope, um desmaio causado por uma redução súbita no débito cardíaco. A síncope é uma das principais causas de admissão hospitalar. A condução também pode ser acelerada ao longo de curtos-circuitos que se desviam do retardo normal no nó AV; também iremos olhar isso.

Isquemia miocárdica e infarto (Capítulo 6): o diagnóstico de isquemia e infarto do miocárdio é um dos papéis mais importantes do ECG. Há muitos motivos pelos quais um paciente pode ter dor torácica, e o ECG pode ajudar a distingui-los.

Distúrbios eletrolíticos, efeitos de drogas e distúrbios variados (Capítulo 7): como todos os eventos elétricos do coração dependem dos eletrólitos, é compreensível que vários distúrbios eletrolíticos possam afetar a condução cardíaca e mesmo levar à morte súbita, quando não tratados. Medicações como digitálicos, antidepressivos, agentes antiarrítmicos e mesmo antibióticos podem alterar profundamente o ECG. Inúmeras doenças cardíacas e não cardíacas também podem causar alterações dramáticas no ECG. Em cada um desses momentos, um olhada no ECG pode fazer o diagnóstico e, às vezes, salvar vidas. Também vamos analisar o papel do ECG no rastreamento de jovens atletas antes da sua participação em esportes e na avaliação de risco dos pacientes antes de serem submetidos à cirurgia.

Hipertrofia e dilatação do coração

2

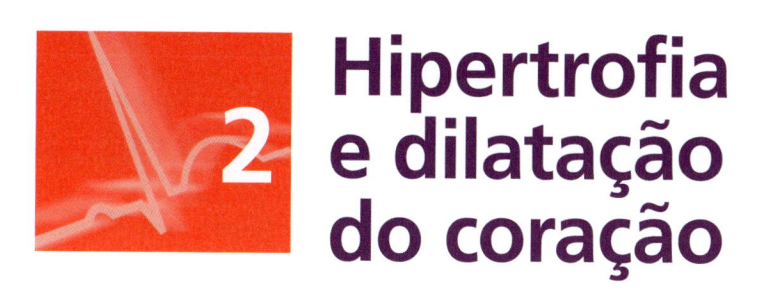

Neste capítulo, você aprenderá:

1. O que acontece com uma onda no eletrocardiograma (ECG) quando um átrio se dilata ou um ventrículo se hipertrofia.

2. O significado do eixo elétrico e sua importância no diagnóstico de hipertrofia e dilatação.

3. Como usar o ECG para diagnosticar as dilatações atriais direita e esquerda.

4. Como usar o ECG para diagnosticar as hipertrofias ventriculares direita e esquerda.

5. Sobre os pacientes Mildred W. e Tom L., casos que irão testar a sua capacidade de reconhecer as alterações eletrocardiográficas da hipertrofia e da dilatação, e por que esses diagnósticos são importantes.

Algumas observações iniciais

O ECG pode diagnosticar muitos problemas urgentes e importantes – fatores que realmente deixam o seu coração acelerado! Infelizmente, a hipertrofia e o aumento não estão – com algumas exceções – entre eles. Não entenda mal – reconhecer o aumento atrial ou a hipertrofia ventricular pode ter implicações clínicas importantes para seus pacientes (você encontrará algumas delas neste capítulo), mas, para uma emoção genuína, não se compara com o diagnóstico de um ataque cardíaco em evolução ou uma perturbação do ritmo potencialmente letal.

Então, por que começar por aqui? Primeiro, porque a hipertrofia e o aumento são fáceis de compreender. Segundo, suas manifestações eletrocardiográficas se apresentam de forma lógica a partir do que já discutimos. Terceiro, qualquer bom livro deve ter uma narrativa atraente, desenvolvendo o tema lentamente até um clímax emocionante. Começar alto e terminar baixo provavelmente não o deixaria, no final deste livro, com aquele arrepio na espinha, aquela sensação de que você mal pode esperar para chegar ao mundo real e salvar algumas vidas.

Então, aqui vamos nós – nossa primeira incursão em como podemos usar o ECG para diagnosticar anormalidades do coração.

Definições

Os termos *hipertrofia* e *dilatação* frequentemente são usados de forma intercambiável, mas, na verdade, não têm o mesmo significado.

A *hipertrofia* refere-se ao *aumento da massa muscular*. A parede de um ventrículo hipertrofiado é grossa e potente. A maioria das hipertrofias é causada por *sobrecarga de pressão*, em que o coração é forçado a bombear sangue contra uma resistência aumentada, como nos pacientes com hipertensão sistêmica ou estenose aórtica. Assim como os halterofilistas desenvolvem músculos peitorais potentes à medida que eles trabalham com pesos progressivamente mais pesados, do mesmo modo o músculo cardíaco torna-se mais grosso e mais forte (pelo menos por um tempo) à medida que ele é solicitado a ejetar mais sangue contra uma resistência crescente.

A *dilatação* refere-se ao *aumento de uma câmara em particular*. Um ventrículo aumentado pode conter mais sangue do que um ventrículo normal. A dilatação é geralmente causada por uma *sobrecarga de volume*; a câmara dilata-se para acomodar o volume aumentado de sangue. A dilatação é vista com mais frequência em certas doenças valvares. A insuficiência aórtica, por exemplo, pode causar dilatação do ventrículo esquerdo, ao passo que a insuficiência mitral pode causar dilatação do átrio esquerdo.

A dilatação e a hipertrofia frequentemente coexistem. Isso não é uma surpresa, uma vez que ambas representam modos pelos quais o coração tenta aumentar o débito cardíaco ou manter uma tensão normal na parede de suas câmaras.

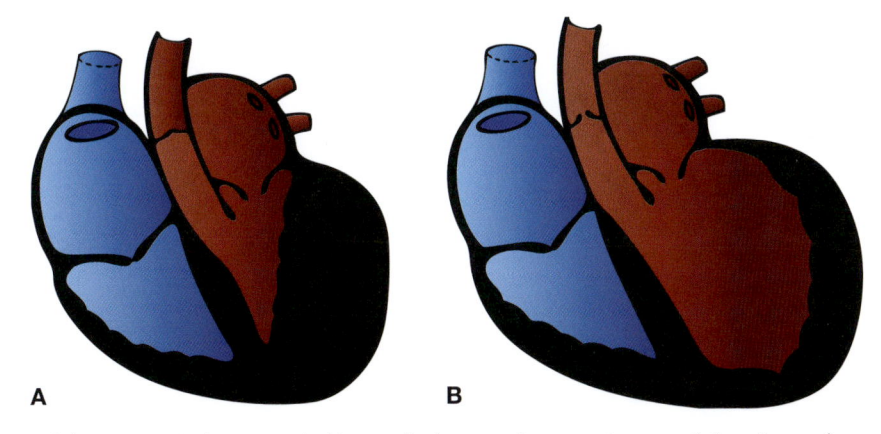

(A) Um ventrículo esquerdo hipertrofiado causado por estenose aórtica. A parede é tão espessa que o tamanho da câmara está significativamente diminuído. (B) Um ventrículo esquerdo dilatado. A câmara é maior, mas a espessura da parede é normal.

O ECG não é muito bom para distinguir entre hipertrofia e dilatação. Contudo, tradicionalmente, fala-se em *aumento atrial* e *hipertrofia ventricular* quando se lê o ECG.

> O termo dilatação atrial tem sido substituído por algumas pessoas por *anormalidades atriais*. Essa alteração na terminologia reflete o reconhecimento de que uma variedade de anormalidades elétricas pode causar as alterações no ECG associadas caracteristicamente ao aumento atrial. Contudo, continuaremos a usar o termo dilatação atrial neste livro, tanto porque o termo é mais tradicional (e valores tradicionais ainda são importantes à medida que avançamos no século XXI) quanto porque a grande maioria dos casos de alterações da onda P é devida à dilatação atrial.

Como a onda P representa a despolarização atrial, nós a analisamos para avaliar o aumento atrial. Igualmente, examinamos o complexo QRS para determinar se há hipertrofia ventricular.

> Hipertrofia e dilatação podem representar adaptações saudáveis e úteis a situações de estresse, mas, como elas também podem refletir distúrbios subjacentes graves que afetam o coração, é importante aprender como reconhecê-las em um ECG. Além disso, ao longo do tempo, o aumento da espessura e/ou do tamanho muscular pode comprometer a capacidade do coração de bombear sangue adequadamente para o restante do corpo, causando insuficiência cardíaca. O miocárdio hipertrofiado demanda maior suprimento sanguíneo para o músculo cardíaco aumentado, mas ele tem uma densidade capilar reduzida e, portanto, é mais suscetível à isquemia do que o coração normal (i.e., há uma incompatibilidade entre o suprimento e a demanda de oxigênio).

Como o ECG pode se alterar

Três eventos podem ocorrer com uma onda no ECG quando uma câmara se hipertrofia ou se dilata:

1. A câmara pode levar mais tempo para se despolarizar. A onda do ECG pode, portanto, *ter maior duração.*
2. A câmara pode gerar mais corrente e, assim, uma maior voltagem. A onda pode, portanto, *aumentar em amplitude.*
3. Uma maior porcentagem da corrente elétrica total pode se mover ao longo da câmara expandida. O vetor elétrico médio, ou o que chamamos de *eixo elétrico*, da onda do ECG pode, portanto, se desviar.

Como o conceito do eixo é tão importante para o diagnóstico de hipertrofia e dilatação, precisamos divagar por alguns momentos para desenvolver essa ideia.

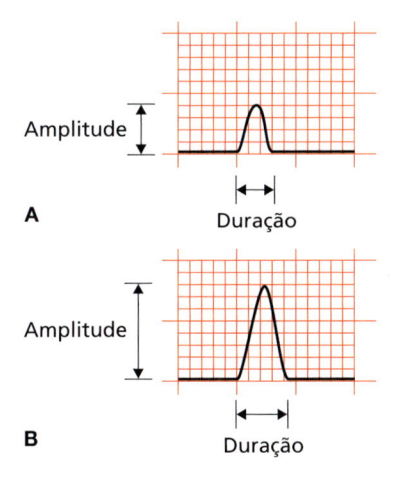

(A) Uma onda normal. (B) A mesma onda quando a câmara está dilatada ou hipertrofiada. A amplitude e a duração da onda estão aumentadas. Uma terceira alteração, um desvio no eixo elétrico, será discutida nas páginas a seguir.

O crescimento da amplitude é a alteração mais dramática que ocorre quando uma câmera aumenta e é essencial em todos os critérios para o diagnóstico de dilatação e hipertrofia, como você verá em breve. Todavia, esteja ciente de que pessoas muito magras, particularmente aquelas com *pectus excavatum*, uma deformidade congênita comum da parede torácica anterior, podem ter ondas de ECG anormalmente grandes nas derivações precordiais simplesmente porque os eletrodos torácicos estão muito mais próximos do coração e não são atenuados por sobreposição de tecido.

Eixo

Anteriormente, discutimos como o ECG registra o vetor instantâneo das forças elétricas a qualquer momento. Usando essa ideia, podemos representar a despolarização completa (ou repolarização) de uma câmara desenhando uma série de vetores sequenciais, com cada vetor representando a soma de todas as forças elétricas em um determinado momento.

Como fica mais fácil visualizar, vamos primeiro analisar a despolarização ventricular (o complexo QRS) antes de passar para a despolarização atrial (a onda P) e a repolarização ventricular (a onda T).

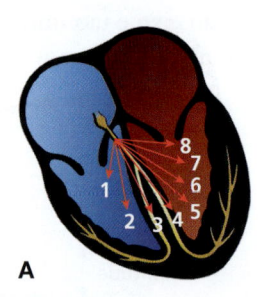

A

A despolarização ventricular é representada por oito vetores sequenciais instantâneos, ilustrando como as forças elétricas normalmente se movem de forma progressiva para a esquerda. Embora, para maior clareza, tenhamos mostrado apenas oito vetores instantâneos, poderíamos ter mostrado 80 ou 8 mil.

Na ilustração anterior, o primeiro vetor representa a despolarização septal, e cada vetor sucessivo representa a despolarização progressiva do restante dos ventrículos. Os vetores se desviam progressivamente para a esquerda, pois a atividade elétrica do ventrículo esquerdo, que é muito maior, domina o ECG.

O vetor que representa a média de todos os vetores instantâneos é denominado *vetor médio*.

A *direção* do vetor médio é denominada **eixo elétrico médio**.

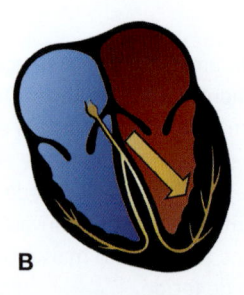

B

Um único vetor resume todos os vetores instantâneos. Esse vetor resultante é denominado *vetor médio*, e a sua direção é o eixo da despolarização ventricular. O eixo é definido apenas no plano frontal.

O vetor médio do QRS aponta para a esquerda e para baixo, representando a direção média do fluxo de corrente durante a despolarização ventricular. O eixo normal do QRS – a direção desse vetor médio – fica então entre +90° e 0°. (Na verdade, a maioria dos cardiologistas estende a faixa de normalidade de +90° a –30°. Com o tempo, à medida que se tornar mais confortável com o conceito de eixo, você deve adicionar esse requinte à sua análise elétrica, mas, por enquanto, +90° a 0° será bastante satisfatório.)

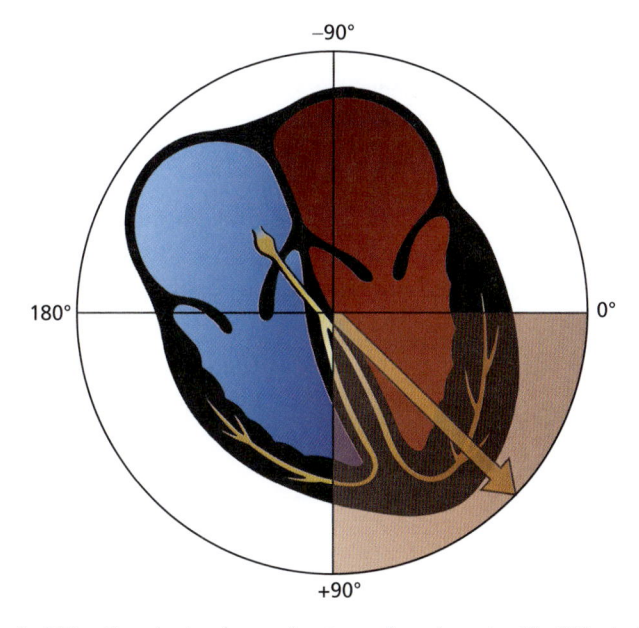

Se o eixo do QRS estiver dentro do *quadrante sombreado*, entre 0° e 90°, ele é normal.

Podemos determinar rapidamente se o eixo do QRS em qualquer ECG é normal olhando apenas para as derivações I e aVF. **Se o complexo QRS for positivo nas derivações I e aVF, o eixo do QRS deve ser normal** (se isso parece simples demais para ser verdade, é porque, aos olhos de muitos cardiologistas, é apenas um pouco; como acabamos de mencionar anteriormente, o eixo normal do QRS pode realmente estar entre 90° e –30°. Expandiremos essa ideia em breve – ver quadro na página 76). Por que é assim?

Determinando se o eixo do QRS é normal

Já discutimos sobre como qualquer derivação registrará uma deflexão positiva se a onda de despolarização estiver se movendo em sua direção. A derivação I é orientada a 0°. Assim, se o vetor médio de QRS é direcionado a qualquer lugar entre –90° e +90°, a derivação I registrará um complexo QRS predominantemente positivo.

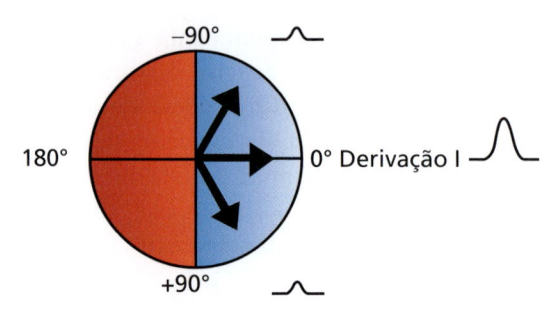

Qualquer vetor médio de QRS orientado entre −90° e +90° produz um complexo QRS predominantemente positivo na derivação I. Três vetores médios diferentes de QRS são mostrados. Todos os três são orientados entre −90° e +90°; portanto, eles produzirão um complexo QRS predominantemente positivo. Os três complexos QRS mostrados aqui ilustram o que a derivação I registraria para cada um dos três vetores.

A derivação aVF é orientada a +90°. Portanto, se o vetor médio do QRS for direcionado a qualquer lugar entre 0° e 180°, a derivação aVF registrará um complexo QRS predominantemente positivo.

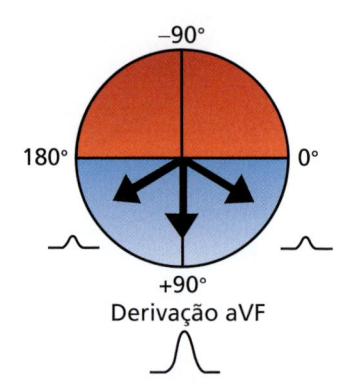

Qualquer vetor médio de QRS orientado entre 0° e 180° produzirá um complexo QRS predominantemente positivo na derivação aVF. Três vetores médios diferentes são mostrados, todos orientados de modo que a derivação aVF registre uma deflexão predominantemente positiva, como ilustrado.

Você percebe para onde isso está indo: se o complexo QRS for predominantemente positivo em *ambas* as derivações, I e aVF, então o eixo do QRS deve estar no quadrante no qual *ambas* são positivas, isto é, entre 0° e +90°. Esse é o eixo normal do QRS.

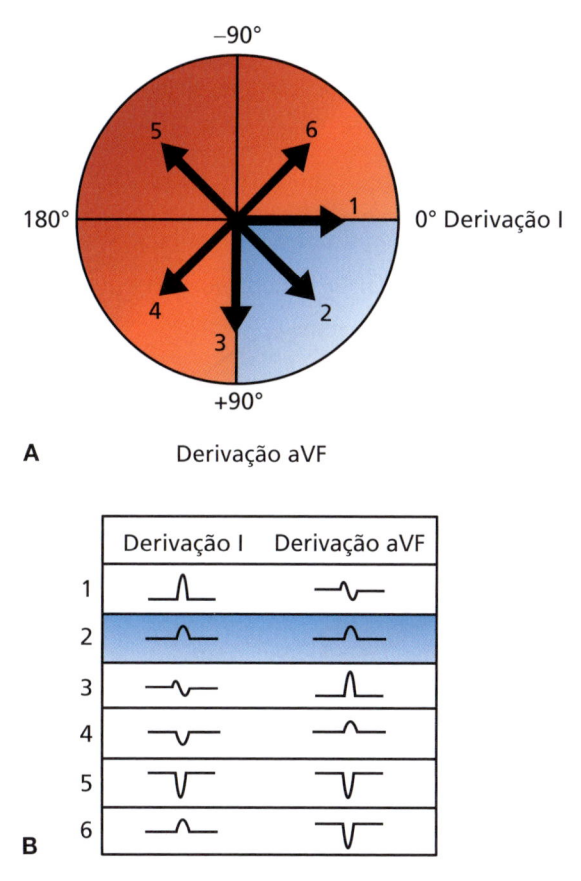

Seis eixos diferentes de QRS são mostrados. (A) Apenas um eixo direcionado entre 0° e +90° (*quadrante sombreado*) produzirá um complexo QRS predominantemente positivo nas derivações I e aVF. (B) Os complexos QRS nas derivações I e aVF associados a cada um dos seis eixos são apresentados. Apenas o eixo 2 é normal e associado a um QRS predominantemente positivo em ambas as derivações, embora a maioria dos cardiologistas também considere normais os eixos 1 e 3.

Como indicado anteriormente, muitos eletrocardiografistas acreditam que um eixo normal pode se situar entre +90° e ir além de 0° até –30°. Usando esse critério, os complexos QRS que são predominantemente negativos em aVF ainda podem ser normais se os complexos QRS nas *derivações I e II* forem positivos. Se você não pode visualizar isso de forma intuitiva, veja a figura a seguir. Muito raramente, uma decisão clínica gira em torno de uma variação de alguns graus de eixo, portanto, se você se sentir mais confortável com a definição mais simples, estará em boa companhia e não deve se sentir nem um pouco constrangido. Vamos nos ater à definição mais simples de agora em diante, apenas para mostrar a você que podemos ser bons nisso.

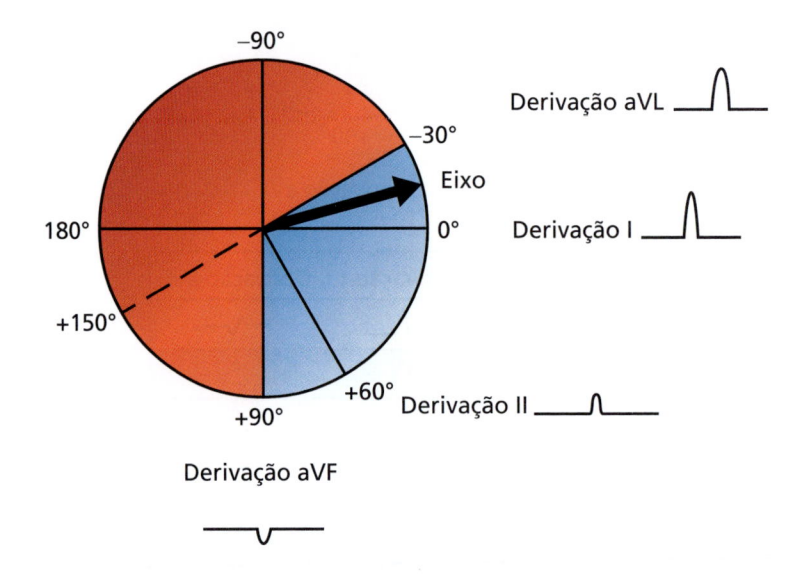

A redefinição do eixo normal entre +90° e –30° indica que o eixo mostrado acima é normal, mesmo com uma derivação aVF negativa. Observe que a derivação II, que é orientada a +60°, é positiva sempre que o eixo se situa entre –30° e +150°. Portanto, quando ambas as derivações I e II são positivas, o eixo deve situar-se entre –30° e +90°, ou seja, nossa definição alternativa de "normal", como mostrado pela *área azul* nesta figura.

Definição precisa do eixo

Embora geralmente seja suficiente observar se o eixo é normal ou não, é possível ser um pouco mais rigoroso e definir o ângulo real do eixo com uma precisão razoável. Tudo que você precisa fazer é procurar a derivação dos membros em que o complexo QRS é mais próximo de ser **bifásico**, ou seja, com deflexões positivas e negativas estendendo-se de forma igual em ambos os lados da linha de base (às vezes, as deflexões são tão pequenas que a onda aparece achatada, ou **isoelétrica**). O eixo, então, deve ser orientado aproximadamente **perpendicular** a essa derivação, pois um eletrodo orientado perpendicularmente à direção média do fluxo da corrente registra uma onda bifásica.

Assim, por exemplo, se o complexo QRS na derivação III (orientação +120º) for bifásico, então o eixo deve ser orientado em ângulos retos (90º) com essa derivação, em +30º ou −150º. E, se já soubermos que o eixo é normal – ou seja, se o complexo QRS é positivo nas derivações I e aVF –, então o eixo não pode estar em −150º, mas sim em +30º.

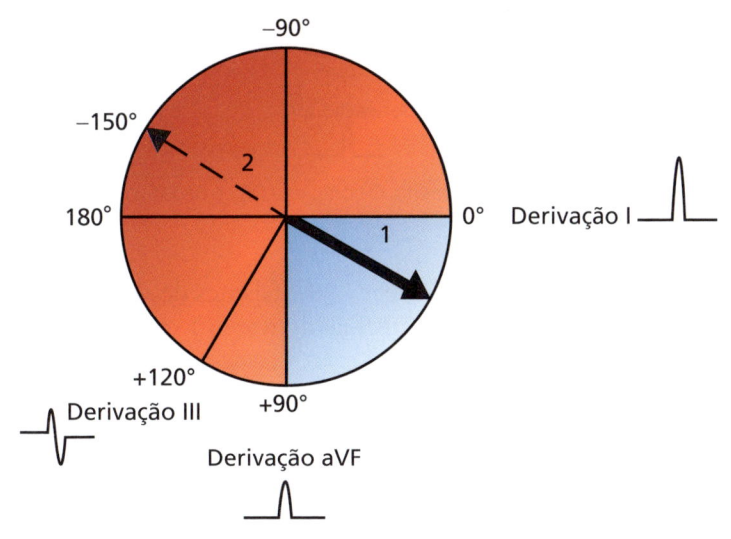

Os complexos QRS são apresentados para as derivações I, III e aVF. Determinar o eixo é fácil. O complexo QRS é bifásico na derivação III. O eixo, portanto, deve ser +30º ou −150º. Contudo, como o complexo QRS é positivo nas derivações I e aVF, o eixo deve ser normal; ou seja, deve estar dentro do *quadrante sombreado*. O eixo, portanto, só pode ser +30º.

Desvio de eixo: sendo mais específico sobre a definição de eixo anormal

O eixo normal do QRS está entre 0° e 90°. Se o eixo estiver entre 90° e 180°, falamos de *desvio do eixo para a direita*. O complexo QRS, nas derivações I e aVF, será positivo ou negativo em um paciente com desvio do eixo para a direita?

O complexo QRS na derivação aVF ainda será positivo, mas será negativo na derivação I.

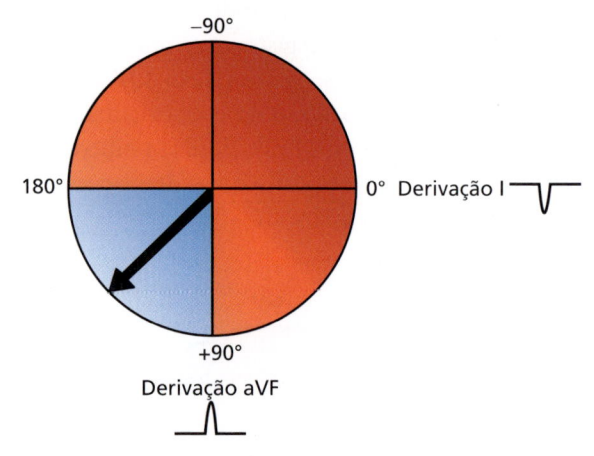

Desvio do eixo para a direita. O complexo QRS é negativo na derivação I, ao passo que é positivo em aVF.

Se o eixo estiver entre 0° e –90°, falamos de *desvio do eixo para a esquerda*. Nesse caso, o complexo QRS na derivação I será positivo, mas será negativo em aVF.

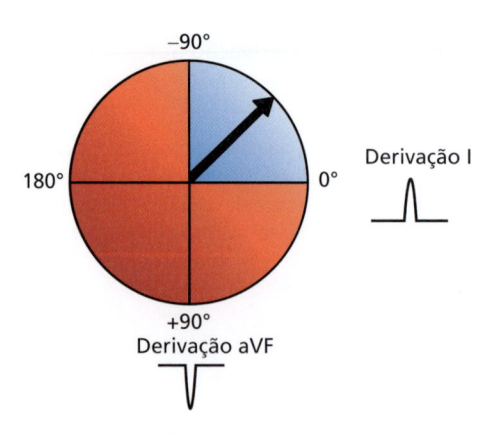

Desvio do eixo para a esquerda.

Em casos raros, o eixo torna-se totalmente desorientado e fica entre −90° e 180°. Isso é denominado *desvio extremo do eixo para a direita*. O complexo QRS será negativo nas derivações I e aVF.

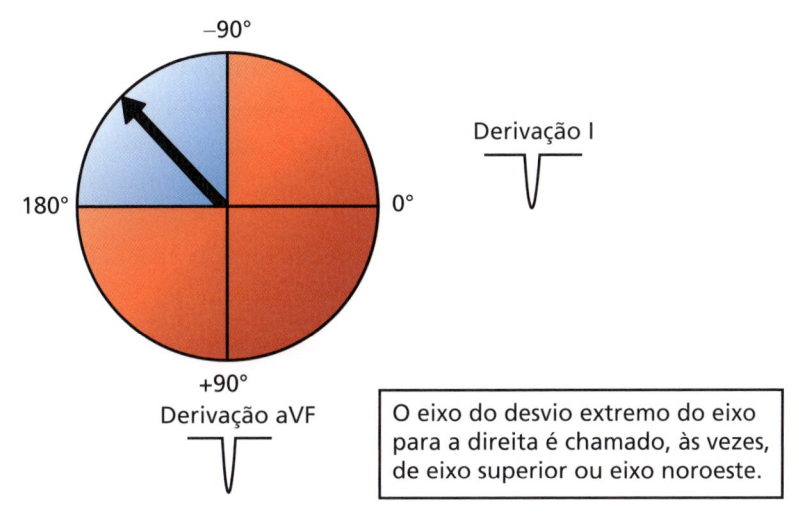

O eixo do desvio extremo do eixo para a direita é chamado, às vezes, de eixo superior ou eixo noroeste.

Desvio extremo do eixo para a direita.

RESUMO

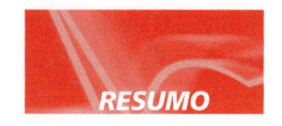

Eixo

1. O termo *eixo* refere-se à direção do vetor elétrico médio, representando a direção média do fluxo de corrente. Ele é definido apenas no plano frontal.
2. Para determinar o eixo de qualquer onda, encontre a derivação na qual a onda é quase bifásica. O eixo deve estar aproximadamente perpendicular a essa derivação.
3. Uma rápida estimativa do eixo pode ser feita apenas olhando para as derivações I e aVF:

Eixo	Derivação I	Derivação aVF
Eixo normal	Positivo	Positivo
Desvio de eixo para a esquerda	Positivo	Negativo
Desvio de eixo para a direita	Negativo	Positivo
Desvio extremo de eixo para a direita	Negativo	Negativo

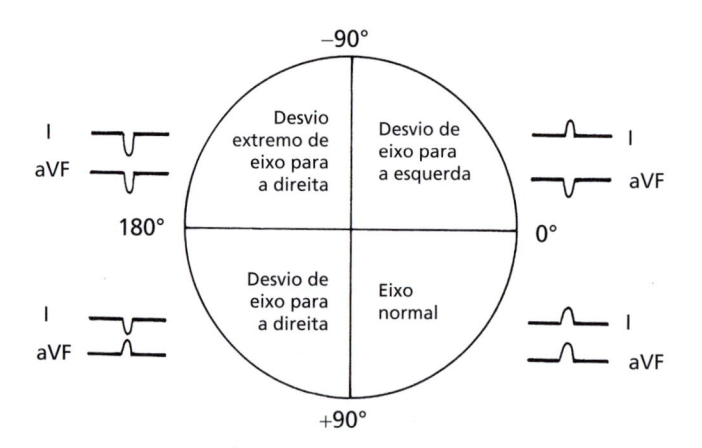

Hipertrofia e dilatação do coração | **81**

No ECG a seguir, são apresentadas as ondas registradas pelas seis derivações do plano frontal. O eixo do QRS é normal, ou há um desvio de eixo?

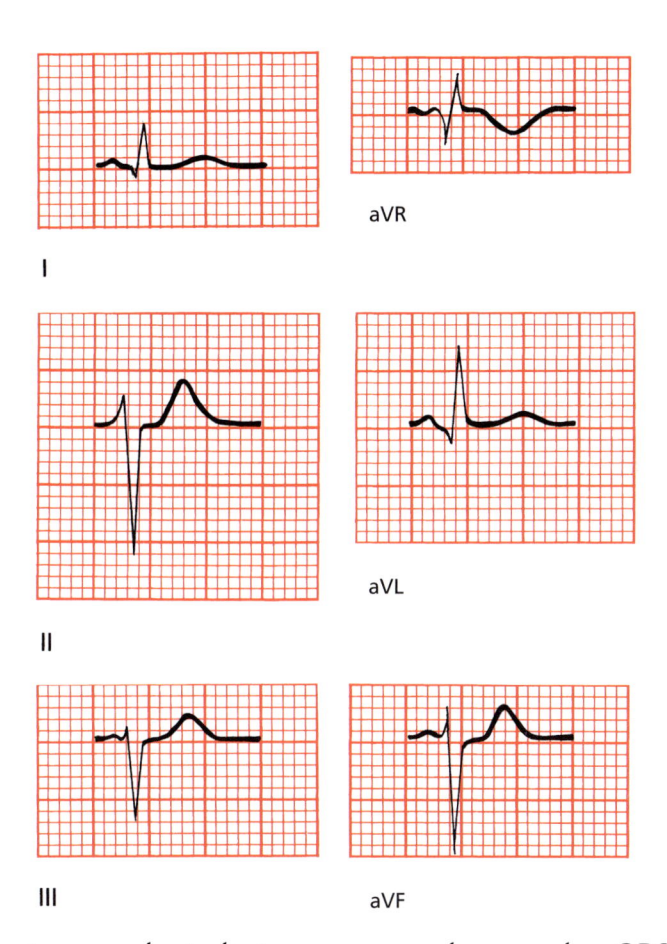

Esse paciente tem desvio de eixo para a esquerda; o complexo QRS é predominantemente positivo na derivação I e negativo na derivação aVF.

Agora, você pode definir o eixo com mais precisão encontrando a derivação com um complexo QRS bifásico?

O complexo QRS em aVR é quase bifásico; portanto, o eixo elétrico deve estar quase perpendicular a ele, em −60° ou +120°. Como já sabemos que o eixo cai dentro da zona de desvio de eixo para a esquerda (i.e., entre 0° e −90°), o eixo correto deve ser −60°.

Assim como fizemos com o complexo QRS, podemos definir o eixo da onda P e da onda T em cada ECG. O **eixo normal da onda P** está entre 0° e 70° em adultos (entre 0° e 90° em crianças). O **eixo da onda T** é variável, mas deve se aproximar do eixo de QRS, ficando entre 50° e 60° do eixo do QRS.

Você pode identificar o eixo do complexo QRS, da onda P e da onda T no ECG a seguir?

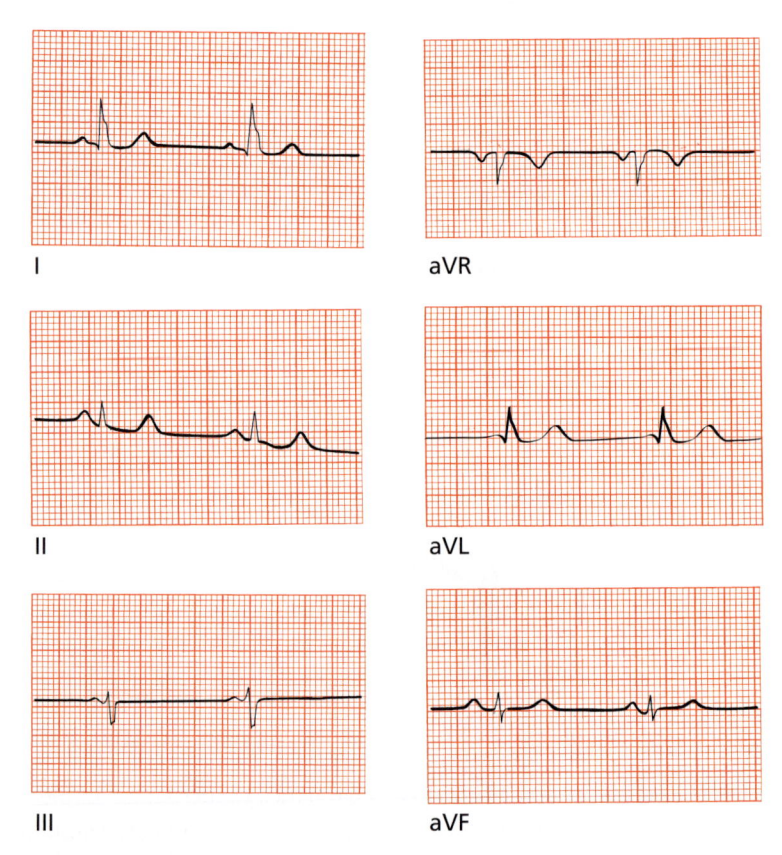

O *complexo QRS*: o eixo do QRS está em torno de 0°. Ele é quase bifásico em aVF, implicando um eixo de 0° ou de 180°. Como o complexo QRS na derivação I tem uma onda R alta, o eixo deve ser 0°. A *onda P*: na derivação aVL, a onda P é praticamente invisível (isoelétrica), portanto o eixo da onda P deve estar perpendicular a essa derivação, e é 60° ou –120°. Como a onda P é positiva nas derivações I e aVF, o eixo deve ser de 60°. A *onda T*: todas as derivações com ondas R altas têm ondas T positivas. As ondas T são achatadas na derivação III, indicando um eixo perpendicular à derivação III (de +30° ou –150°). Como há uma onda T alta na derivação I, o eixo deve estar em +30°.

Hipertrofia e dilatação do coração | **83**

Desvio de eixo, hipertrofia e dilatação

Agora que já sedimentamos o conceito do eixo, você deve estar imaginando por que o desvio de eixo tem relação com a hipertrofia e a dilatação do coração. Como o conceito de desvio de eixo é mais bem aplicado à hipertrofia ventricular, vamos considerar o que acontece com o fluxo de eletricidade quando um ventrículo se hipertrofia.

No coração normal, o eixo do QRS fica entre 0º +90º, refletindo a dominância elétrica do ventrículo esquerdo, muito maior em relação ao ventrículo direito. Imagine, agora, um homem de 65 anos que tenha deixado a sua hipertensão sem tratamento por muitos anos. Ele vem ao seu consultório devido à cefaleia e dispneia, e você descobre uma pressão arterial muito elevada, de 190/115 mmHg. Essa hipertensão grave e sustentada forçou o ventrículo esquerdo a trabalhar demais por muito tempo, de modo que ele se hipertrofiou. A sua dominância elétrica sobre o ventrículo direito, portanto, torna-se ainda mais profunda. O vetor elétrico médio é empurrado ainda mais para a esquerda, e o resultado é um *desvio do eixo para a esquerda*.

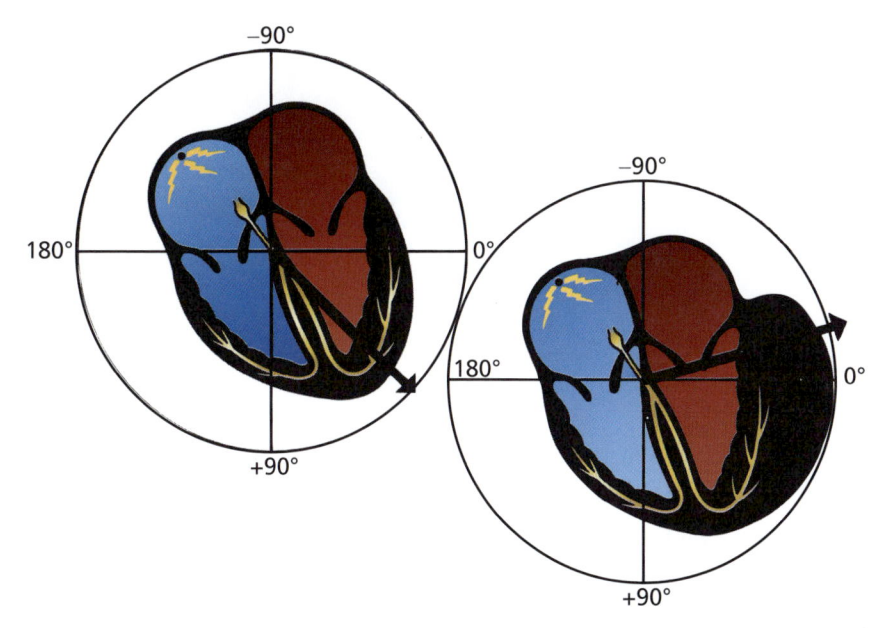

Na hipertrofia ventricular esquerda, o eixo elétrico move-se ainda mais para a esquerda, resultando em desvio do eixo para a esquerda.

A hipertrofia ventricular direita é muito menos comum e requer uma enorme alteração nas proporções do ventrículo direito para superar as forças elétricas geradas pelo ventrículo esquerdo, normalmente dominante. Ela pode ocorrer, contudo, em casos de doença pulmonar obstrutiva crônica (DPOC) grave o suficiente para causar hipertensão arterial pulmonar ou em doença cardíaca congênita não corrigida, com profunda sobrecarga de pressão ou de volume do ventrículo direito. Se o ventrículo direito se hipertrofia suficientemente, isso pode ser detectado no ECG como um desvio no eixo do QRS. O eixo elétrico médio do fluxo de corrente é direcionado para a direita, e o resultado é um *desvio do eixo para a direita*.

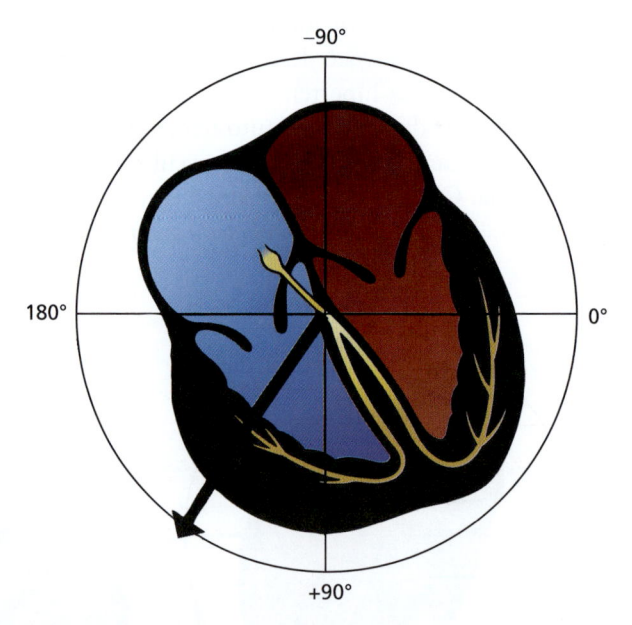

Na hipertrofia ventricular direita, o eixo elétrico move-se para a direita, resultando em desvio do eixo para a direita.

Este é um bom momento para reafirmar três eventos que podem ocorrer com uma onda no ECG com dilatação ou hipertrofia:

1. A onda pode ter um aumento na duração.
2. A onda pode ter um aumento na amplitude.
3. O eixo elétrico da onda pode se desviar do normal.

Foram desenvolvidos critérios eletrocardiográficos específicos para o diagnóstico de aumento atrial e hipertrofia ventricular, e estes são discutidos nas páginas seguintes.

Aumento atrial

A onda P normal tem uma duração menor do que 0,12 segundo, e a maior deflexão, quer seja positiva ou negativa, não deve exceder 2,5 mm. A primeira parte da onda P representa a despolarização atrial direita, e a segunda parte, a despolarização atrial esquerda.

Praticamente todas as informações que você precisa para avaliar o aumento atrial podem ser encontradas nas derivações II e V1. A derivação II é útil porque ela é orientada quase paralelamente ao fluxo de corrente através dos átrios (i.e., paralela ao vetor médio da onda P). Ela registra, portanto, a maior deflexão positiva e é muito sensível a qualquer perturbação na despolarização atrial. A derivação V1 é útil porque é orientada perpendicularmente ao fluxo de eletricidade e, portanto, é bifásica, permitindo a separação fácil dos componentes atriais direito e esquerdo.

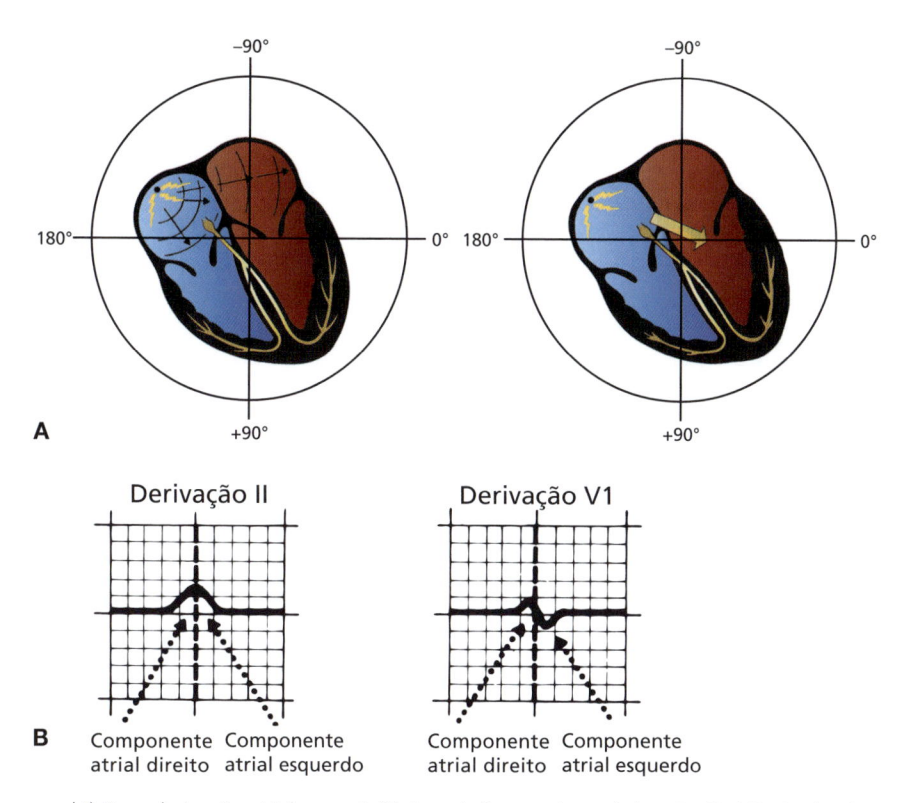

(A) Despolarização atrial normal. (B) A onda P normal nas derivações II e V1. A primeira parte da onda P representa a despolarização atrial direita, ao passo que a segunda parte representa a despolarização atrial esquerda.

Aumento atrial direito

Com o *aumento atrial direito,* a amplitude da primeira porção da onda P aumenta. A largura não se altera, visto que o componente terminal da onda P tem origem no átrio *esquerdo,* e isso permanece inalterado.

O aumento do átrio direito também pode fazer o átrio direito dominar o átrio esquerdo eletricamente. O vetor de despolarização atrial pode girar para a direita, e o eixo da onda P pode mover-se para a direita em direção a +90° ou além. A onda P mais alta pode não mais aparecer na derivação II, mas sim na derivação aVF ou na derivação III.

O quadro clássico do aumento atrial direito é ilustrado nas derivações II e V1 a seguir, e foi denominado *P pulmonale,* uma vez que frequentemente é causado por doença pulmonar grave.

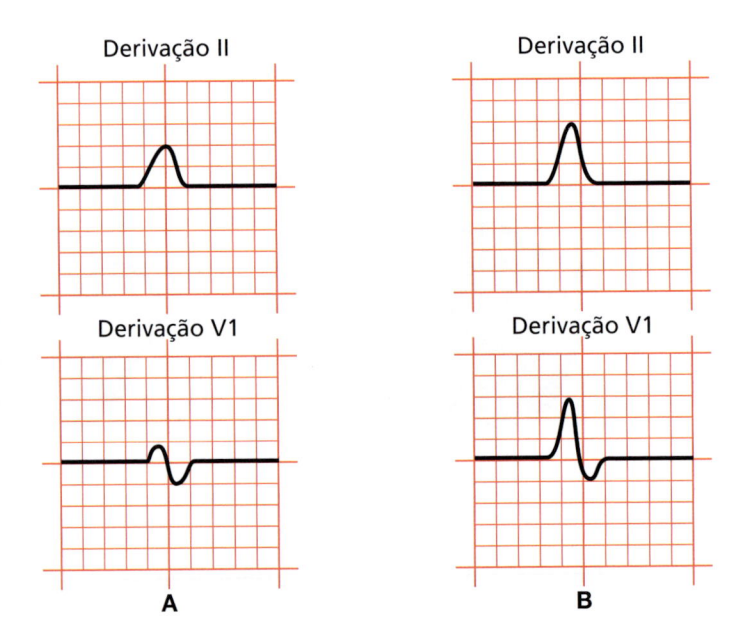

(A) A onda P normal nas derivações II e V1. (B) Aumento atrial direito. Observe a amplitude aumentada do componente atrial direito inicial da onda P. O componente atrial esquerdo final e, consequentemente, a duração total da onda P estão essencialmente inalterados.

O aumento atrial direito pode ser diagnosticado pela presença das ondas P com amplitude acima de 2,5 mm em pelo menos uma das derivações inferiores II, III e aVF.

Aumento atrial esquerdo

No *aumento atrial esquerdo,* a segunda porção da onda P pode aumentar em amplitude. O diagnóstico de aumento atrial esquerdo requer que a *porção terminal (atrial esquerda) da onda P desça pelo menos 1 mm abaixo da linha isoelétrica na derivação V1* (lembre-se de que a derivação VI se sobrepõe ao coração direito; portanto, quando um átrio esquerdo aumentado se despolariza, ocorre uma maior deflexão negativa na derivação V1).

Contudo, uma alteração mais proeminente na onda P é o aumento da sua *duração.* Isso ocorre porque a despolarização atrial esquerda representa a porção terminal da onda P, e a despolarização prolongada pode ser vista prontamente (no aumento atrial *direito,* a despolarização prolongada é mascarada pela porção atrial esquerda da onda P). O diagnóstico de aumento atrial esquerdo, portanto, também requer que a *porção terminal da onda P tenha pelo menos um quadrado pequeno (0,04 segundo) de largura.*

O quadro eletrocardiográfico do aumento atrial esquerdo foi denominado *P mitral,* uma vez que a doença da válvula mitral é uma causa comum de aumento do átrio esquerdo.

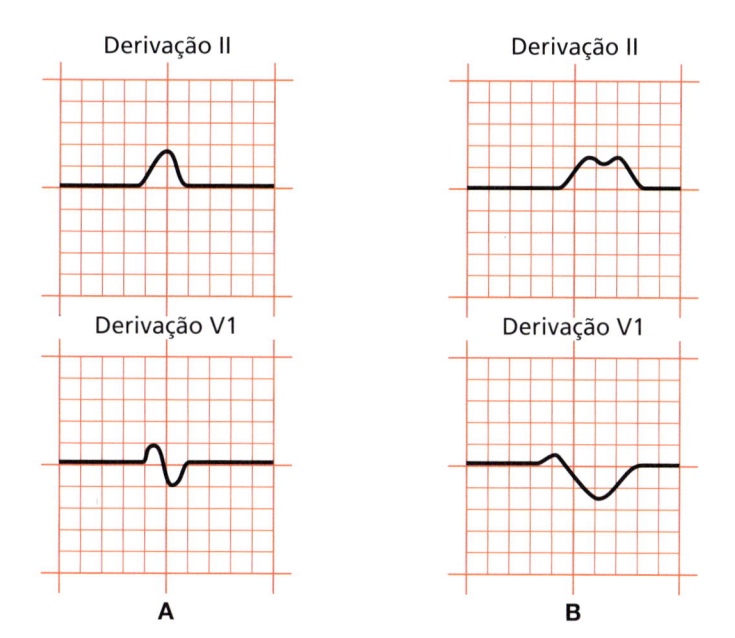

(A) Novamente, a onda P normal nas derivações II e V1. (B) Aumento atrial esquerdo. Observe a amplitude e a duração aumentadas do componente atrial esquerdo terminal da onda P.

RESUMO

Aumento atrial

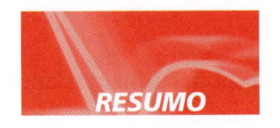

Para diagnosticar o aumento atrial, analise as derivações II e V1.

O *aumento atrial direito* se caracteriza por:

1. Ondas P com amplitude que excede 2,5 mm nas derivações inferiores.
2. Nenhuma alteração na duração da onda P.
3. Possível desvio para a direita do eixo da onda P.

O *aumento atrial esquerdo* se caracteriza por:

1. A amplitude do componente terminal (negativo) da onda P pode estar aumentada e deve descer pelo menos 1 mm abaixo da linha isoelétrica na derivação V1.
2. A duração da onda P está aumentada, e a porção terminal (negativa) da onda P deve ter pelo menos 1 quadrado pequeno (0,04 segundo) de largura.
3. Não é visto nenhum desvio significativo de eixo, pois o átrio esquerdo normalmente é eletricamente dominante.

Deve ser enfatizado que a evidência eletrocardiográfica de aumento atrial (especialmente aumento do átrio esquerdo) às vezes não tem correlação patológica alguma e pode, em alguns casos, simplesmente refletir algumas anormalidades de condução inespecíficas. As anormalidades do eixo da onda P também podem ser vistas quando o ritmo cardíaco se origina de uma fonte outra que não o nó sinusal, algo que devemos discutir posteriormente. A interpretação do aumento atrial no ECG deve, portanto, ser associada ao conhecimento das condições clínicas (uma boa ideia em qualquer circunstância).

Hipertrofia ventricular

O diagnóstico de hipertrofia ventricular requer uma avaliação cuidadosa do complexo QRS em muitas derivações.

Hipertrofia ventricular direita

Olhando para as derivações dos membros

Nas derivações dos membros, a característica mais comum associada à hipertrofia ventricular direita é o *desvio do eixo para a direita*; ou seja, o eixo elétrico do complexo QRS, visto normalmente entre 0° e +90°, desvia-se para entre +90° e +180°. Isso reflete uma nova dominância elétrica do geralmente submisso ventrículo direito.

Muitos cardiologistas acham que o eixo de QRS deve exceder +100° para que seja feito o diagnóstico de hipertrofia ventricular direita. Portanto, o complexo QRS na derivação I (orientado a 0°) deve ser discretamente mais negativo do que positivo.

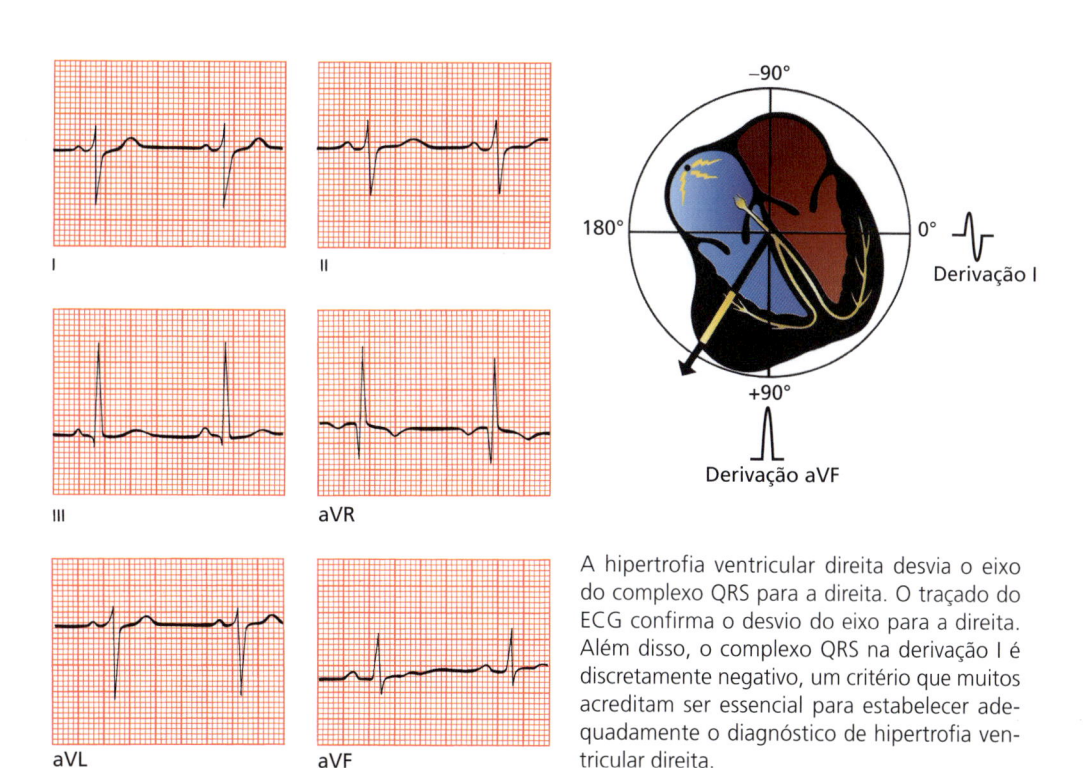

A hipertrofia ventricular direita desvia o eixo do complexo QRS para a direita. O traçado do ECG confirma o desvio do eixo para a direita. Além disso, o complexo QRS na derivação I é discretamente negativo, um critério que muitos acreditam ser essencial para estabelecer adequadamente o diagnóstico de hipertrofia ventricular direita.

Olhando para as derivações precordiais

As derivações precordiais também podem ser úteis no diagnóstico da hipertrofia ventricular direita. Como você poderia esperar, o padrão normal da progressão da onda R, em que a amplitude da onda R aumenta à medida que você progride de V1 até V5, é rompido. Em vez de a amplitude da onda R crescer à medida que as derivações se movem para mais perto do ventrículo esquerdo, pode ocorrer o inverso. Pode haver uma grande onda R em V1, que fica sobre o ventrículo direito hipertrofiado, e uma pequena onda R em V5 e V6, que ficam sobre um ventrículo esquerdo normal, porém agora eletricamente submisso. Do mesmo modo, a onda S em V1 é pequena, ao passo que a onda S de V6 é grande.

Esses critérios foram expressos em matemática simples:

- Em V1, a onda R é maior do que a onda S.
- Em V6, a onda S é maior do que a onda R.

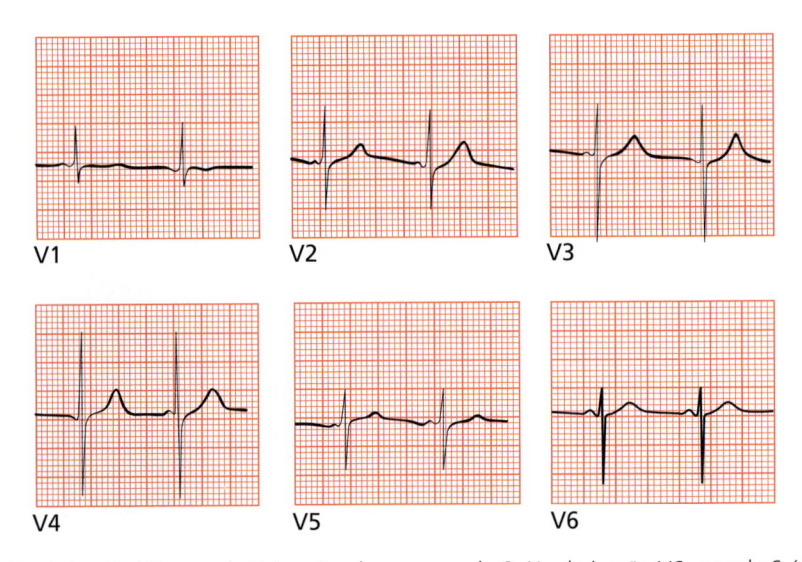

Na derivação V1, a onda R é maior do que a onda S. Na derivação V6, a onda S é maior do que a onda R.

As causas mais comuns de hipertrofia ventricular direita são doença pulmonar e doença cardíaca congênita.

Hipertrofia ventricular esquerda

O diagnóstico de hipertrofia ventricular esquerda é, de certo modo, mais complicado. O desvio do eixo para a esquerda além de –15° é visto com frequência, mas essa não é uma característica diagnóstica muito útil. Em vez disso, **o aumento da onda R nas derivações que ficam sobre o ventrículo esquerdo forma a base para o diagnóstico eletrocardiográfico de hipertrofia ventricular esquerda**.

Infelizmente, há quase tantos critérios para o diagnóstico de hipertrofia ventricular esquerda no ECG quanto livros sobre ECG. Todavia, todos os critérios refletem um senso comum: **deve haver um aumento da amplitude da onda R nas derivações sobrejacentes ao ventrículo esquerdo e um aumento da amplitude da onda S nas derivações sobrejacentes ao ventrículo direito**. Os diferentes critérios variam na sua sensibilidade e especificidade. Aqueles listados aqui não são os únicos, mas irão servir bem.

Olhando as derivações precordiais

De modo geral, as derivações precordiais são mais sensíveis do que as derivações dos membros para o diagnóstico de hipertrofia ventricular esquerda. Os critérios mais úteis nas derivações precordiais são:

1. A amplitude da onda R na derivação V5 ou V6 *mais* a amplitude da onda S em V1 ou V2 excede 35 mm.
2. A amplitude da onda R em V5 excede 26 mm.
3. A amplitude da onda R em V6 excede 20 mm.

Quanto mais critérios forem positivos, maior será a probabilidade de o paciente ter hipertrofia ventricular esquerda.

É importante, portanto, memorizar todos esses critérios, mas se você quiser ser seletivo, escolha o primeiro, porque ele provavelmente tem o melhor valor preditivo.

> **Nota:** esses critérios têm pouco valor em indivíduos com idade inferior a 35 anos, que frequentemente têm aumento da voltagem, devido, em muitos casos, a uma parede torácica relativamente fina. Eles são particularmente não confiáveis em crianças.

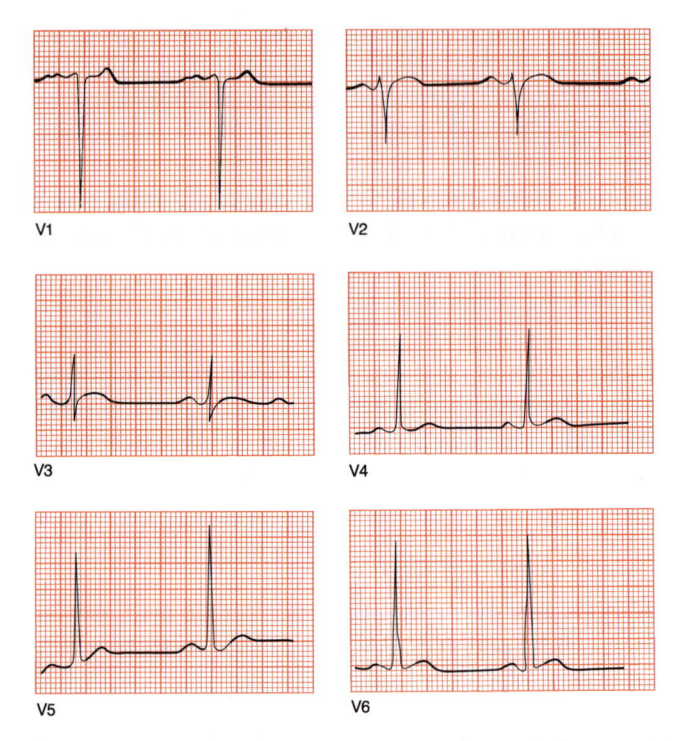

Hipertrofia ventricular esquerda nas derivações precordiais. Dois dos três critérios são atendidos: a amplitude da onda R em V5 mais a amplitude da onda S em V1 excede 35 mm, e a amplitude da onda R em V6 excede 20 mm. O único critério que não é atendido é o da onda R em V5 exceder 26 mm.

Olhando as derivações dos membros

Os critérios mais úteis nas derivações dos membros são os seguintes:

1. A amplitude da onda R em aVL excede 11 mm.
2. A amplitude da onda R em aVF excede 20 mm.
3. A amplitude da onda R na derivação I excede 13 mm.
4. A amplitude da onda R na derivação I *mais* a amplitude da onda S na derivação III excede 25 mm.

De novo, se você pretende alcançar um nirvana eletrocardiográfico, aprenda todos eles. Se você precisa escolher um, escolha o primeiro: ele é o mais específico para hipertrofia ventricular esquerda. Em outras palavras, se esse critério estiver presente, há uma boa chance de o paciente ter hipertrofia ventricular esquerda, mas confiar apenas nesse critério pode lhe levar, às vezes, a um erro diagnóstico (i.e., ele não é muito sensível).

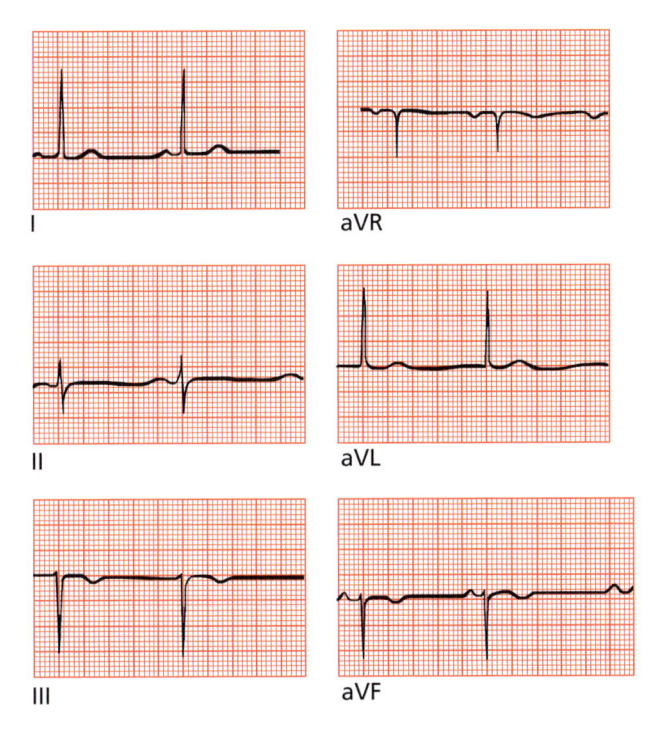

Hipertrofia ventricular esquerda nas derivações dos membros. Os critérios 1, 3 e 4 são atendidos; apenas o critério 2, a respeito da amplitude da onda R na derivação aVF, não é atendido.

Há um outro critério que é considerado por alguns especialistas como o mais acurado de todos, o qual combina uma derivação dos membros e uma derivação precordial: a amplitude da onda R em aVL *mais* a amplitude da onda S em V3 excede 20 mm em mulheres e 28 mm em homens.

Você pode ter observado que, em nossa discussão sobre hipertrofia ventricular, ao contrário do aumento atrial, não foi feito comentário algum sobre a *duração* do complexo QRS. Tanto a hipertrofia do ventrículo direito quanto a do esquerdo podem prolongar o complexo QRS, mas raramente além de 0,1 segundo. Um complexo QRS discretamente alargado pode, no máximo, apoiar o seu diagnóstico de hipertrofia ventricular esquerda quando outros critérios estão presentes.

As principais causas de hipertrofia ventricular esquerda são a hipertensão sistêmica e a doença valvar.

Quando ambos os ventrículos estão hipertrofiados

O que acontece quando *ambos* os ventrículos, direito e esquerdo, estão hipertrofiados? Como era de esperar, pode haver uma combinação de características (p. ex., os critérios de hipertrofia ventricular esquerda nas derivações precordiais com desvio do eixo para a direita nas derivações dos membros), mas, na maioria dos casos, os efeitos do ventrículo esquerdo, geralmente dominante, obscurecem aqueles do ventrículo direito.

Agora, teste seus conhecimentos: há hipertrofia ventricular no traçado a seguir? A paciente é uma mulher de 50 anos

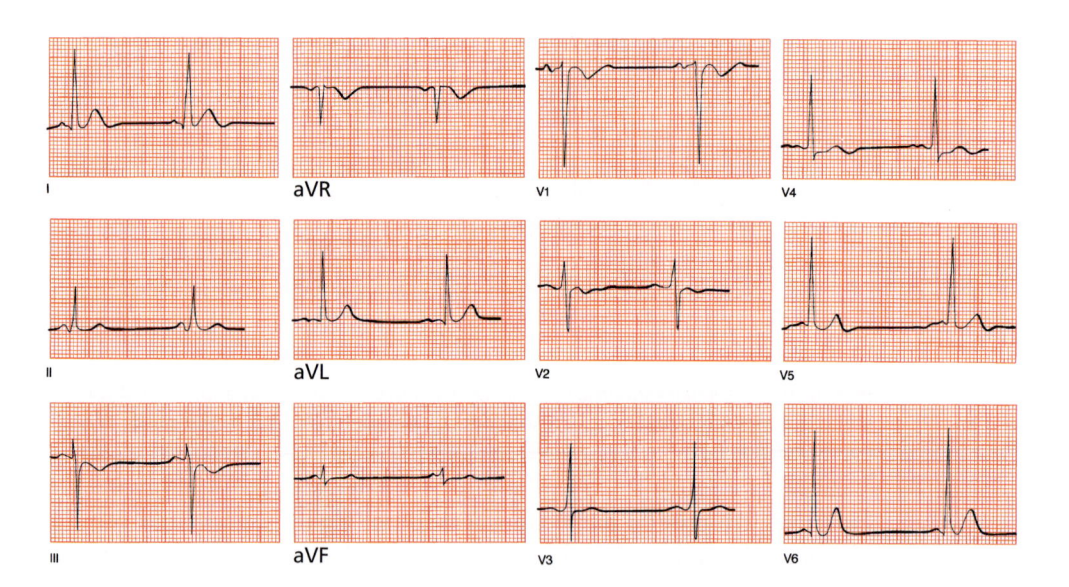

Sim. Essa paciente tem estenose aórtica e tem hipertrofia ventricular esquerda no ECG. Ela atende aos critérios das derivações precordiais e dos membros.

Anormalidades secundárias da repolarização na hipertrofia ventricular

Ainda não esgotamos o assunto da hipertrofia. Algo mais pode acontecer na hipertrofia de um ventrículo que pode alterar dramaticamente o ECG, especificamente o segmento ST e a onda T. Como você sabe, o segmento ST mais a onda T representam o tempo entre o final da despolarização ventricular e o final da repolarização ventricular. Portanto, estas alterações são chamadas de *anormalidades secundárias da repolarização* e incluem o seguinte:

1. Depressão do segmento ST com inclinação para baixo.
2. Inversão da onda T (i.e., a onda T altera o seu eixo, de modo que ela não mais se alinha com o eixo do QRS).

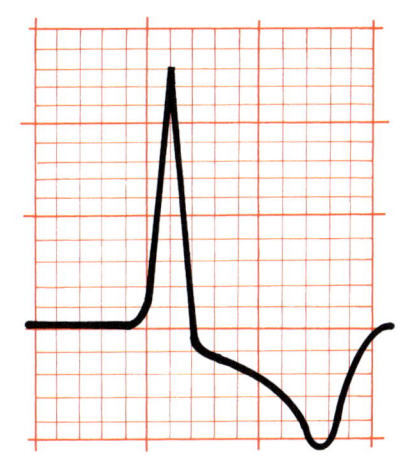

Observe como o segmento ST deprimido e a onda T invertida parecem se mesclar para formar uma onda assimétrica. A alça descendente é gradual; a alça ascendente é abrupta.

Várias teorias foram criadas para explicar a causa dessas anormalidades, variando desde o fluxo sanguíneo inadequado nos leitos capilares do subendocárdio (a camada interna do miocárdio que fica logo abaixo do revestimento endocárdico dos ventrículos) a uma sobreposição das forças de despolarização e repolarização na região de espessamento muscular. Ninguém sabe ao certo. Até recentemente, essas alterações eram chamadas de *tensão*, mas a implicação de que elas necessariamente refletiam o *esforço* de um músculo hipóxico e muito exigido se mostrou mais simplista do que verdadeira, e o termo foi, com razão, descartado.

As anormalidades da repolarização são comuns. Elas são mais evidentes naquelas derivações com ondas R altas (o que é razoável, pois essas derivações estão sobre o ventrículo hipertrofiado e refletem mais diretamente suas forças elétricas). Assim, as anormalidades da repolarização do ventrículo direito serão vistas nas derivações V1 e V2, e as do ventrículo esquerdo serão mais evidentes nas derivações I, aVL, V5 e V6. As anormalidades secundárias da repolarização do ventrículo esquerdo são muito mais comuns do que as anormalidades do ventrículo direito.

As anormalidades da repolarização geralmente acompanham a hipertrofia grave e podem até mesmo prenunciar a instalação de dilatação ventricular. Por exemplo, um paciente com estenose aórtica e sem sintomas clínicos pode mostrar um padrão estável de hipertrofia ventricular esquerda por anos. Eventualmente, contudo, o ventrículo esquerdo pode falhar, e o paciente pode desenvolver dispneia e outros sintomas de insuficiência cardíaca congestiva. O ECG pode, então, mostrar hipertrofia ventricular esquerda com anormalidades secundárias da repolarização. Essa progressão é ilustrada nos dois ECGs a seguir.

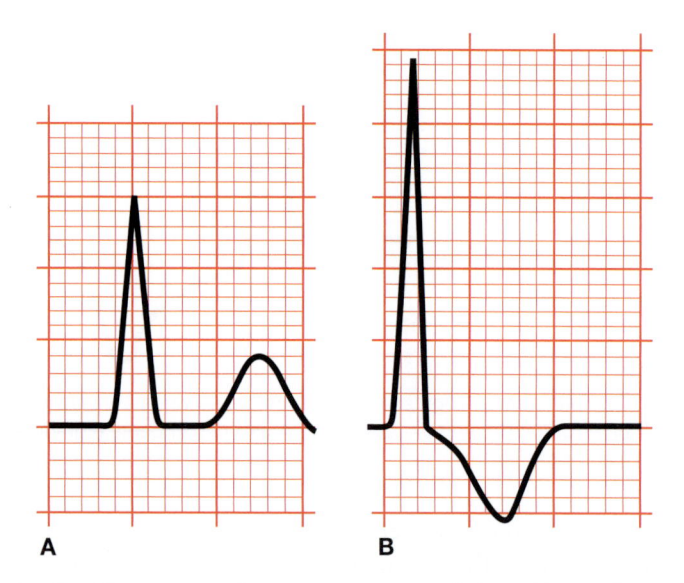

(A) Derivação aVL em um paciente com estenose aórtica e hipertrofia ventricular esquerda. Observe a onda R alta, atendendo aos critérios de hipertrofia ventricular esquerda. O segmento ST é achatado, e a onda T é positiva. (B) Um ano mais tarde, a mesma derivação mostra o desenvolvimento de anormalidades secundárias da repolarização, refletindo o início de falência ventricular esquerda. O segmento ST está deprimido, e a onda T está invertida. Observe, também, que a amplitude da onda R aumentou.

É importante reconhecer o contorno assimétrico do segmento ST e as alterações da onda T que ocorrem com anormalidades secundárias da repolarização ventricular. O descenso é gradual e é seguido de uma ascensão mais aguda. No Capítulo 6, veremos que a depressão do segmento ST e a inversão da onda T também são características de isquemia miocárdica, e uma das principais formas de diferenciar a isquemia de alterações secundárias da repolarização é por meio das suas configurações diferentes – assimétrica nas anormalidades secundárias da repolarização e simétrica na isquemia miocárdica. Todavia, assim como em todas as regras, essa também é imperfeita, e o contexto clínico em que você interpreta essas alterações no segmento ST e na onda T tem grande importância.

RESUMO

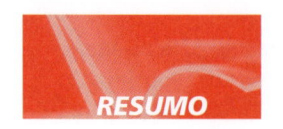

Hipertrofia ventricular

A *hipertrofia ventricular direita* é caracterizada pelo seguinte:

1. Há um desvio do eixo para a direita, com o eixo do QRS excedendo +100º.
2. A onda R é maior do que a onda S em V1, ao passo que a onda S é maior do que a onda R em V6.

A *hipertrofia ventricular esquerda* é caracterizada por critérios de voltagem e, não raramente, anormalidades secundárias da repolarização. Os critérios mais úteis são:

1. A onda R em V5 ou V6 mais a onda S em V1 ou V2 excede 35 mm.
2. A onda R em aVL tem 11 mm.
3. A onda R em aVL mais a onda S em V3 excede 20 mm em mulheres e 28 mm em homens.
4. Desvio do eixo para a esquerda excedendo −15º também está presente, e o complexo QRS pode estar levemente prolongado.

As anormalidades secundárias da repolarização incluem inversão da onda T, que é assimétrica, e depressão do segmento ST, com inclinação para baixo.

> Embora o padrão do ECG de hipertrofia ventricular esquerda seja facilmente reconhecido, ele está presente em apenas cerca de 50% dos pacientes cujos ecocardiogramas demonstram um ventrículo esquerdo espesso. A sensibilidade dos critérios eletrocardiográficos para hipertrofia ventricular esquerda é, então, razoavelmente baixa. Contudo, quando o padrão eletrocardiográfico de hipertrofia ventricular esquerda aparece, há uma probabilidade de 90% de que um ventrículo esquerdo espesso seja visto no ecocardiograma. A especificidade dos critérios eletrocardiográficos de hipertrofia ventricular esquerda é, portanto, bastante elevada.

Hipertrofia e dilatação do coração | **99**

CASO 1

Mildred W., uma viúva de 53 anos (seu marido morreu de anoxia cerebral induzida por seus esforços inúteis em decorar todos os critérios eletrocardiográficos de hipertrofia ventricular esquerda), vem ao consultório para um *check-up* de rotina. Ela é uma paciente nova e não vai ao médico desde o nascimento de seu último filho, há mais de 20 anos. Ela não tem queixas específicas além de uma cefaleia ocasional. O exame físico de rotina não apresenta nada digno de nota, exceto por uma pressão arterial de 170/110 mmHg. Ela não sabia que era hipertensa. Você gostaria de saber se a hipertensão é de longa duração ou de recente começo. O ECG da paciente é apresentado a seguir. O ECG é útil?

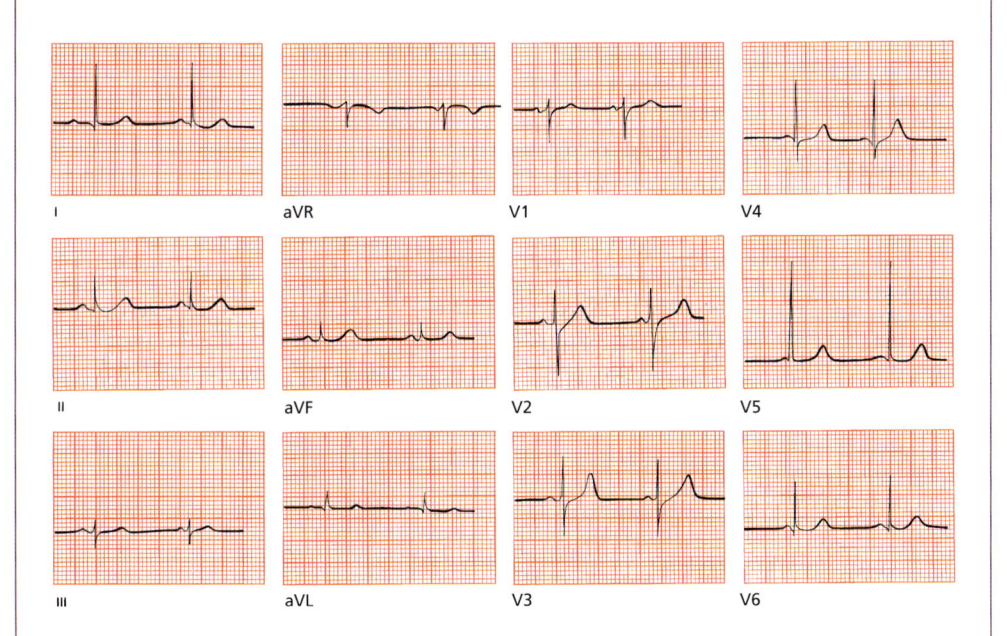

O ECG de Mildred é essencialmente normal, o que não surpreende. A maioria dos hipertensos têm ECGs normais (e eu espero que você tenha reconhecido que esse ECG é normal). Todavia, se tivesse encontrado hipertrofia ventricular esquerda, com ou sem anormalidades de repolarização, você teria pelo menos uma evidência sugerindo que a hipertensão de Mildred pode ser de longa duração. Nesse caso particular, um ecocardiograma pode ser necessário para excluir hipertrofia, mas certamente não é necessário para decidir que Mildred deve ser tratada.

CASO 2

Tom L. é um maratonista de 23 anos. Próximo ao Central Park, na marca das 20 milhas da maratona de Nova Iorque, ele subitamente fica pálido, coloca a mão no peito e cai no chão. Outro corredor, embora tentando bater seu próprio recorde, para a corrida para ajudar. Ele encontra Tom sem pulso e apneico e começa as manobras de ressuscitação cardiopulmonar. Essa intervenção imediata é salvadora. Tom responde, e, alguns minutos depois, é feito o ECG que é mostrado a seguir, enquanto ele é levado ao hospital mais próximo. Por que Tom teve uma parada cardíaca?

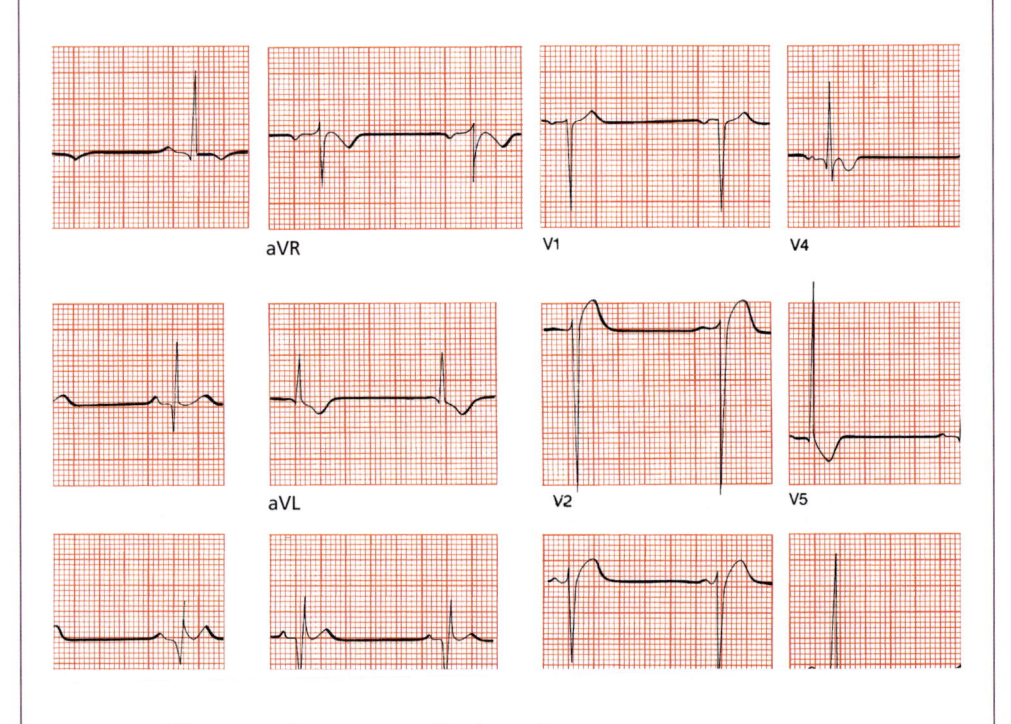

Dica: se você acertar este, já sabe muito.

Tom teve um colapso devido à doença hipertrófica do músculo cardíaco. A principal causa de morte súbita em atletas jovens é a miocardiopatia hipertrófica, da qual uma variante é a **miocardiopatia hipertrófica obstrutiva** (MCHO) (também denominada estenose subaórtica hipertrófica idiopática [ESHI]). Mais da metade dos casos são familiares, com os homens sendo um pouco mais afetados do que as mulheres. Cerca de 1 em cada 500 pessoas é afetada, e a doença é a principal causa de morte súbita cardíaca em adultos jovens nos Estados Unidos (ver Capítulo 7 para mais conteúdo sobre o uso do ECG para identificar as várias diferentes causas de morte súbita). Nesse distúrbio, a proliferação desorganizada de fibras musculares no septo interventricular pode causar hipertrofia septal significativa. A repercussão clínica resultante pode variar desde uma forma grave e potencialmente fatal até praticamente nenhuma. A morte pode resultar de: (1) obstrução da via de saída do ventrículo esquerdo pelo músculo hipertrofiado; (2) enchimento comprometido do ventrículo esquerdo hipertrofiado, rígido, durante a diástole; ou (3) uma arritmia cardíaca (ver Capítulo 3).

Anormalidades eletrocardiográficas estão presentes em até 95% dos pacientes com MCHO. As características clássicas no ECG de repouso são:

1. Hipertrofia ventricular.
2. Anormalidades de repolarização naquelas derivações com maiores ondas R.
3. Ondas Q estreitas e profundas, de etiologia incerta, mais frequentemente nas derivações inferior e lateral (é possível ver bons exemplos disso nas derivações II, III e aVF no ECG de Tom).

Embora esse caso tenha sido claramente injusto, você pode ter reconhecido algumas das características que estivemos discutindo neste capítulo, notadamente a presença de critérios de hipertrofia ventricular esquerda, sobretudo nas derivações precordiais. As anormalidades de repolarização são evidentes em todas as derivações laterais esquerdas (I, aVL, V5 e V6).

A intervenção imediata do colega corredor salvou a vida de Tom. Foi descoberto que Tom havia tido episódios similares, embora menos graves, no passado, caracterizados por tontura e dor torácica. Ele foi aconselhado a evitar exercícios competitivos e extenuantes (atividade aeróbica leve a moderada não tem problema), e foi introduzida medicação para reduzir a contratilidade cardíaca e o risco de uma arritmia grave. A colocação de um cardioversor-desfibrilador implantável (CDI) deve ser considerada em qualquer paciente com miocardiopatia hipertrófica obstrutiva que foi ressuscitado de um episódio de parada cardíaca súbita.

3 Arritmias

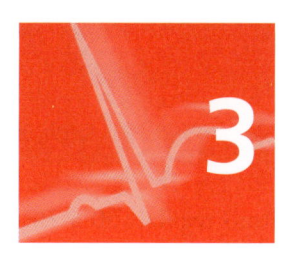

Neste capítulo, você aprenderá:

1 | O que são arritmias e por que elas são importantes.

2 | Sobre registros de ritmo e monitoração ambulatorial.

3 | Como determinar a frequência cardíaca a partir do eletrocardiograma (ECG).

4 | Os cinco tipos básicos de arritmias.

5 | Como reconhecer os quatro tipos comuns de arritmias sinusais.

6 | Como as arritmias se desenvolvem.

7 | A formular as quatro perguntas que irão fazer você reconhecer e diagnosticar as arritmias comuns que se originam no nó sinusal, nos átrios, no nó atrioventricular (AV) e nos ventrículos.

8 | Como distinguir as arritmias supraventriculares das arritmias ventriculares, clinicamente e no ECG.

9 | Como a estimulação elétrica programada e outras técnicas revolucionaram o diagnóstico e o tratamento de certas arritmias.

10 | Sobre os casos de Lola de B., George M. e Frederick van Z., com os quais você irá se surpreender com a facilidade com que dominou um assunto que assustou os poderosos.

Algumas observações iniciais

O coração em repouso normalmente bate com um ritmo regular, 60 a 100 vezes por minuto. Como cada batimento se origina da despolarização do nó sinusal, o ritmo cardíaco normal do dia a dia é chamado de *ritmo sinusal normal*. Qualquer outro movimento é denominado *arritmia* (ou, mais acuradamente, *disritmia*, mas vamos optar pelo termo mais convencional na discussão a seguir). O termo *arritmia* refere-se a qualquer distúrbio na frequência, na regularidade, no local de origem ou na condução do impulso elétrico cardíaco. Uma arritmia pode ser um único batimento aberrante (ou mesmo uma pausa prolongada entre batimentos) ou um distúrbio de ritmo sustentado que pode persistir por toda a vida do paciente.

Nem toda arritmia é anormal ou perigosa. Por exemplo, frequências cardíacas de 35 a 40 batimentos por minuto (bpm) são comuns e bastante normais em atletas bem treinados. Batimentos anormais isolados, que se originam em qualquer outra parte do coração que não o nó sinusal, frequentemente ocorrem na maioria dos indivíduos saudáveis.

Algumas arritmias, contudo, podem ser perigosas, e podem até requerer terapia imediata para prevenir morte súbita. O diagnóstico de uma arritmia é um dos resultados mais importantes que um ECG pode trazer.

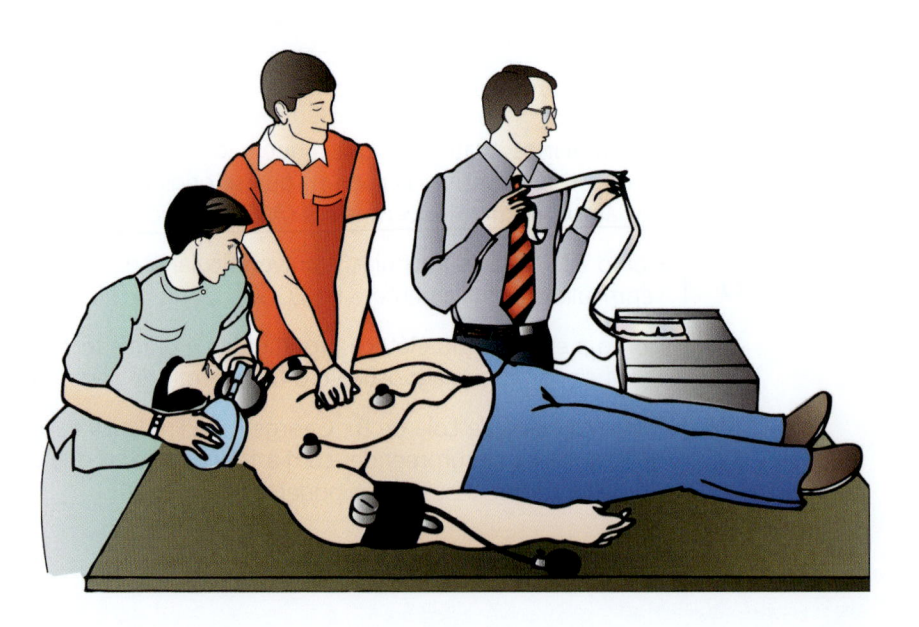

As manifestações clínicas das arritmias

Quando você deve suspeitar que alguém teve ou está tendo uma arritmia?

Muitas arritmias passam despercebidas pelo paciente e são descobertas acidentalmente em um exame físico ou ECG de rotina. Contudo, as arritmias com frequência produzem um de vários sintomas característicos.

Em primeiro lugar, estão as *palpitações*, uma conscientização dos batimentos cardíacos. Os pacientes podem descrever acelerações ou desacelerações intermitentes dos batimentos cardíacos, ou um batimento cardíaco acelerado sustentado que pode ser regular ou irregular. A sensação pode ser não mais do que um leve desconforto ou pode ser uma experiência verdadeiramente aterrorizante.

Mais sérios são os sintomas de baixo débito cardíaco, que podem ocorrer quando a arritmia compromete a capacidade cardíaca de bombear o sangue de forma efetiva. Entre eles, estão a *tontura* e a *síncope* (um desmaio súbito).

Arritmias rápidas podem aumentar as demandas de oxigênio do miocárdio e causar *angina* (dor torácica). O início súbito de uma arritmia em um paciente com doença cardíaca subjacente também pode precipitar *insuficiência cardíaca congestiva*.

Às vezes, a primeira manifestação clínica de uma arritmia é uma *parada cardíaca* ou *morte súbita*. Pacientes em meio a um infarto agudo do miocárdio estão em risco bastante aumentado de uma morte súbita por arritmia, e, por isso, são hospitalizados em unidades de cuidados intensivos (UCI), onde a frequência e o ritmo cardíaco são monitorados continuamente e pode ser realizada uma intervenção imediatamente, o que pode salvar suas vidas.

O ECG tem se tornado cada vez mais útil para identificar condições que *predispõem* a arritmias malignas e morte súbita e, assim, permitir o início de intervenções salvadoras *antes* do evento catastrófico. Essas condições podem ser herdadas ou adquiridas. Mais comum entre estas são anormalidades de repolarização que prolongam o intervalo QT, um substrato perigoso para arritmias potencialmente fatais (mais detalhes adiante neste capítulo e no Capítulo 7).

Por que as arritmias ocorrem

Com frequência, é impossível identificar a causa subjacente de uma arritmia, mas uma busca cuidadosa por fatores precipitantes tratáveis sempre deve ser feita. O mnemônico HIS BEDS deve lhe ajudar a lembrar dos fatores arritmogênicos que devem ser considerados sempre que se encontra um paciente com arritmia.

- *H – hipóxia:* um miocárdio privado de oxigênio é um miocárdio irritável. Portanto, distúrbios pulmonares, quer seja doença pulmonar crônica grave, quer seja uma embolia pulmonar aguda, são fatores precipitantes importantes de arritmias cardíacas.
- *I – isquemia e irritabilidade:* já foi mencionado que os infartos do miocárdio são uma condição comum ao desenvolvimento de arritmias. A angina, mesmo sem a morte de células miocárdicas associada ao infarto, também é um fator precipitante importante. Ocasionalmente, a miocardite, uma inflamação do músculo cardíaco geralmente causada por uma infecção viral, pode causar arritmias.
- *S – estimulação simpática (do inglês* sympathetic stimulation*):* o aumento do tônus simpático por qualquer causa (hipertireoidismo, insuficiência cardíaca congestiva, nervosismo, exercício, etc.) pode produzir arritmias.
- *B – bradicardia:* uma frequência cardíaca muito lenta parece predispor a arritmias. Também é possível incluir a síndrome bradicardia-taquicardia (ou bradi-taqui) (uma de um grupo de arritmias agrupadas como "síndrome do nó sinusal") nessa categoria.
- *E – eletrólitos (distúrbios dos):* a hipopotassemia e a hiperpotassemia são notórias por sua capacidade de induzir arritmias; desequilíbrios do cálcio e do magnésio também podem ser responsáveis.
- *D – drogas ilícitas e fármacos:* muitas substâncias podem causar arritmias. Isso acontece por inúmeros mecanismos. Ironicamente, os próprios fármacos antiarrítmicos estão entre as principais culpadas.
- *S – estiramento (do inglês* stretching*):* a dilatação e a hipertrofia dos átrios e ventrículos podem produzir arritmias. Esse é um modo pelo qual a insuficiência cardíaca congestiva, as miocardiopatias e a doença valvar podem causar arritmias.

Registro de ritmos

Para identificar uma arritmia corretamente, com frequência é necessário ver um registro de ritmo por um período mais longo do que alguns complexos presentes no ECG padrão de 12 derivações. Quando há suspeita de uma arritmia, quer clínica ou eletrocardiograficamente, é uma prática comum fazer um *registro de ritmo*, um longo traçado de uma única derivação ou de múltiplas derivações. Qualquer derivação pode ser escolhida, mas obviamente faz sentido escolher a derivação que lhe fornece a maior quantidade de informações. Uma ou mais derivações são pré-programadas para registrar automaticamente quando é acionado o botão de ritmo nos aparelhos modernos. O registro de ritmo torna muito mais fácil identificar qualquer irregularidade ou surtos intermitentes de atividade elétrica incomum.

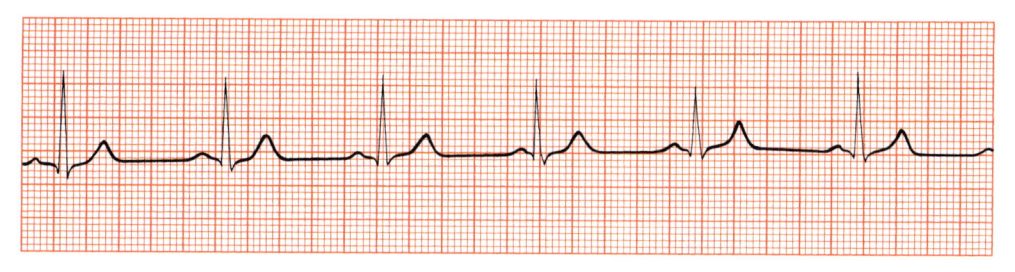

Um pequeno exemplo de um registro de ritmo típico. Ele pode correr pelo tempo que você quiser, dentro da sua necessidade para decifrar o ritmo. Esse registro em particular representa um registro contínuo da derivação II em um paciente com ritmo sinusal normal, o ritmo normal do coração.

Monitoração ambulatorial e monitores de eventos

A última palavra em registro de ritmos é fornecida pelos *monitores ambulatoriais*. Eles são, essencialmente, um pequeno gravador de ECG implantável ou usável, com uma memória. O monitor ambulatorial original, o monitor Holter, é uma pequena caixa contendo um gravador que é preso ao cinto do paciente, com fios que vão até eletrodos conectados à parede torácica. O paciente usa o monitor por 24 a 48 horas. Mais populares hoje são almofadas adesivas, nas quais toda a tecnologia de gravação está inserida. A almofada é fixada diretamente na parede torácica por um adesivo e usada por até 2 semanas. Os pacientes realizam suas atividades diárias normais – trabalhar, tomar banho, exercitar-se, dormir – enquanto o monitor registra cada batimento cardíaco.[1]

---

[1] As almofadas adesivas são bem inócuas e não interferem em qualquer atividade escolhida pelo paciente. Todavia, o adesivo pode causar coceira.

Um registro completo do ritmo cardíaco é armazenado e, posteriormente, é analisado para a presença de qualquer atividade arrítmica.

A monitoração ambulatorial é especialmente valiosa quando a arritmia suspeitada é uma ocorrência pouco frequente e, portanto, improvável de ser capturada em um ECG de 12 derivações, que é registrado em 10 segundos. Claramente, quanto mais tempo durar a monitoração do paciente, maior será a chance de detecção da arritmia. Mais informações podem ser obtidas se o paciente for instruído a escrever as horas precisas nas quais ele apresentou sintomas. O diário do paciente pode, então, ser comparado com o registro do monitor para determinar se há uma correlação entre os sintomas do paciente e qualquer arritmia cardíaca subjacente. As almofadas geralmente têm um botão que o paciente aperta se ele sentir palpitações, marcando, assim, o momento dos sintomas no traçado de ECG, e alguns equipamentos incluem telefones celulares, que permitem que o paciente digite os seus sintomas quando eles ocorrerem.

Alguns distúrbios de ritmo ou sintomas suspeitos de arritmias ocorrem tão raramente que mesmo uma monitoração ambulatorial de 2 semanas pode não registrá-los. Para esses pacientes, um monitor de eventos pode ser a solução. Um *monitor de eventos* é iniciado pelo paciente quando este apresenta palpitações. Alguns desses monitores permanecem funcionando continuamente – nunca estão "desligados" –, de modo que são capazes de voltar e registrar o ritmo desde um curto período antes de o paciente ativá-lo até vários minutos após a ativação. O registro resultante do ECG é enviado, então, por linha telefônica para avaliação. Desse modo, múltiplos registros podem ser feitos no curso de vários meses, durante os quais o paciente alugou o aparelho. Outros monitores são ativados apenas quando os pacientes seguram o monitor no peito quando os sintomas ocorrem. Existem também monitores que se conectam a um telefone celular e são usados da mesma forma; estes podem ser adquiridos pelo paciente e são extremamente baratos.

Ainda assim, alguns distúrbios de ritmo têm duração tão curta ou são tão raros que não são capturados por qualquer mecanismo padrão do tipo ativado pelo paciente. Para essas situações, um gravador de eventos implantado cirurgicamente pode ser inserido sob a pele com uma pequena incisão (2-3 cm). Esses gravadores de eventos podem ser deixados no local com segurança por mais de um ano. Eles registram e armazenam automaticamente em sua memória as frequências cardíacas rápidas ou lentas (as frequências que acionam o registrador são programáveis). O paciente também pode ativar o gravador sempre que ocorrerem sintomas. Os dados gravados podem ser facilmente transferidos, em geral a cada poucos meses, por comunicação telemétrica. Esses monitores de eventos implantáveis também são usados com frequência em pacientes assintomáticos, mas nos quais há suspeita de arritmia (p. ex., em um paciente que sofreu o que parece ser um acidente vascular cerebral embólico e em quem a fibrilação atrial subclínica, uma fonte potencial de embolia, deve ser descartada [ver página 139]).

Por fim, devemos mencionar o uso crescente de dispositivos usáveis voltados para o consumidor, como *smartwatches*, que podem ser usados para monitorar a frequência e o ritmo cardíaco. Esses aparelhos podem ser úteis, mas há sempre o risco de má interpretação dos resultados. Em particular, os falsos-positivos – apesar dos algoritmos cada vez mais sofisticados, esses dispositivos podem levar a um diagnóstico incorreto de fibrilação atrial quando não há arritmia – podem causar ansiedade e avaliações desnecessárias. Mais sutil, talvez, seja a questão do excesso de diagnóstico – por exemplo, encontrar períodos curtos de uma arritmia supraventricular que podem nunca ser clinicamente significativos, mas levarão o paciente e o profissional de saúde a se perguntarem se alguma intervenção terapêutica é apropriada quando nenhuma é necessária.

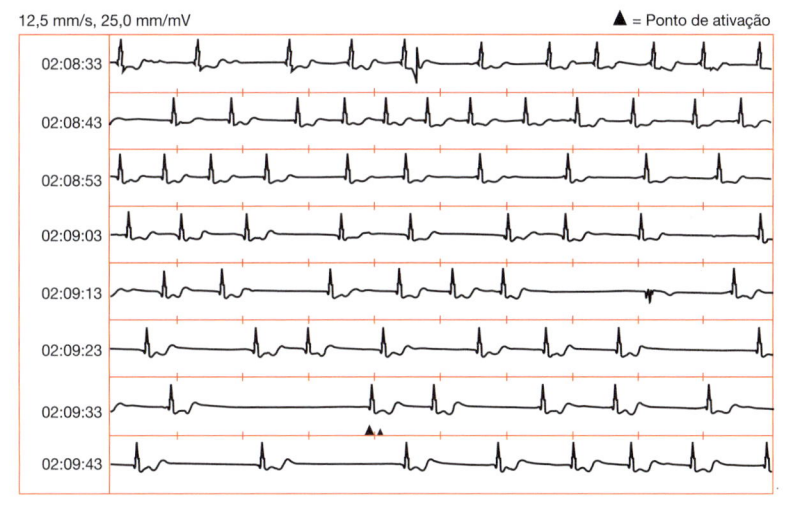

Um monitor de eventos implantado cirurgicamente registrando em um paciente com síncope. As *pequenas marcas verticais* assinalam intervalos de 1 segundo. A pausa de 3 segundos próximo da base do registro ativa o monitor, que, então, armazena o traçado de ECG de vários minutos antes até vários minutos após o ponto de ativação. O registro armazenado é descarregado e impresso posteriormente. Neste paciente, a longa pausa foi associada a um episódio de quase síncope.

Como determinar a frequência cardíaca a partir do ECG

A frequência cardíaca é calculada facilmente a partir do ECG.

O eixo horizontal de um ECG representa o tempo. A distância entre cada linha clara (um quadrado pequeno, ou 1 mm) é igual a 0,04 segundo, e a distância entre cada linha escura (um quadrado grande, ou 5 mm) é igual a 0,2 segundo. Cinco quadrados grandes, portanto, constituem 1 segundo. Um ciclo que se repete a cada cinco quadrados grandes representa um batimento por segundo, ou uma frequência cardíaca de 60 bpm.

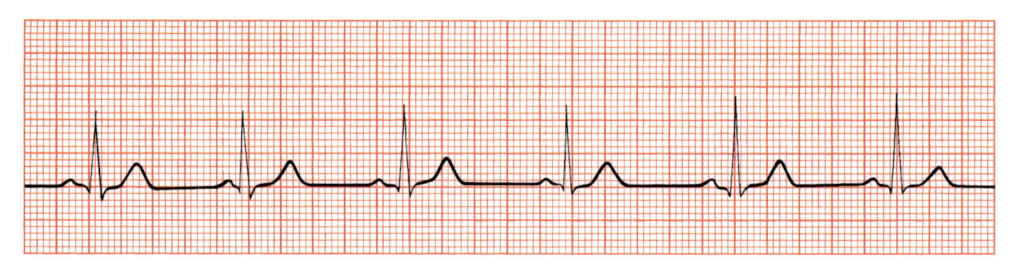

Cada complexo QRS é separado por cinco quadrados grandes (1 segundo). Um ritmo que ocorre uma vez a cada segundo ocorre 60 vezes por minuto.

Obviamente, nem todo coração bate exatamente 60 bpm. Felizmente, qualquer que seja a frequência cardíaca, é fácil fazer o cálculo.

Um simples método de três passos para calcular a frequência cardíaca

1. Encontre uma onda R que caia sobre, ou quase sobre, uma das linhas escuras.
2. Conte o número de quadrados grandes até a próxima onda R.
3. Determine a frequência em bpm da seguinte maneira:
   a. Se houver um quadrado grande entre ondas R sucessivas, então cada onda R é separada por 0,2 segundo. Assim, no curso de 1 segundo, haverá 5 ciclos de atividade cardíaca (1 segundo ÷ por 0,2 segundo), e, em 1 minuto, 300 ciclos (5 × 60 segundos). A frequência cardíaca é, portanto, de 300 bpm.

b. Se houver 2 quadrados grandes entre ondas R sucessivas, então cada onda R é separada por 0,4 segundo. Assim, no curso de 1 segundo, haverá 2,5 ciclos de atividade cardíaca (1 segundo ÷ por 0,4 segundo), e, em 1 minuto, 150 ciclos (2,5 × 60 segundos). A frequência cardíaca é, portanto, de 150 bpm.

Por inferência lógica:
- Três quadrados grandes = 100 bpm.
- Quatro quadrados grandes = 75 bpm.
- Cinco quadrados grandes = 60 bpm.
- Seis quadrados grandes = 50 bpm.

Observe que você pode obter as mesmas respostas dividindo 300 pelo número de quadrados grandes entre as ondas R (p. ex., 300/4 = 75). Uma acurácia ainda maior pode ser obtida contando o número total de quadrados *pequenos* entre as ondas R e dividindo 1.500 por esse total.

Qual é a frequência cardíaca nos seguintes registros?

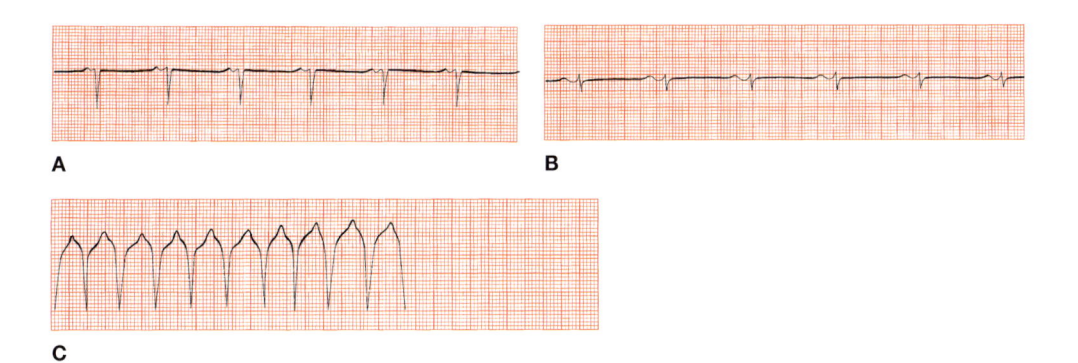

A

B

C

(*A*) Cerca de 75 bpm. (*B*) Cerca de 60 bpm. (*C*) Cerca de 150 bpm.

Se a segunda onda R cair *entre* as linhas escuras, ou seja, se as ondas R de cada ciclo não caem convenientemente com um número preciso inteiro de caixas grandes entre uma e outra, você pode estimar que a frequência está entre os dois extremos em qualquer lado.

Qual é a frequência no seguinte registro?

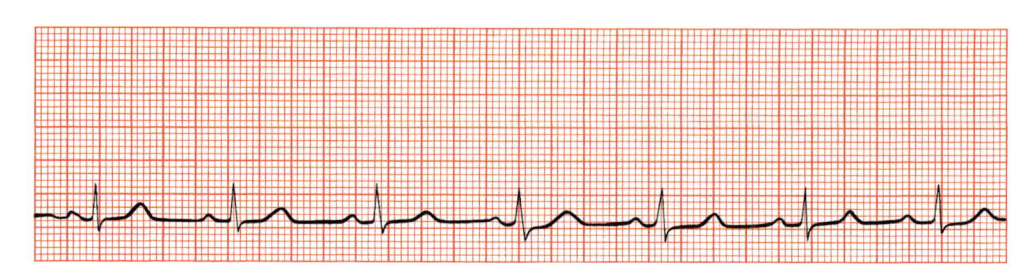

As ondas R estão a um pouco mais do que quatro quadrados uma da outra – digamos, 4 ¼. A frequência deve, portanto, estar entre 60 e 75 bpm. Se você disser 70, chegará perto. De modo alternativo, ao dividir 300 por 4 ¼, você obtém 70,6 bpm.

Se a frequência cardíaca for muito lenta, você ainda pode usar esse sistema; apenas divida 300 pelo número de quadrados grandes entre os complexos para obter a sua resposta. Contudo, há outro método que alguns preferem. Cada registro de ECG corre por 10 segundos. Simplesmente, conte o número de ciclos (i.e., de intervalos R-R) no ECG (é melhor usar o registro longo sem interrupção que fica embaixo) e multiplique por 6 (10 segundos × 6 = 60 segundos) para obter a frequência cardíaca por minuto. Tente de ambas as maneiras no exemplo a seguir:

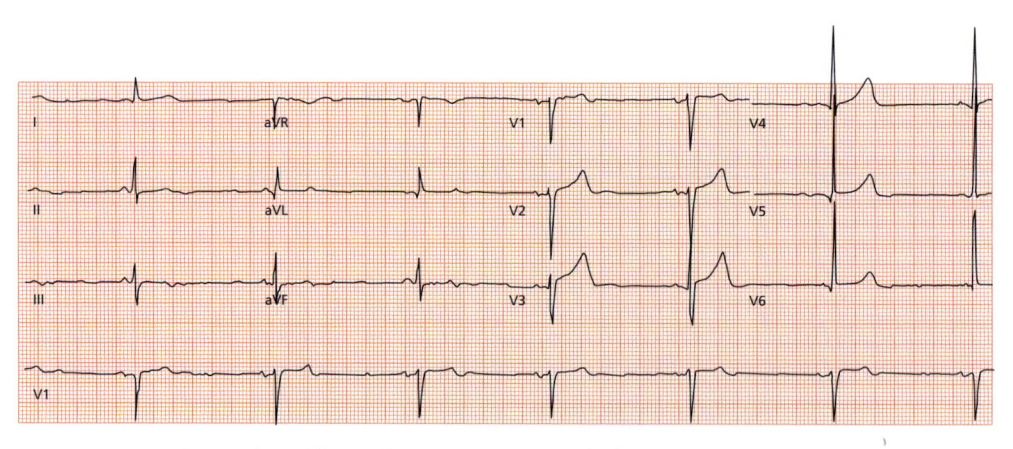

Há cerca de 7 ciclos cardíacos neste ECG. Multiplique por 6 e você obtém 42 bpm.

Os cinco tipos básicos de arritmia

De todos os temas da eletrocardiografia, nenhum garante mais ansiedade (e palpitações) do que o estudo das arritmias. Não há motivo para isso. Primeiro, quando você aprende a reconhecer os padrões básicos, nada é mais fácil do que reconhecer uma arritmia clássica. Segundo, as arritmias difíceis assim o são para todo mundo, inclusive para os eletrocardiografistas mais experientes. Às vezes, pode até mesmo ser quase impossível identificar qual é o ritmo. Nada agrada mais ao coração do que ver dois renomados cardiologistas se debatendo com um distúrbio de ritmo desconcertante.

O coração é capaz de cinco tipos básicos de distúrbio de ritmo:

1. A atividade elétrica segue as vias de condução normais que já foram delineadas, começando com a despolarização do nó sinusal, mas é muito rápida, muito lenta ou irregular. Estas são as *arritmias de origem sinusal*.

2. A atividade elétrica se origina de um foco que não o nó sinusal. Estes são chamados de *ritmos ectópicos*.

3. A atividade elétrica é aprisionada dentro de um circuito elétrico, cuja forma e limites são determinados por várias características miocárdicas elétricas e anatômicas. Estas são chamadas de *arritmias reentrantes*. Elas podem ocorrer em qualquer parte do coração.

4. A atividade elétrica se origina no nó sinusal e segue a via normal, mas encontra bloqueios e retardos inesperados. Estes *bloqueios de condução* serão discutidos no Capítulo 4.

5. A atividade elétrica segue vias de condução acessórias anômalas, que contornam as vias normais, fornecendo um atalho elétrico ou um curto-circuito. Estas arritmias são chamadas de *síndromes de pré-excitação* e serão discutidas no Capítulo 5.

Arritmias de origem sinusal

Taquicardia sinusal e bradicardia sinusal

O ritmo sinusal normal é o ritmo normal do coração. A despolarização se origina espontaneamente dentro do nó sinusal. A frequência é regular e entre 60 e 100 bpm. Se o ritmo acelera para além de 100 bpm, ele é denominado *taquicardia sinusal*; se ele fica abaixo de 60 bpm, é denominado *bradicardia sinusal*.

A taquicardia e a bradicardia sinusal podem ser normais ou patológicas. O exercício extenuante, por exemplo, acelerará o coração bem acima de 100 bpm, ao passo que frequências cardíacas de repouso abaixo de 60 bpm são típicas em atletas bem condicionados ou durante o sono. Por outro lado, alterações na frequência na qual o nó sinusal dispara podem acompanhar doença cardíaca significativa. A taquicardia sinusal pode ocorrer em pacientes com insuficiência cardíaca congestiva ou doença pulmonar grave, ou pode ser o único sinal de hipertireoidismo em idosos. A bradicardia sinusal pode ser causada por opioides e muitas outras medicações, e é o distúrbio de ritmo mais comum visto nos estágios iniciais do infarto agudo do miocárdio; em indivíduos saudáveis em outros aspectos, ela pode ser o resultado de um aumento do tônus vagal e pode causar desmaios.

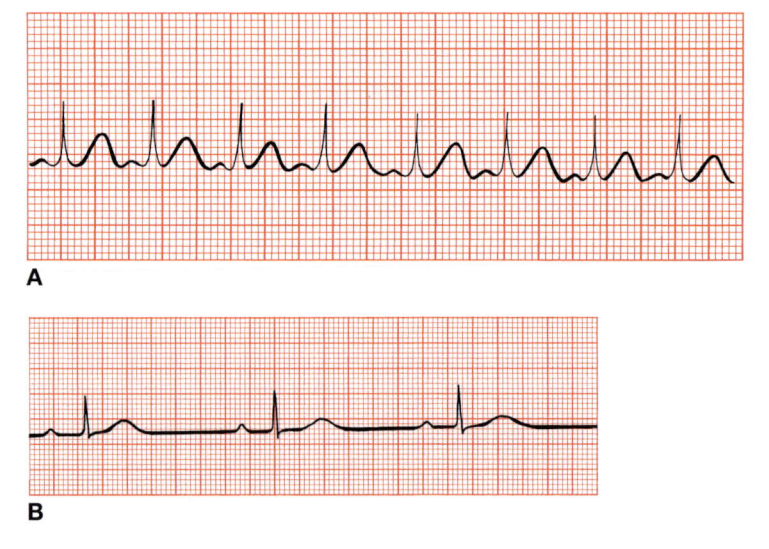

(A) Taquicardia sinusal. Cada batimento é separado por dois quadrados e meio grandes para uma frequência de 120 bpm. (B) Bradicardia sinusal. Mais de sete quadrados grandes separam cada batimento, e a frequência é de 40 a 45 bpm.

O diagnóstico diferencial de *bradicardia* é longo, mas certamente vale a pena conhecê-lo. As principais causas incluem:
- Tônus vagal aumentado, por exemplo, como visto em atletas.
- Medicações – betabloqueadores, bloqueadores dos canais de cálcio, e uma longa lista de outras.
- Opioides.
- Isquemia miocárdica.
- Hipotireoidismo.
- Hiperpotassemia.
- Hipotermia.
- Acidente vascular encefálico e outras catástrofes do sistema nervoso central (SNC).
- Apneia obstrutiva do sono (durante os períodos apneicos).
- Disfunção do nó sinusal (ver parada sinusal na página 117).
- Muitas – demais para serem listadas aqui – causas infecciosas.

Arritmia sinusal

Com frequência, o ECG revelará um ritmo que parece, em todos os aspectos, ser um ritmo sinusal normal, exceto por ser discretamente irregular. Isso é chamado de *arritmia sinusal*. Trata-se de um fenômeno *normal*, que reflete a variação na frequência cardíaca com a inspiração e a expiração. O efeito pode ser tão pequeno que é praticamente indetectável ou (raramente) grande o suficiente para simular causas mais graves de batimentos cardíacos irregulares. A inspiração acelera a frequência cardíaca, ao passo que a expiração a reduz. A arritmia sinusal é o princípio que serve de base para a ioga e algumas práticas de meditação, nas quais você expira lentamente para reduzir a frequência cardíaca.

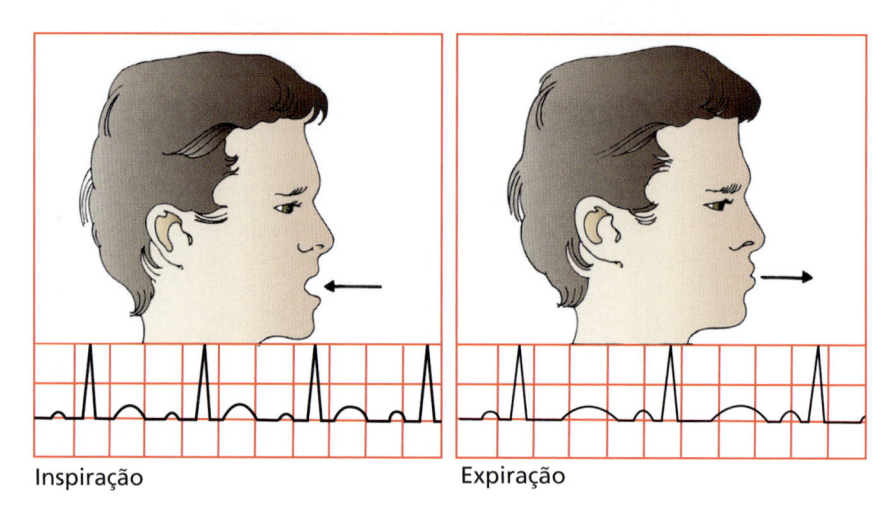

Inspiração   Expiração

Arritmia sinusal. A frequência cardíaca aumenta com a inspiração e diminui com a expiração.

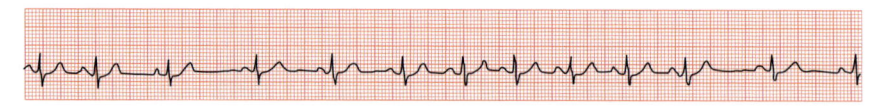

Um belo exemplo de arritmia sinusal. A variação no ritmo – rápido-lento-rápido-lento – corresponde à inspiração-expiração-inspiração-expiração.

> **Lembre-se:** a arritmia sinusal é normal. A perda da arritmia sinusal pode ser causada por diminuição da retroalimentação autonômica do nó sinusal. Ela é vista com frequência em pacientes com diabetes melito, que, ao longo do tempo, causa uma neuropatia autonômica. A arritmia sinusal também pode estar diminuída com o envelhecimento, com a obesidade e em pacientes com hipertensão de longa duração.

Parada sinusal, assistolia e batimentos de escape

A *parada sinusal* ocorre quando o nó sinusal para de estimular o coração. Se nada mais acontecer, o ECG mostrará uma linha isoelétrica sem qualquer atividade elétrica, e o paciente morre. A inatividade elétrica prolongada é chamada de *assistolia*.

Felizmente, quase todas as células miocárdicas têm a capacidade de se comportar como marca-passo cardíaco. Normalmente, o marca-passo mais rápido comanda o coração, e, em circunstâncias normais, o marca-passo mais rápido é o nó sinusal. O nó sinusal *suprime* a atividade inata de marca-passo das outras células por fornecer a sua onda de despolarização para o miocárdio antes que seus potenciais competidores possam completar a sua despolarização mais tranquila e espontânea. Na parada sinusal, contudo, esses outros marca-passos podem entrar em ação como uma missão de resgate. Esses batimentos de resgate, que se originam fora do nó sinusal, são chamados de *batimentos de escape*.

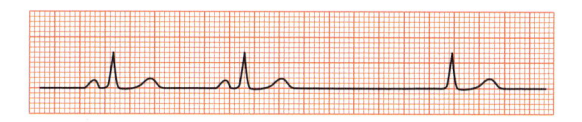

A parada sinusal ocorre após o segundo batimento – observe a longa pausa. O terceiro batimento, que restaura a atividade elétrica do coração, não tem onda P. Esse batimento é denominado batimento de escape juncional, que será explicado na próxima seção.

Marca-passos não sinusais

Assim como o nó sinusal, que normalmente dispara entre 60 e 100 vezes por minuto, as outras células de marca-passo potenciais têm o seu próprio ritmo intrínseco. Quando solicitadas a entrar em ação (e, às vezes, quando não), os *marca-passos atriais* geralmente disparam a uma frequência de 60 a 75 bpm. As células de marca-passo localizadas próximo ao nó AV, chamadas de *marca-passos juncionais*, regularmente disparam a uma frequência de 40 a 60 bpm. As células de *marca-passos ventriculares* geralmente disparam a uma frequência de 30 a 45 bpm.

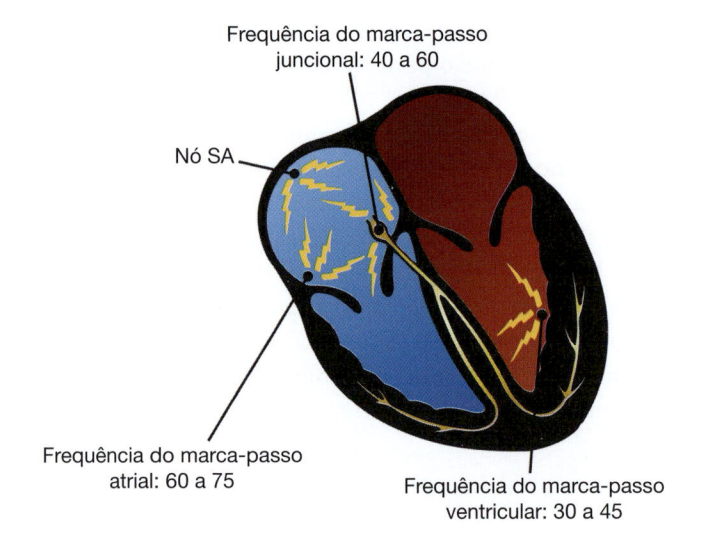

Cada um desses marca-passos não sinusais pode resgatar um nó sinusal inadequado fornecendo apenas um ou uma série contínua de batimentos de escape. De todos os mecanismos de escape disponíveis, o *escape juncional* é, de longe, o mais comum.

No escape juncional, a despolarização origina-se próximo ao nó AV, e o padrão normal de despolarização atrial não ocorre. Como resultado, não é vista uma onda P normal. Mais frequentemente, não há onda P. Contudo, às vezes pode ser vista uma onda *P retrógrada,* que representa a despolarização atrial se movendo *para trás*, a partir do nó AV, para dentro dos átrios. O eixo elétrico médio dessa *onda P retrógrada* é 180º invertido da onda P normal. Assim, enquanto a onda P normal é para cima na derivação II e invertida em aVR, a onda P retrógrada é invertida em derivação II e para cima em aVR.

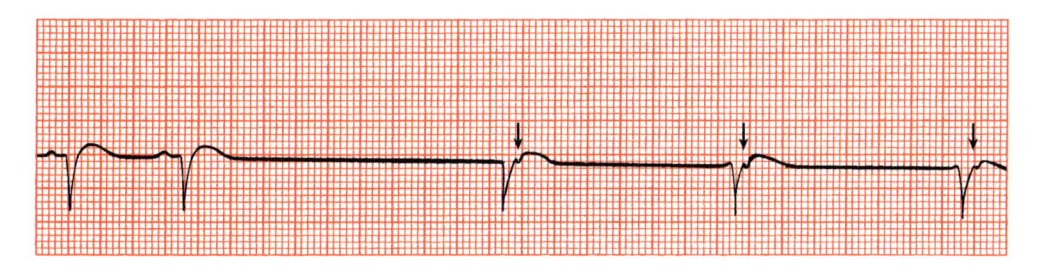

Escape juncional. Os dois primeiros batimentos são sinusais normais, com uma onda P normal precedendo cada complexo QRS. Há uma longa pausa, seguida de uma série de três batimentos de escape juncional ocorrendo em uma frequência de 40 a 45 bpm. Ondas P retrógradas podem ser vistas embutidas na porção inicial das ondas T (você consegue ver os pequenos entalhes para baixo onde as *setas* estão apontando?). Ondas P retrógradas podem ocorrer antes, após ou durante os complexos QRS, dependendo do tempo relativo das despolarizações atrial e ventricular. Se as despolarizações atrial e ventricular ocorrerem simultaneamente, os complexos QRS muito maiores irão mascarar as ondas P retrógradas.

Parada sinusal versus bloqueio de saída sinusal

Como a despolarização do nó sinusal *não* é registrada no ECG, é impossível determinar se a pausa sinusal prolongada é devida à parada sinusal ou à falha na transmissão da despolarização sinusal para fora do nó e para os átrios, uma situação chamada de *bloqueio de saída sinusal*. Você pode ouvir esses diferentes termos alternados de tempos em tempos, mas, para todos os propósitos, parada sinusal e bloqueio de saída sinusal significam a mesma coisa: há uma falha no mecanismo sinusal em fornecer a sua corrente para os tecidos adjacentes.

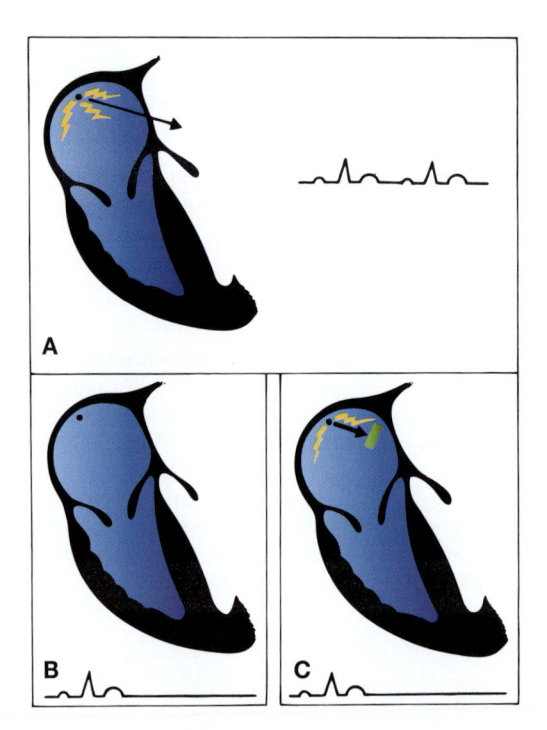

(A) Ritmo sinusal normal. O nó sinusal dispara repetidamente, e as ondas de despolarização espalham-se pelos átrios. (B) Parada sinusal. O nó sinusal está silencioso. Não há geração de corrente, e o ECG não mostra atividade elétrica. (C) Bloqueio de saída sinusal. O nó sinusal continua a disparar, mas a onda de despolarização falha na saída do nó sinusal para o miocárdio atrial. Novamente, o ECG não mostra atividade elétrica; não há voltagem suficiente para gerar uma onda P detectável.

> O bloqueio de saída sinusal pode ser causado por muitas das medicações e dos mecanismos que causam bradicardia. Outras causas incluem processos infiltrativos (p. ex., amiloidose) e inflamatórios (p. ex., febre reumática), bem como fibrose (que pode ocorrer com o envelhecimento).

RESUMO

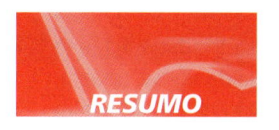

Arritmias de origem sinusal

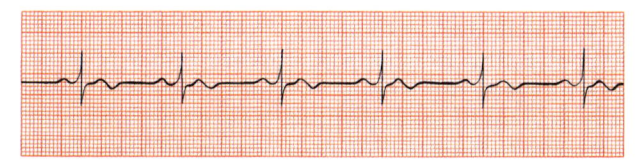

Ritmo sinusal normal

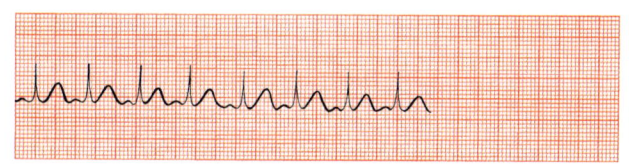

Taquicardia sinusal

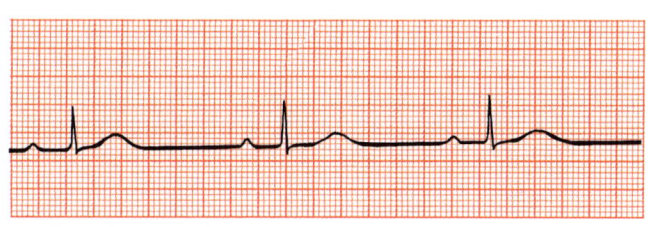

Bradicardia sinusal

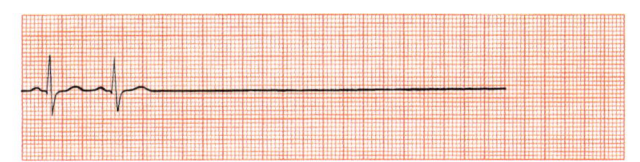

Parada sinusal ou bloqueio de saída

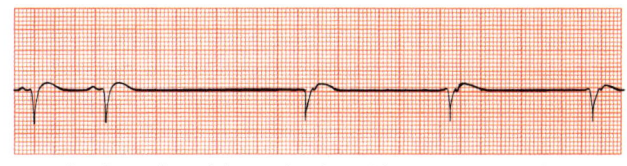

Parada sinusal ou bloqueio de saída com escape juncional

Uma observação especial para os que são apaixonados por eletricidade: há uma forma pela qual a parada sinusal transitória e o bloqueio de saída sinusal podem, às vezes, ser distinguidos no ECG. Na parada sinusal, o reinício da atividade elétrica sinusal ocorre em qualquer momento aleatoriamente (o nó sinusal simplesmente recomeça a disparar). Contudo, no bloqueio de saída sinusal típico, o nó sinusal continua a disparar silenciosamente, portanto, quando o bloqueio cessa, o nó sinusal retoma a despolarização dos átrios após uma pausa, que é um múltiplo inteiro do ciclo normal (exatamente uma onda P perdida, ou exatamente 2 ondas P perdidas, ou mais).

Ritmos ectópicos

As duas principais causas de arritmias não sinusais são os ritmos ectópicos e os ritmos reentrantes. Os *ritmos ectópicos* são ritmos anormais que se originam de regiões que não o nó sinusal. Eles podem consistir em batimentos únicos isolados ou em arritmias sustentadas. Ritmos ectópicos podem ser causados por qualquer um dos fatores precipitantes descritos anteriormente.

No nível celular, eles originam-se de uma maior automaticidade (i.e., aumento da atividade de marca-passo intrínseca) de um local que não o nó sinusal, quer seja um único foco, quer seja um foco migratório. Como já foi enfatizado, o marca-passo mais rápido geralmente comanda o coração, e, em circunstâncias normais, o marca-passo mais rápido é o nó sinusal. Em circunstâncias *anormais*, contudo, qualquer um dos outros marca-passos espalhados pelo coração pode ser acelerado, ou seja, *estimulado para despolarizar cada vez mais rápido* até que possa superar o mecanismo sinusal normal e estabelecer o seu próprio ritmo ectópico transitório ou sustentado. Entre as causas mais comuns de aumento da automaticidade, estão a intoxicação digitálica, a estimulação beta-adrenérgica por terapias inalatórias usadas para tratar asma e doença pulmonar obstrutiva crônica (DPOC), cafeína, álcool, drogas estimulantes, como a cocaína e as anfetaminas, e o estresse psicológico. Nas páginas a seguir, serão mostrados exemplos de ritmos ectópicos.

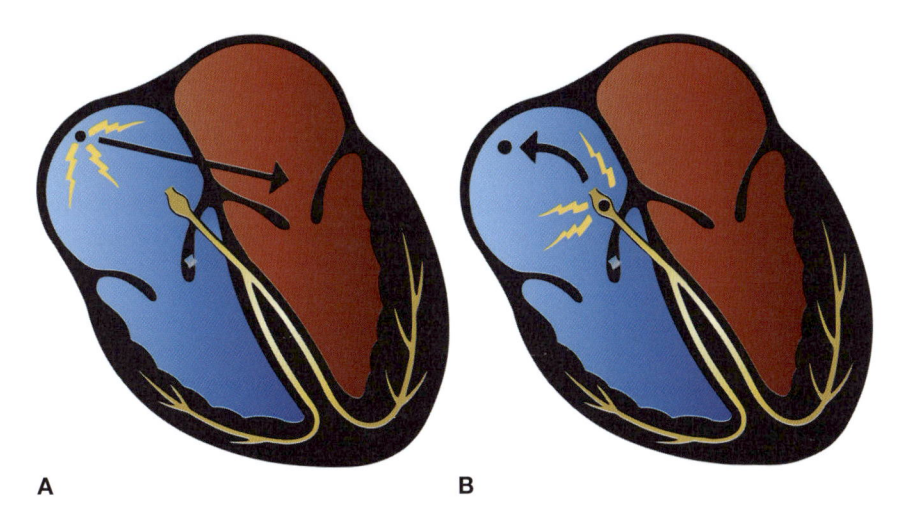

A   B

(*A*) Normalmente, o nó sinusal comanda o coração. (*B*) Se outro marca-passo potencial (p. ex., a junção AV) for acelerado, ele pode assumir o comando do coração e superar o nó sinusal.

Ritmos reentrantes

A segunda maior causa de arritmias não sinusais é denominada *reentrada*. Enquanto o aumento da automaticidade representa um distúrbio da *formação do impulso* (i.e., novos impulsos, formados em outro lugar que não o nó sinusal, comandam o coração), a reentrada representa um distúrbio da *transmissão do impulso*. Os resultados, contudo, são similares: criação de um foco de atividade elétrica anormal, denominado *alça de reentrada*. Como a reentrada é um importante desencadeador de muitas arritmias preocupantes, precisamos passar alguns momentos explicando como isso ocorre.

A alça de reentrada pode se desenvolver de várias maneiras. Vamos nos concentrar no mecanismo mais comum. Imagine uma onda de despolarização chegando em duas regiões adjacentes do miocárdio, A e B. A cada batimento sinusal normal, a corrente viaja por ambas as vias para onde quer que elas estejam indo. Assim é o funcionamento normal.

Suponha, contudo, que ocorra um batimento atrial prematuro (vamos descrever esses tipos de batimentos em breve, mas, por enquanto, tudo o que você precisa compreender é que um batimento prematuro, precoce, que se originou fora do nó sinusal, apareceu e interrompeu o fluxo ordenado de batimentos sinusais normais). Vamos assumir que a via A normalmente conduza com mais velocidade e se repolarize mais rapidamente do que a via B. Em circunstâncias normais, isso não importa, uma vez que ambas as vias têm tempo suficiente para se repolarizar entre os batimentos e podem continuar conduzindo. Mas esse novo batimento atrial chega mais cedo, ou seja, ele é prematuro, e a via B não está pronta para ele. O batimento prematuro irá, então, viajar preferencialmente pela via A. Ao fazer isso, no entanto, ele torna a via A refratária ao próximo batimento sinusal que ocorre; ela simplesmente não tem tempo de se repolarizar e voltar a conduzir. O batimento sinusal resultante é então forçado a percorrer a via mais lenta B, que finalmente se recuperou e não é mais refratária. Assim, a corrente pode circular de volta pelo caminho A, totalmente recuperada, e um *loop* de reentrada é estabelecido.

Às vezes, figuras falam mais do que as palavras, então se tudo isso lhe parece confuso, a ilustração a seguir irá lhe ajudar.

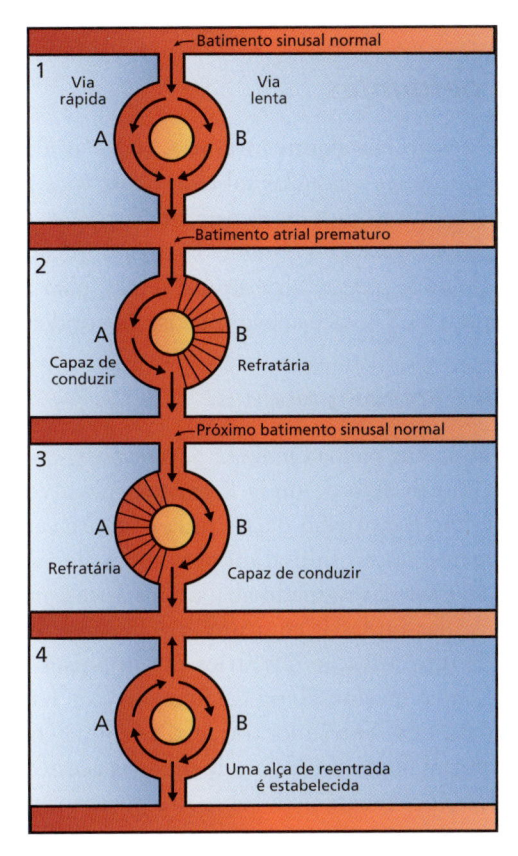

Na *Figura 1*, um batimento normal percorre as duas vias, *A* e *B*. Embora a via *A* conduza mais rapidamente e se recupere mais rápido do que a via *B*, ambas têm bastante tempo para se recuperar entre os batimentos e são capazes de conduzir livremente. A *Figura 2* mostra a chegada de um batimento atrial prematuro, que deve percorrer a via *A* mais rápida, que se recupera mais rapidamente do que a via *B* (lembre-se, normalmente a velocidade de recuperação não importa, uma vez que há muito tempo antes do próximo batimento sinusal, mas esse novo batimento atrial chega cedo, antes que a via *B* possa se repolarizar). A *Figura 3* mostra o que acontece com a chegada do próximo batimento sinusal normal. Via *A* ainda está refratária, tendo acabado de conduzir o batimento atrial prematuro, e é incapaz de conduzir o batimento sinusal, que, portanto, é forçado a percorrer a via *B*. A *Figura 4* mostra o batimento sinusal normal circulando de volta por meio da via *A*, agora recuperado, e a alça de reentrada está em execução.

Uma alça de reentrada pode variar significativamente em tamanho. Ela pode ser limitada a uma alça pequena dentro de um único local anatômico (p. ex., o nó AV), pode fazer uma alça por toda a câmara (o átrio ou o ventrículo) ou pode até mesmo envolver um átrio e um ventrículo se houver uma via acessória de condução conectando as duas câmaras (este último ponto se tornará mais óbvio no Capítulo 5).

As quatro perguntas

Como será visto em alguns instantes, todas as arritmias não sinusais clinicamente importantes – aquelas sobre as quais você provavelmente já ouviu falar – são de origem ectópica ou reentrante. Portanto, é essencial ser capaz de identificá-las, e você passará o restante deste capítulo aprendendo exatamente como fazê-lo. Isso pode parecer algo absurdo, mas, para avaliar qualquer distúrbio de ritmo em um ECG, você apenas precisa responder a quatro perguntas:

Há ondas P normais presentes?

A ênfase aqui é na palavra *normal*. Se a resposta é sim, se há ondas P de aspecto *normal* com um eixo da onda P *normal* (positivo na derivação II e negativo em aVR), então a origem da arritmia é, quase certamente, dentro dos átrios, provavelmente no nó sinusal ou próximo a ele. Se não houver ondas P, então o ritmo deve ter se originado abaixo dos átrios, no nó AV ou nos ventrículos. A presença das ondas P com um *eixo anormal* e *configuração anormal* pode refletir: (1) uma ativação dos átrios por impulsos que se originam de um foco atrial que não o nó sinusal; ou (2) uma ativação retrógrada por um local dentro do nó AV ou nos ventrículos, ou seja, por uma corrente que flui de volta para os átrios por meio do nó AV ou de uma via acessória que conecta os átrios e os ventrículos (você saberá mais sobre isso posteriormente).

Os complexos QRS são estreitos (menos de 0,12 segundo de duração) ou largos (mais de 0,12 segundo de duração)?

Um complexo QRS estreito normal implica que a despolarização ventricular está progredindo ao longo das vias normais (do nó AV para o feixe de His, para os ramos, para as células de Purkinje). Esse é o meio mais eficiente de condução, pois requer a menor quantidade de tempo, de modo que o complexo QRS resultante tem curta duração (estreito). Um complexo QRS estreito, portanto, indica que a origem do ritmo deve ser no nó AV ou acima dele. Um complexo QRS amplo geralmente implica que a despolarização é iniciada dentro do miocárdio ventricular, e não do sistema de condução, e, portanto, espalha-se muito mais lentamente. A condução *não* segue a via mais eficiente, e o complexo QRS é de longa duração (largo). (A distinção entre complexos QRS largos e estreitos, embora muito útil, não pode, infelizmente, ser completamente confiável para avaliar a origem de uma arritmia. Logo saberemos por quê.)

As questões 1 e 2 nos ajudam a fazer a importante distinção da origem de uma arritmia, que pode ser ventricular ou supraventricular (atrial ou juncional).

Qual é a relação entre as ondas P e os complexos QRS?

Se as ondas P e os complexos QRS se correlacionam da forma normal um para um, com uma única onda P precedendo cada complexo QRS, então o ritmo, quase certamente, tem uma origem sinusal ou atrial. Às vezes, contudo, os átrios e os ventrículos se despolarizam e se contraem independentemente um do outro. Isso se manifestará no ECG por uma falta de correlação entre as ondas P e os complexos QRS, uma situação chamada de *dissociação AV*.

O ritmo é regular ou irregular?

Essa é, com frequência, a característica mais imediatamente óbvia de um ritmo particular e, às vezes, a mais crítica.

Sempre que olha para um ECG, você precisa avaliar o ritmo. Estas quatro questões devem se tornar uma parte intrínseca do seu pensamento:

1. Há ondas P normais?
2. Os complexos QRS são estreitos ou largos?
3. Qual é a relação entre as ondas P e os complexos QRS?
4. O ritmo é regular ou irregular (lembre-se, porém, que a arritmia sinusal é normal)?

Para o ECG normal, as respostas são fáceis:

1. Sim, há ondas P normais.
2. Os complexos QRS são estreitos.
3. Há uma onda P para cada complexo QRS.
4. O ritmo é essencialmente regular.

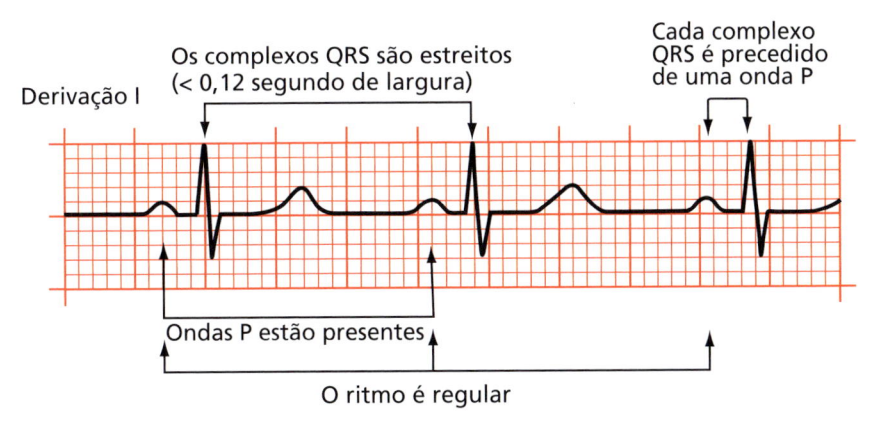

Ritmo sinusal normal e "as quatro perguntas" respondidas.

Agora, veremos o que acontece quando as respostas são diferentes.

Arritmias supraventriculares

Vamos olhar primeiro as arritmias que se originam nos átrios ou no nó AV, as **arritmias supraventriculares (supra = acima)**.

As arritmias atriais podem consistir em um único batimento ou em um distúrbio de ritmo sustentado que dura alguns segundos ou muitos anos.

Batimentos prematuros atriais e juncionais

Batimentos supraventriculares ectópicos únicos podem se originar nos átrios ou na vizinhança do nó AV. Os primeiros são chamados de *batimentos atriais prematuros* (ou contrações atriais prematuras [CAPs]); e os últimos, de *batimentos juncionais prematuros*. Esses são fenômenos comuns, que não indicam doença cardíaca subjacente nem requerem tratamento. No entanto, eles podem iniciar uma arritmia mais sustentada.

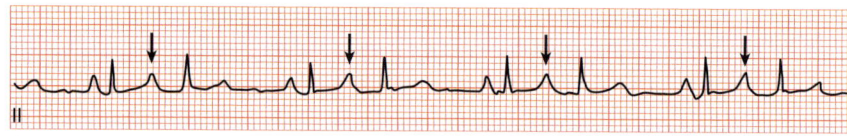

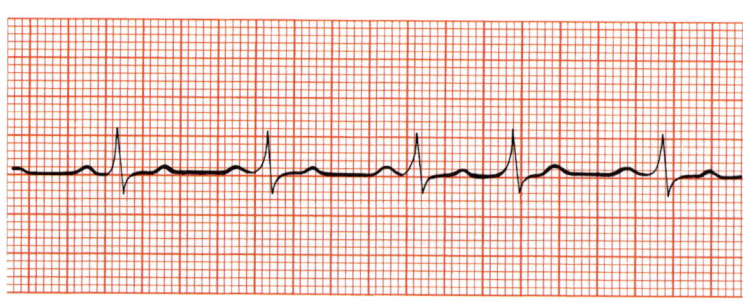

(*A*) Batimentos prematuros atriais se alternam com batimentos sinusais normais (isso é chamado de bigeminismo). Você pode observar que a configuração das CAPs é ligeiramente diferente dos batimentos sinusais normais (as *setas* apontam para os batimentos atriais prematuros). E se você é realmente perceptivo, terá notado que o intervalo entre os batimentos atriais prematuros e os complexos QRS é diferente daquele entre batimentos sinusais normais e seus complexos QRS; isso seria esperado de batimentos que se originam fora do nó sinusal, que têm uma distância diferente para cobrir antes de atingir o nó AV e os ventrículos. (*B*) O quarto batimento é um batimento prematuro juncional. Não há onda P precedendo o complexo QRS prematuro.

Um batimento atrial prematuro pode ser distinguido de um batimento sinusal normal pelo *contorno* da onda P e pelo tempo de ocorrência do batimento.

- *Contorno:* como um batimento atrial prematuro se origina em um local atrial distante do nó sinusal, a despolarização atrial não ocorre da forma normal, e a configuração da onda P resultante difere das ondas P sinusais. Se o local de origem do batimento atrial prematuro estiver distante do nó sinusal, o *eixo* do batimento atrial prematuro e – como na Figura A da página 128 – o intervalo entre a onda P e o complexo QRS também serão diferentes daqueles das ondas P normais.

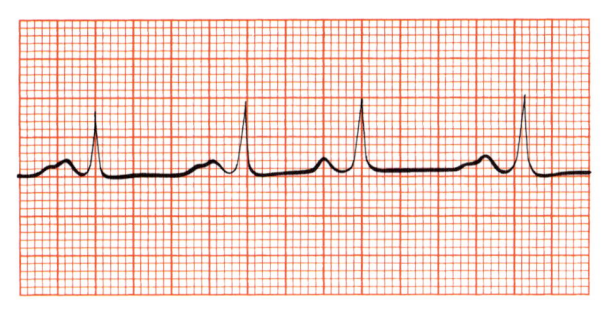

O terceiro batimento é um batimento atrial prematuro. A onda P tem uma forma diferente das outras ondas, ondas P com um formato de certo modo incomum, e o batimento é claramente prematuro.

- *Tempo:* um batimento atrial prematuro ocorre muito cedo; ou seja, ele intromete-se antes da próxima onda sinusal esperada.

Nos batimentos juncionais prematuros, geralmente não há onda P visível, mas às vezes pode ser vista uma onda P retrógrada. É assim que ocorre com os batimentos de escape juncional vistos durante a parada sinusal.

Qual é a diferença entre um batimento juncional *prematuro* e um batimento de *escape* juncional? Eles são exatamente iguais, mas o batimento juncional prematuro ocorre mais *cedo*, prematuramente, interpondo-se entre o ritmo sinusal normal. Um batimento de escape ocorre mais *tarde*, após uma longa pausa, na qual o nó sinusal falhou em disparar.

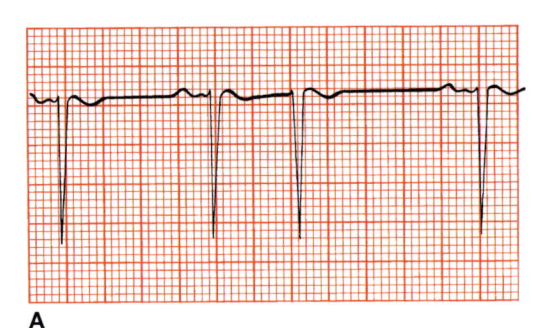

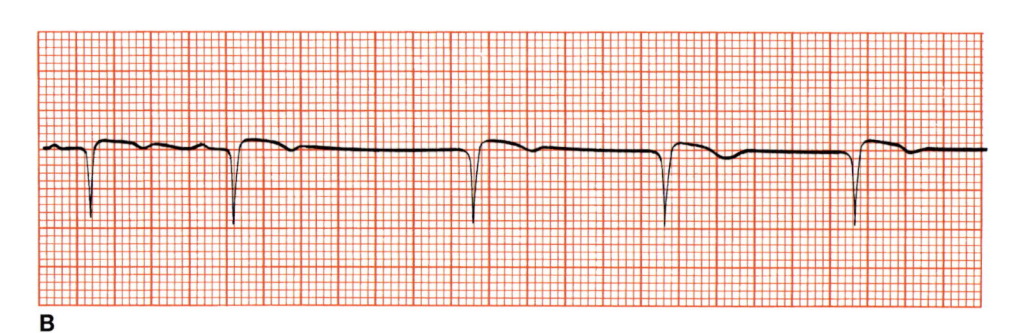

A

B

(*A*) Um batimento juncional prematuro. O terceiro batimento é obviamente prematuro, e não há onda P precedendo o complexo QRS. (*B*) O terceiro batimento é um batimento de escape juncional, estabelecendo um ritmo juncional sustentado. Ele se parece com um batimento juncional prematuro, mas ocorre mais tarde, após uma pausa prolongada, em vez de prematuramente.

É importante distinguir um batimento prematuro de um batimento de escape? Sim, certamente pode ser: um batimento prematuro não serve a nenhum propósito útil, ao passo que um batimento de escape está essencialmente resgatando o coração de uma pausa prolongada durante a qual o coração está efetivamente parado. Você não quer suprimir batimentos de escape.

Os batimentos atrial e juncional prematuros geralmente são conduzidos para os ventrículos, e o complexo QRS resultante, portanto, é estreito.

Às vezes, pode ocorrer um batimento atrial prematuro de forma tão precoce que o nó AV ainda não se recuperou (i.e., repolarizou) do batimento previamente conduzido e, portanto, será incapaz de conduzir o batimento atrial prematuro para os ventrículos. O ECG, então, pode mostrar apenas uma onda P sem o complexo QRS seguinte. Esse batimento é denominado *contração atrial prematura bloqueada*.

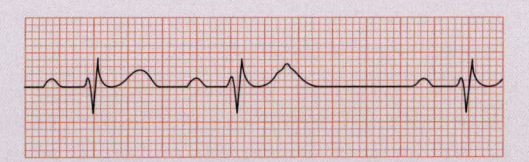

Olhe para o segundo batimento. A onda T parece deformada, claramente diferente da onda T anterior. Por quê? Há uma CAP enterrada dentro dele (olhe novamente e você poderá perceber uma pequena protuberância próximo do topo da onda T – essa é a CAP). No momento da CAP, o nó AV ainda está repolarizando e, portanto, é incapaz de conduzir a CAP para os ventrículos. Esse tipo de CAP é denominada CAP bloqueada. Há, portanto, uma pausa – nenhum complexo QRS ou onda T pode ser gerado antes que a próxima onda P normal finalmente apareça e restabeleça a condução normal.

Há vários tipos de arritmias supraventriculares *sustentadas* que você precisa aprender a reconhecer. Alguns nomes são bem confusos, mas eles são uma descrição exata do que está acontecendo:

1. Taquicardia reentrante nodal AV (TRNAV), ainda chamada por alguns cardiologistas mais antigos (e alguns não tão antigos) de taquicardia paroxística supraventricular.
2. *Flutter* atrial.
3. Fibrilação atrial.
4. Taquicardia atrial multifocal (TAM).
5. Taquicardia atrial paroxística (TAP), também denominada taquicardia atrial ectópica.
6. Taquicardia AV recíproca (vamos deixar para discutir a TRAV no Capítulo 5, uma vez que ela está associada a um tipo particular de condição cardíaca, denominada pré-excitação).

Taquicardia reentrante nodal AV

A *TRNAV* é uma arritmia muito comum. O seu início é súbito, geralmente desencadeado por um batimento supraventricular prematuro (atrial ou juncional), e seu término é igualmente abrupto. Ela pode ocorrer em corações perfeitamente normais; pode não haver nenhuma doença cardíaca subjacente. Indivíduos com TRNAV geralmente apresentam palpitações, dispneia, tontura ou síncope. Não raramente, álcool, café, estimulantes ou apenas pura excitação podem produzir esse distúrbio de ritmo.

A TRNAV é um *ritmo absolutamente regular*, com uma frequência geralmente entre 150 e 250 bpm. Ela é estimulada por um circuito reentrante dentro do nó AV. Ondas P retrógradas podem, às vezes, ser vistas nas derivações II ou III, mas a sua melhor chance seria procurar, na derivação V1, o que é chamado de um pseudo-*R'*, uma pequena mancha no complexo QRS que representa uma onda P retrógrada sobreposta (ver traçados a seguir). Mais frequentemente, contudo, as ondas P estão enterradas no complexo QRS, muito mais largo, e não podem ser identificadas com confiança. Assim como na maioria das arritmias supraventriculares, o complexo QRS é, muitas vezes, estreito.

A

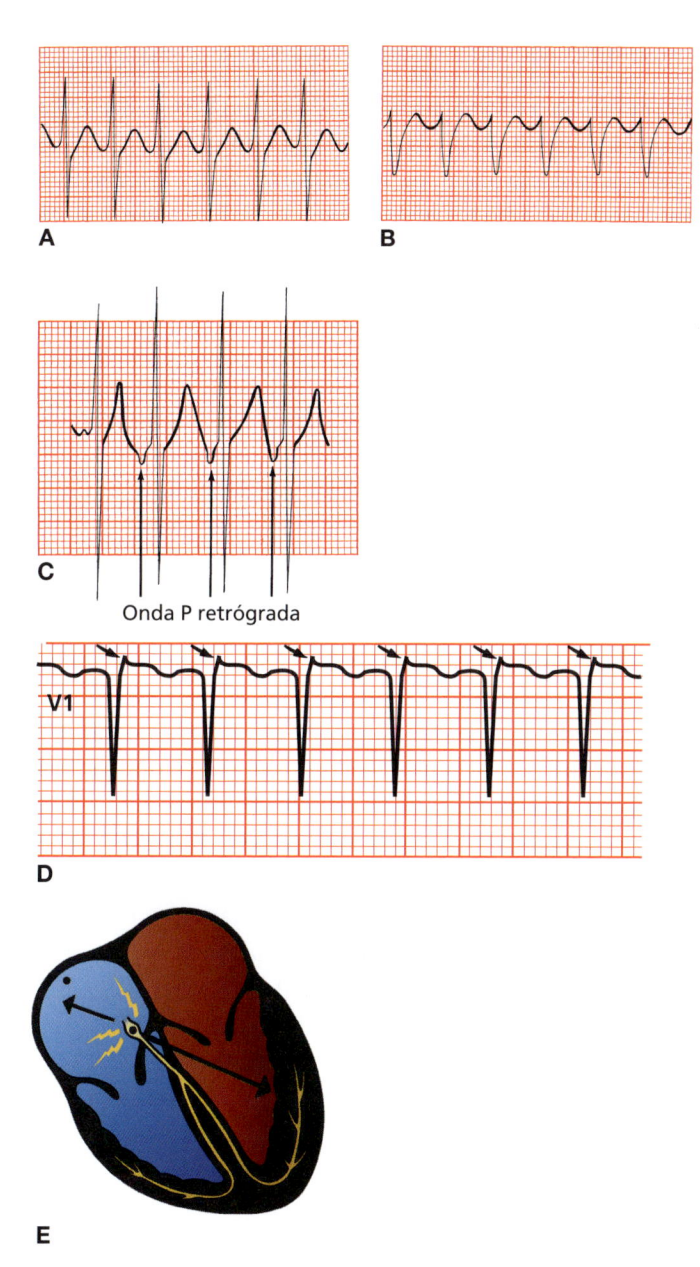

B

C
Onda P retrógrada

D V1

E

(A-C) TRNAV em quatro pacientes diferentes. (A) Ativação simultânea dos átrios e ventrículos; portanto, as ondas P retrógradas estão perdidas nos complexos QRS. (B) Taquicardia supraventricular que simula um ritmo mais grave, chamado de taquicardia ventricular (TV) (ver página 149 para uma discussão de como isso ocorre, ou melhor, não faça isso; você chegará lá em breve). Em (C), podem ser vistas ondas P retrógradas. (D) Um bom exemplo da configuração pseudo-R' na derivação V1 representando as ondas P retrógradas (setas) da TRNAV. (E) O nó AV geralmente é o local do circuito reentrante que causa a arritmia. A despolarização atrial, portanto, ocorre de forma invertida, e, se as ondas P puderem ser vistas, seus eixos estarão desviados quase 180° do normal (por isso são chamadas de ondas P retrógradas).

Massagem carotídea e outras manobras vagais

Manobras que estimulam o nervo vago podem ajudar a *diagnosticar* e a *terminar* um episódio de TRNAV. O estímulo vagal diminui a frequência na qual o nó sinusal dispara e, muito importante nessa condição, reduz a condução pelo nó AV. Como a TRNAV geralmente é causada por uma alça de reentrada dentro do nó AV, a estimulação vagal pode romper essa alça e restaurar o ritmo sinusal normal. Há muitas maneiras de aumentar o estímulo vagal, as quais você pode realizar ao lado do paciente sem qualquer equipamento sofisticado. A mais comum é a massagem carotídea, mas qualquer manobra de Valsalva terá o mesmo efeito, algumas das quais podem ser mais eficazes do que a massagem carotídea. Todas essas intervenções têm um alto índice de sucesso, então vale a pena você se sentir confortável com elas.

Vamos ver como a massagem carotídea funciona. Os barorreceptores que sentem as alterações na pressão arterial estão localizados no ângulo da mandíbula onde a artéria carótida comum se bifurca. Quando a pressão arterial se eleva, esses barorreceptores produzem respostas reflexas a partir do cérebro, pelo nervo vago, para o coração. O estímulo vagal diminui a frequência de disparo do nó sinusal e, mais importante, *diminui a condução pelo nó AV.*

Esses barorreceptores carotídeos não são particularmente espertos, e podem ser enganados a pensar que a pressão arterial está se elevando por meio de uma pressão gentil aplicada *externamente* à artéria carótida. (Qualquer ação que eleve a pressão arterial, como a manobra de Valsalva ou a posição de cócoras, irá provocar um estímulo vagal ao coração.) A massagem carotídea pode executar o seguinte:

- Interromper um circuito reentrante e, assim, terminar uma arritmia.
- Em última análise, reduzir a frequência cardíaca da arritmia, de modo que a presença ou a ausência de ondas P possa ser determinada mais facilmente e a arritmia possa ser diagnosticada.

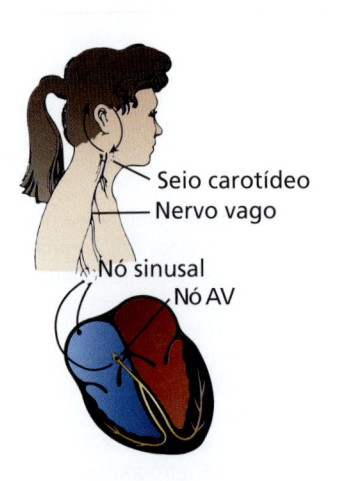

O seio carotídeo contém barorreceptores que influenciam o estímulo vagal para o coração, afetando primariamente o nó sinusal e o nó AV. A compressão dos barorreceptores carotídeos direitos excita primariamente o estímulo vagal para o nó sinusal, ao passo que a compressão dos barorreceptores carotídeos esquerdos afeta, mais provavelmente, o estímulo vagal para o nó AV.

Como fazer uma massagem carotídea

A massagem carotídea deve ser feita com muito cuidado.

1. Ausculte para verificar a presença de sopros carotídeos. Você *não* quer cortar o último fio restante de sangue para o cérebro ou deslocar uma placa aterosclerótica. Se houver evidência de doença carotídea significativa, *não* realize massagem carotídea.
2. Com o paciente deitado, estenda o pescoço e gire a cabeça um pouco em direção oposta a você.
3. Palpe a artéria carótida no ângulo da mandíbula e aplique uma pressão suave por 10 a 15 segundos. Pressione com a mesma firmeza necessária para comprimir uma bola de tênis.
4. *Nunca* comprima ambas as artérias carótidas simultaneamente.
5. Tente a artéria carótida direita primeiro, pois o índice de sucesso é, de certo modo, melhor nesse lado. Se ele falhar, contudo, vá adiante e tente o lado esquerdo.
6. Faça um registro de ritmo durante todo o procedimento, de modo que você possa ver o que está acontecendo. Sempre tenha o equipamento de ressuscitação disponível; em raras ocasiões, a massagem carotídea pode induzir parada sinusal.

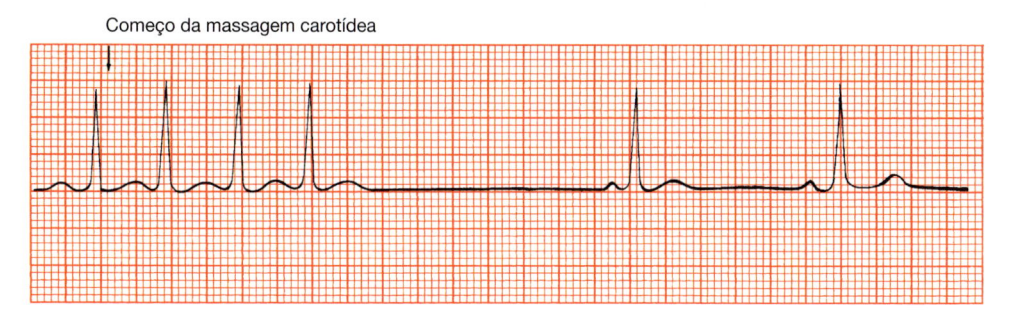

Começo da massagem carotídea

Um episódio de TRNAV é terminado quase imediatamente por uma massagem carotídea. O novo ritmo é uma bradicardia sinusal com uma frequência de 50 bpm.

A manobra de Valsalva modificada está se tornando cada vez mais popular como uma alternativa à massagem carotídea. Isso envolve colocar o paciente em posição semirreclinada, fazer um esforço por 15 segundos (ele pode soprar em uma seringa) e depois deitá-lo em posição supina enquanto as pernas são elevadas a 45° por 15 segundos.

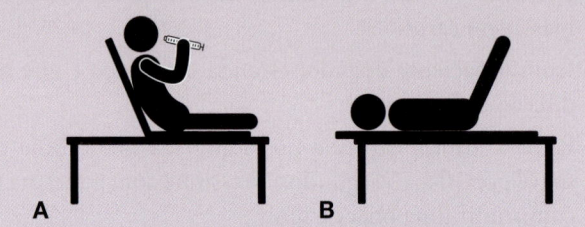

A manobra de Valsalva modificada.

Nos pacientes com um episódio agudo de TRNAV que não responde à massagem carotídea ou a outra manobra vagal, a intervenção farmacológica geralmente termina a arritmia. Uma injeção em bólus de adenosina, um medicamento bloqueador do nó AV de curta ação, quase sempre é eficaz (deve-se evitar tal fármaco em pacientes com doença pulmonar broncoespástica). As terapias de segunda linha incluem betabloqueadores, bloqueadores dos canais de cálcio e, raramente, cardioversão elétrica.

Flutter *atrial*

O *flutter atrial* é menos comum do que a TRNAV. Ele pode ocorrer em corações normais ou, mais frequentemente, em pacientes com patologia cardíaca subjacente. A ativação atrial no *flutter* atrial, como na TRNAV, é absolutamente regular, porém ainda mais rápida. As ondas de *flutter* aparecem com uma frequência de 250 a 350 bpm. Na sua forma mais comum, elas são geradas por um circuito reentrante, que corre em torno do anel da valva tricúspide.

No *flutter* atrial, a despolarização atrial ocorre com uma frequência tão rápida que ondas P discretas, separadas por uma linha de base achatada, não são vistas. Em vez disso, a linha de base eleva-se e abaixa-se continuamente, produzindo as chamadas *ondas de flutter*. Em algumas derivações, geralmente as derivações II e III, essas ondas podem ser bastante proeminentes e podem criar o que foi denominado *padrão em dente de serra*.

O nó AV não pode manejar o extraordinário número de impulsos atriais que o bombardeiam – ele simplesmente não tem tempo de repolarizar para cada onda subsequente –, e, portanto, nem todos os impulsos atriais passam pelo nó AV para gerar complexos QRS. Alguns apenas colidem com um nó refratário, e isso é o mais longe que eles vão. Esse fenômeno é chamado de *bloqueio AV*. Um bloqueio 2:1 é mais comum. Isso significa que, para cada duas ondas de *flutter* visíveis, uma passa pelo nó AV para gerar um complexo QRS, e a outra não. Bloqueios 3:1 e 4:1 também são vistos com frequência. A massagem carotídea pode aumentar o grau de bloqueio (p. ex., alterar um bloqueio 2:1 para 4:1), tornando mais fácil identificar o padrão em dente de serra. Como o *flutter* atrial se origina acima do nó AV, a massagem carotídea não resulta no término da arritmia.

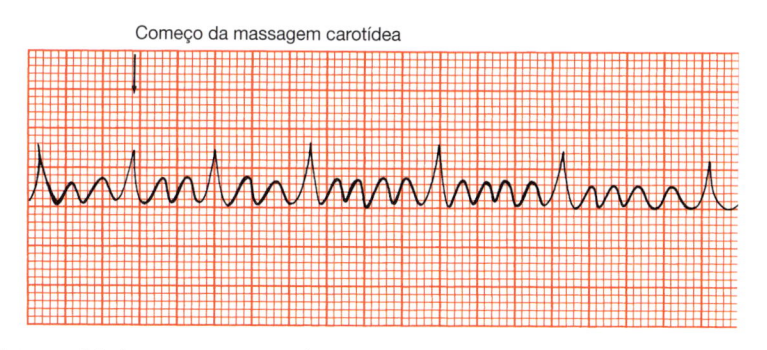

Flutter atrial. A massagem carotídea aumenta o bloqueio de 3:1 para 5:1. Por que não chamamos esse ritmo de 2:1 e 4:1? Porque uma onda P está invisível, escondida dentro do largo complexo QRS.

O eixo das ondas P (ondas de *flutter*) no *flutter* atrial depende de o circuito reentrante girar no sentido anti-horário (a forma mais comum, produzindo deflexões negativas em dente de serra nas derivações inferiores) ou no sentido horário (deflexões positivas nas derivações inferiores) em torno da valva tricúspide.

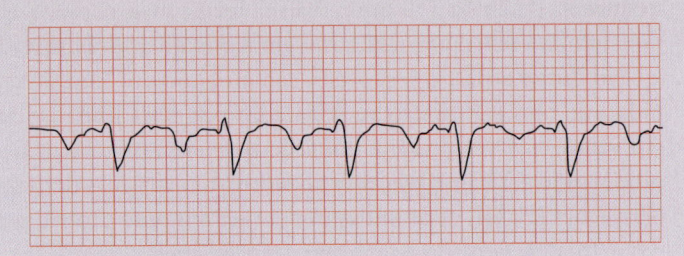

Flutter atrial. A derivação II mostra deflexões negativas clássicas.

Aproximadamente 200 mil casos de *flutter* atrial são diagnosticados a cada ano nos Estados Unidos. As condições comumente associadas a *flutter* atrial incluem as seguintes:

- Hipertensão.
- Obesidade.
- Diabetes melito.
- Distúrbios eletrolíticos.
- Intoxicação por álcool.
- Consumo de drogas, particularmente cocaína e anfetaminas.
- Doença pulmonar (p. ex., DPOC e embolia pulmonar).
- Tireotoxicose.
- Várias condições cardíacas subjacentes, congênitas (p. ex., defeito do septo atrial) e adquiridas (p. ex., doença valvar reumática, doença arterial coronariana e insuficiência cardíaca congestiva).

Embora o *flutter* atrial raramente imponha risco à vida, a resposta ventricular rápida pode causar dispneia ou angina ou precipitar ou piorar a insuficiência cardíaca congestiva, que podem necessitar de intervenção clínica urgente. A cardioversão elétrica é muito eficaz na restauração do ritmo sinusal normal, embora a cardioversão farmacológica, em geral, seja tentada primeiro nos pacientes que estão hemodinamicamente estáveis. O controle em longo prazo com antiarrítmicos pode ser difícil. O tratamento definitivo pode ser feito atualmente na maioria dos pacientes com *flutter* atrial por intermédio de uma técnica chamada de ablação por cateter, na qual é fornecida energia por radiofrequência ao miocárdio por meio de um cateter para produzir pequenas lesões que interrompem a via de reentrada.

Fibrilação atrial

Na *fibrilação atrial*, a atividade atrial é completamente caótica, e o nó AV pode ser bombardeado com mais de 500 impulsos por minuto. Enquanto no *flutter* atrial um único circuito reentrante constante é responsável pelo padrão regular em dente de serra no ECG, na fibrilação atrial, múltiplos pequenos circuitos reentrantes estão ocorrendo de forma totalmente imprevisível. Não é possível ver alguma onda P verdadeira. Em vez disso, a linha de base aparece achatada ou discretamente ondulada e não lembra dentes de serra. O nó AV, diante desse extraordinário ataque de impulsos atriais, permite apenas que impulsos ocasionais passem pelo nó em intervalos variáveis, gerando uma frequência ventricular *irregularmente irregular*, geralmente entre 120 e 180 bpm (i.e., 120-180 complexos QRS). Contudo, respostas ventriculares mais lentas ou mais rápidas (ver Figuras *A* e *B* adiante) podem ser vistas com frequência.

O aspecto irregularmente irregular dos complexos QRS na ausência de ondas P discretas é a chave para a identificação de fibrilação atrial. As formas onduladas que podem ser vistas com frequência na inspeção cuidadosa da linha de base ondulante são chamadas de *ondas de fibrilação*.

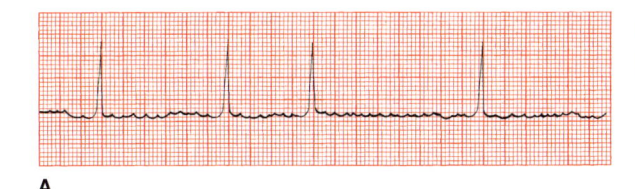

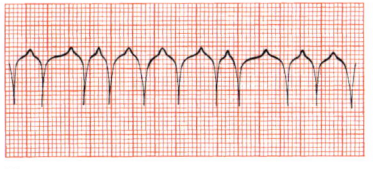

(*A*) Fibrilação atrial com uma frequência ventricular lenta, irregular. (*B*) Outro exemplo de fibrilação atrial. Na ausência de uma linha de base claramente fibrilante, a única indicação de que esse ritmo é uma fibrilação atrial é o aspecto irregularmente irregular dos complexos QRS.

A fibrilação atrial não é a única taquiarritmia que pode produzir um ritmo irregular, mas é a mais comum. Outras possibilidades incluem o *flutter* atrial com bloqueio variável (embora o aspecto dos complexos QRS pareça irregular, eles não são verdadeiramente caóticos, uma vez que ocorrem em múltiplos da frequência do *flutter*) e uma arritmia que discutiremos em breve, a taquicardia atrial multifocal. Além disso, pessoas perfeitamente saudáveis com corações normais podem ter uma arritmia sinusal acentuada (ver página 116) quando inspiram e expiram; se você verificar o pulso, ele vai parecer irregular. Na grande maioria dos casos, contudo, um ritmo irregular rápido indica que o paciente tem fibrilação atrial.

A massagem carotídea pode reduzir a frequência ventricular na fibrilação atrial, mas ela raramente é usada nessa situação, uma vez que o diagnóstico geralmente é óbvio.

> **Fibrilação atrial: aspectos clínicos que você deve saber**
> A fibrilação atrial é a arritmia sustentada mais comum e clinicamente significativa na população em geral. Ela é especialmente comum em idosos. A sua prevalência é estimada em 4%, e aumenta com a idade. A fibrilação atrial pode ser persistente ou intermitente, com episódios que duram minutos a horas ou dias, ou até mais. As causas subjacentes são similares às do *flutter* atrial, com uma incidência especialmente elevada de condições cardíacas, notadamente doença cardíaca hipertensiva, síndrome metabólica, doença da valva mitral e doença arterial coronariana. Outros fatores de risco comuns incluem obesidade e alcoolismo. Uma causa importante que não deve ser negligenciada, particularmente em pacientes com episódios noturnos de fibrilação atrial, é a apneia obstrutiva do sono. Em uma minoria significativa de pacientes, sobretudo pacientes jovens, não é encontrado fator de risco algum ou patologia cardíaca subjacente. Com frequência, não será possível identificar um fator precipitante *agudo* nos pacientes com fibrilação atrial, mas tenha em mente a possibilidade de embolia pulmonar, tireotoxicose e pericardite.
>
> A fibrilação atrial pode causar palpitação, dor torácica, dispneia ou tontura. Um número significativo de pacientes, particularmente os idosos, podem não apresentar sintomas e podem nem mesmo ter consciência de que estão fibrilando, até que você sinta o pulso e lhes dê a notícia.
>
> Os pacientes podem ser manejados inicialmente com uma estratégia de *controle de ritmo*, em que são feitos esforços para retornar ao ritmo sinusal normal, ou *controle de frequência*, em que se deixa a fibrilação atrial persistir, mas a frequência cardíaca é limitada por medicações, de modo que o paciente, embora permaneça em fibrilação atrial, não apresenta sintomas. Mesmo que o controle da frequência seja uma opção razoável para alguns pacientes, sobretudo idosos com pouco ou nenhum sintoma, os dados cada vez mais favorecem o controle do ritmo, particularmente dentro de 1 ano do aparecimento da arritmia, uma vez que essa estratégia parece mais efetiva em reduzir desfechos mais graves, como acidente vascular encefálico (AVE), insuficiência cardíaca e morte cardiovascular. Esse benefício é amplamente o resultado do uso, quase rotineiro nos dias de hoje, da técnica de ablação por cateter. Na maioria dos pacientes, a fibrilação
>
> (Continua)

(Continuação)

atrial é desencadeada por uma atividade elétrica nas veias pulmonares onde elas penetram no átrio esquerdo. O fundamento da terapia ablativa é isolar eletricamente as veias pulmonares do restante do coração por meio da criação de uma barreira em torno da fonte do problema, prevenindo, assim, que os impulsos elétricos anormais se espalhem pelo coração.

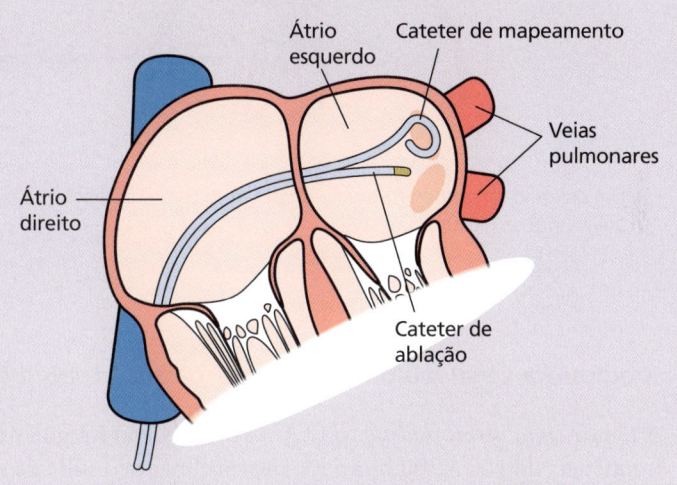

Terapia de ablação por cateter para fibrilação atrial. Um cateter é introduzido no átrio direito e, por meio do septo intra-atrial, passa para o átrio esquerdo. O local de origem da fibrilação atrial – onde as veias pulmonares se juntam ao átrio esquerdo – é então eletricamente isolado do restante do coração por rajadas de energia de radiofrequência, que criam uma barreira elétrica.

Pacientes com fibrilação atrial de início recente, recorrente ou persistente correm risco de embolização sistêmica. Os átrios fibrilantes (as câmaras estremecem, em vez de se contraírem, e têm sido comparadas em aparência com um saco de vermes) fornecem um excelente substrato para a formação de coágulos sanguíneos. Pedaços desses coágulos podem se desprender – embolizar – e viajar pela circulação sistêmica e causar um AVE ou oclusão vascular em outras partes do corpo. Os pacientes com risco de embolização são tratados com anticoagulantes. Para pacientes com alto risco de formação de coágulos sanguíneos, mas também com alto risco de sangramento devido a um anticoagulante, a inserção de um dispositivo de apêndice atrial esquerdo pode prevenir a formação de coágulos no átrio esquerdo.

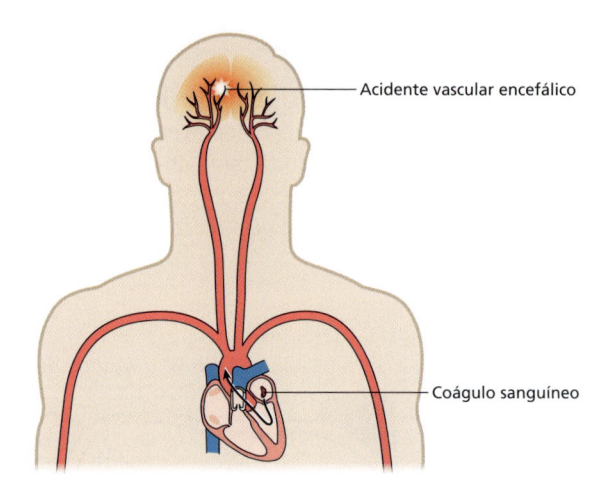

Um coágulo sanguíneo formado em um átrio esquerdo fibrilante pode se soltar, viajar até o cérebro e causar um AVE.

Taquicardia atrial multifocal e marca-passos atriais migratórios

A *taquicardia atrial multifocal* (TAM) é um ritmo irregular que ocorre em uma frequência de 100 a 200 bpm. Ela provavelmente resulta de estímulos aleatórios de vários focos ectópicos atriais diferentes. Às vezes, a frequência é menor do que 100 bpm, e, nesse caso, a arritmia frequentemente é denominada *marca--passo atrial migratório*.

A TAM é muito comum em pacientes com doença pulmonar. Ela raramente requer tratamento. A massagem carotídea *não* tem efeito sobre a TAM. Um marca-passo atrial migratório pode ser visto em corações saudáveis normais.

Assim como a fibrilação atrial, a TAM é um ritmo irregular. Ela pode ser distinguida de uma fibrilação atrial pelas ondas P facilmente identificáveis que ocorrem antes de cada complexo QRS. As ondas P, que se originam de múltiplos locais nos átrios, irão variar em forma, e os intervalos entre as diferentes ondas P e os complexos QRS também irão variar. Para fazer o diagnóstico de TAM, você precisa identificar pelo menos três distintas morfologias de onda P.

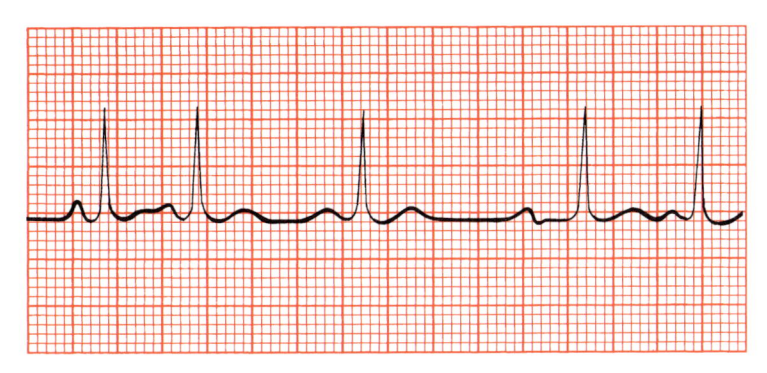

TAM. Observe que: (1) as ondas P variam dramaticamente na forma; (2) os intervalos PR também variam; e (3) a frequência ventricular é irregular.

Em um paciente com *marca-passo atrial migratório*, podem ser vistas pelo menos três morfologias diferentes da onda P, mas haverá pelo menos 2 ou 3 batimentos de cada morfologia da onda P antes que haja mudança de local e seja criada a próxima morfologia. Tecnicamente, essa não é uma taquiarritmia, já que a frequência cardíaca está entre 60 e 100 bpm.

Taquicardia atrial paroxística

A última das nossas cinco arritmias supraventriculares, a *taquicardia atrial paroxística* (TAP), é um ritmo regular com uma frequência de 100 a 200 bpm. Ela pode resultar de um aumento da automaticidade de um foco ectópico atrial ou de um circuito reentrante dentro dos átrios. O tipo automático mostra normalmente um período de aquecimento quando ela começa, durante o qual o ritmo parece de certo modo irregular, e um período similar de esfriamento quando ela termina. A forma reentrante, menos comum, começa abruptamente com um batimento atrial prematuro.

A TAP é vista mais comumente em corações saudáveis em outros aspectos. A causa também pode ser intoxicação digitálica (ver Capítulo 7).

Como você pode diferenciar a TAP da TRNAV? Muitas vezes, você não pode. Contudo, se você observar um período de aquecimento ou de resfriamento no ECG, o ritmo provavelmente é uma TAP. Além disso, a massagem carotídea pode ser muito útil: ela irá reduzir ou terminar a TRNAV, enquanto não tem praticamente efeito algum sobre a TAP (embora possa haver uma discreta redução).

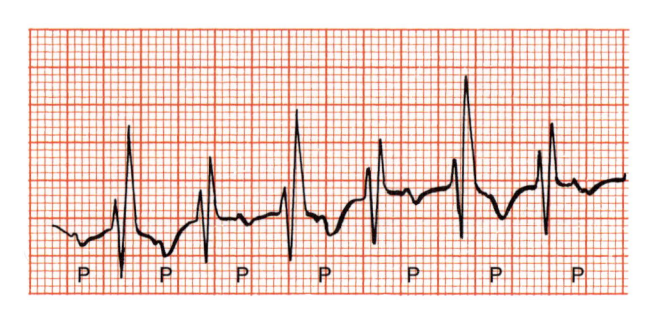

TAP. As ondas P nem sempre são visíveis, mas aqui elas podem ser vistas com bastante facilidade. Você também pode notar a distância variável entre as ondas P e os complexos QRS subsequentes; isso reflete um retardo de condução variável entre os átrios e os ventrículos, que frequentemente acompanham a TAP (mas nós estamos nos adiantando; retardos de condução serão discutidos no Capítulo 4).

Teste seus conhecimentos

Aqui, estão três exemplos de ritmos supraventriculares irregulares. Você consegue identificá-los?

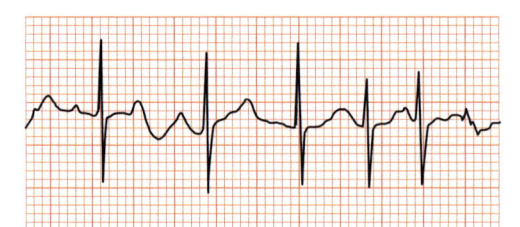

A

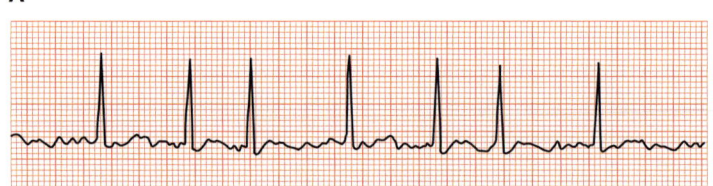

B

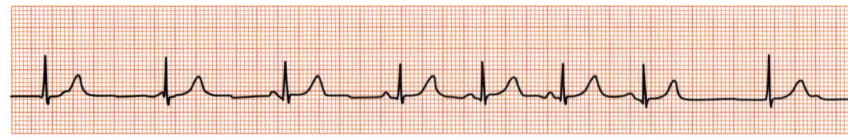

C

a. Taquicardia atrial multifocal
b. Fibrilação atrial
c. Arritmia sinusal

Antes de continuarmos

Aqui vai uma pergunta para ver como você captou o tema das taquicardias supraventriculares. Suponha que um paciente venha lhe ver com queixas de palpitação e falta de ar. Você pega no pulso do paciente e observa dois fatos: (1) está muito acelerado e (2) é regular. Antes de fazer um ECG, com base no que você aprendeu até agora, qual é o seu diagnóstico diferencial? Exclua, por enquanto, a possibilidade de taquicardia ventricular, primeiro porque o seu paciente não viria caminhando se ele estivesse com taquicardia ventricular e, segundo, porque nós vamos discuti-la na próxima seção deste capítulo.

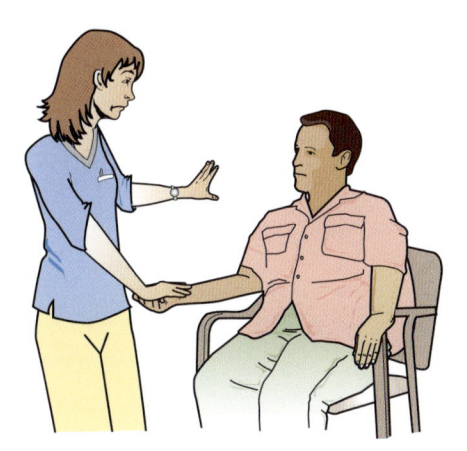

Sem trapaça – não olhe para a próxima página até que você tenha pensado nisso. Você está analisando o diagnóstico diferencial de taquicardias supraventriculares regulares.

Existem apenas algumas possibilidades, e você provavelmente descobriu que elas incluem taquicardia sinusal, TRNAV, TAP e *flutter* atrial com bloqueio regular (i.e., 2:1 ou 3:1, etc., sem variação). Esse é um diagnóstico diferencial útil para ter ao seu alcance. Agora, quando você fizer o ECG nesse paciente, saberá exatamente o que está procurando. Se você observar uma onda P normal para cada complexo QRS, seu paciente tem taquicardia sinusal. Com *flutter* atrial e bloqueio regular, você deve ver ondas de *flutter*. Por fim, com TRNAV ou a TAP, menos comum, a frequência geralmente será mais rápida do que a taquicardia sinusal média, e você não verá ondas P ou ondas P retrógradas.

RESUMO

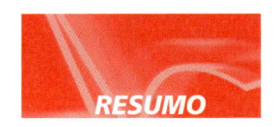

Arritmias supraventriculares

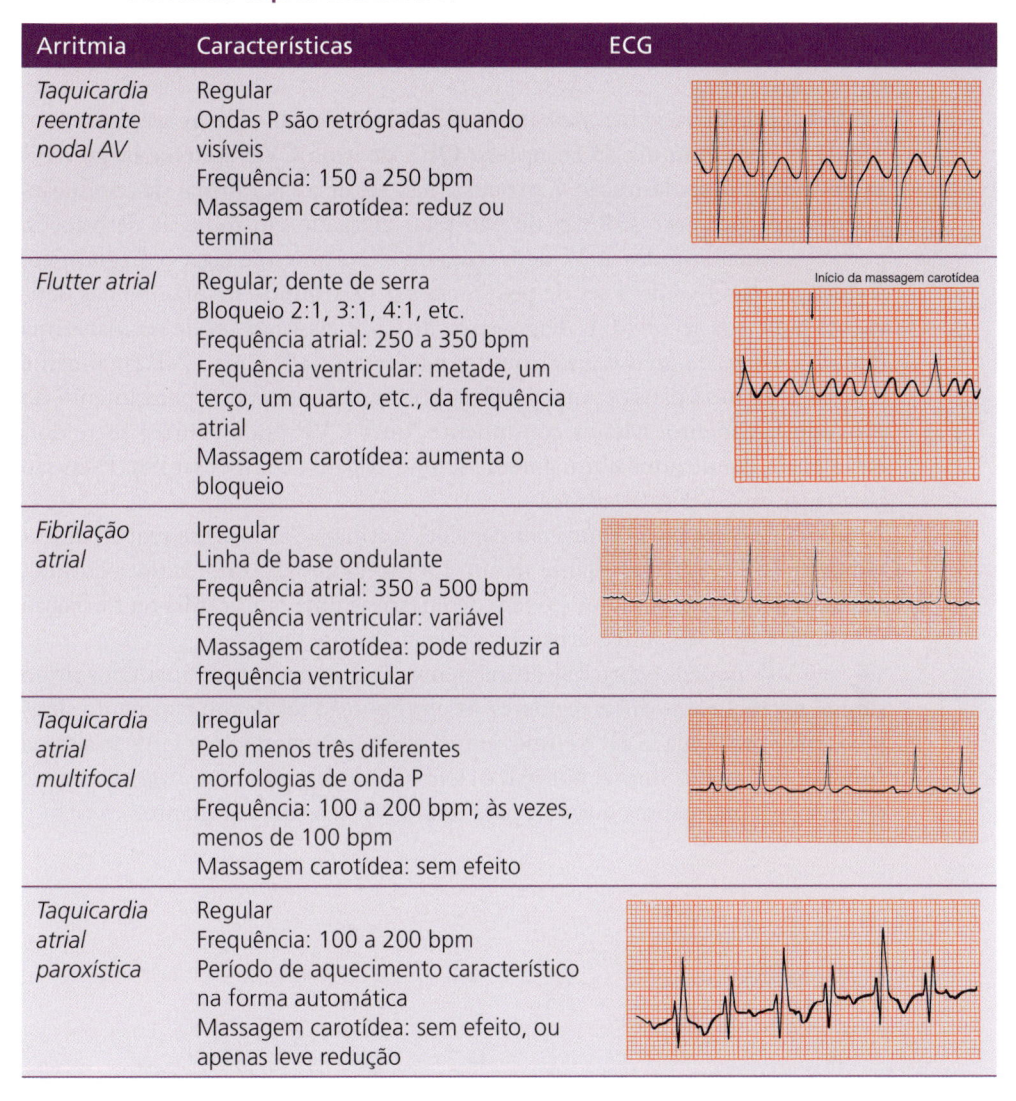

Arritmia	Características	ECG
Taquicardia reentrante nodal AV	Regular Ondas P são retrógradas quando visíveis Frequência: 150 a 250 bpm Massagem carotídea: reduz ou termina	
Flutter atrial	Regular; dente de serra Bloqueio 2:1, 3:1, 4:1, etc. Frequência atrial: 250 a 350 bpm Frequência ventricular: metade, um terço, um quarto, etc., da frequência atrial Massagem carotídea: aumenta o bloqueio	Início da massagem carotídea
Fibrilação atrial	Irregular Linha de base ondulante Frequência atrial: 350 a 500 bpm Frequência ventricular: variável Massagem carotídea: pode reduzir a frequência ventricular	
Taquicardia atrial multifocal	Irregular Pelo menos três diferentes morfologias de onda P Frequência: 100 a 200 bpm; às vezes, menos de 100 bpm Massagem carotídea: sem efeito	
Taquicardia atrial paroxística	Regular Frequência: 100 a 200 bpm Período de aquecimento característico na forma automática Massagem carotídea: sem efeito, ou apenas leve redução	

Lembre-se: a chave para o diagnóstico das taquiarritmias supraventriculares é procurar as ondas P. Elas provavelmente serão mais proeminentes nas derivações II e V1.

Arritmias ventriculares

As arritmias ventriculares são distúrbios de ritmo que se originam *abaixo* do nó AV.

Contrações ventriculares prematuras

As *contrações ventriculares prematuras* (CVPs) são certamente as arritmias ventriculares mais comuns. **O complexo QRS de uma CVP aparece largo e bizarro**, pois a despolarização ventricular não segue a via normal de condução. Todavia, o complexo QRS pode não estar alargado em todas as derivações, portanto visualize todas as 12 derivações do ECG antes de fazer o diagnóstico. A duração do QRS deve ser de pelo menos 0,12 segundo na maioria das derivações para que seja feito o diagnóstico de CVP. Às vezes, pode ser vista uma onda P retrógrada, mas é mais comum não ver onda P. Uma CVP geralmente é seguida de uma pausa compensatória prolongada antes do aparecimento do próximo batimento. Menos comumente, uma CVP pode ocorrer entre dois batimentos conduzidos normalmente sem uma pausa compensatória. Estas são chamadas de *CVPs interpoladas.*

CVPs isoladas são comuns em corações normais e raramente requerem tratamento. CVPs isoladas diante de um infarto agudo do miocárdio, contudo, são mais perigosas, visto que podem desencadear uma taquicardia ou fibrilação ventricular, que são ambas arritmias potencialmente fatais.

As CVPs podem ocorrer aleatoriamente, mas podem se alternar com ritmo sinusal normal em padrões regulares. Se a proporção for de um batimento sinusal normal para uma CVP, o ritmo, como acontece quando uma CAP se alterna com um batimento sinusal normal, é chamado de *bigeminismo. Trigeminismo* se refere a dois batimentos normais para uma CVP, e assim por diante.

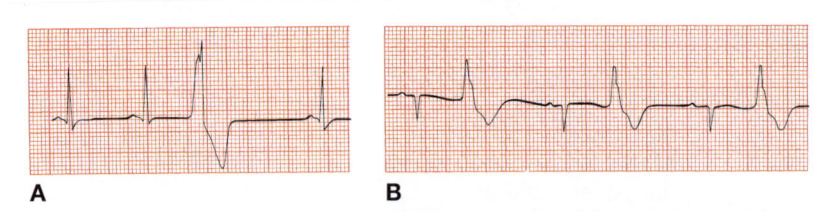

(*A*) Uma CVP. Observe a pausa compensatória antes do próximo batimento. (*B*) Bigeminismo. CVPs e batimentos sinusais se alternam na proporção de 1:1.

Quando você deve se preocupar com as CVPs? Na maioria das situações, você não precisa se preocupar. Entretanto, se as CVPs constituem mais de 10% dos batimentos do paciente, essa situação pode, na verdade, levar ao remodelamento do miocárdio e ao desenvolvimento de miocardiopatia dilatada; então, esses pacientes devem ser tratados com medicação ou terapia ablativa. Além disso, há certas situações nas quais as CVPs aumentam o risco de desencadear taquicardia ventricular, fibrilação ventricular e morte. Essas situações são resumidas nas *regras de malignidade*:

1. CVPs frequentes.
2. Grupos de CVPs consecutivas, especialmente três ou mais seguidas.
3. CVPs polimórficas, nas quais as CVPs variam no seu local de origem e, portanto, na sua aparência.
4. CVPs que caem sobre a onda T do batimento anterior, denominado fenômeno de "R sobre T". A onda T é um período vulnerável do ciclo cardíaco, e uma CVP que cai sobre ela parece ser mais propensa a desencadear uma taquicardia ventricular.
5. Qualquer CVP que ocorre na vigência de um infarto agudo do miocárdio.

Embora as CVPs que atendam um ou vários desses critérios estejam associadas a um risco aumentado de desenvolvimento de arritmias com risco de morte, não há evidência de que a supressão dessas CVPs com medicação antiarrítmica reduza a mortalidade em qualquer circunstância. Além disso, estudos demonstraram um *aumento* da mortalidade quando fármacos antiarrítmicos são administrados para reduzir as CVPs.

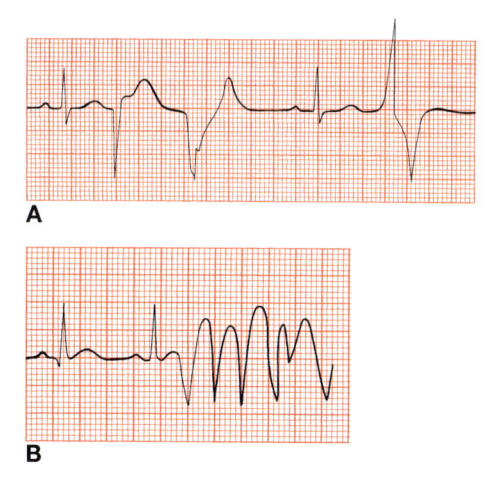

(A) Batimentos 1 e 4 são de origem sinusal. Os outros três batimentos são CVPs. As CVPs diferem uma da outra na forma (multiforme), e duas ocorrem seguidas.
(B) Uma CVP cai sobre a onda T do segundo batimento sinusal, iniciando um surto de taquicardia ventricular.

Taquicardia ventricular

Uma série de três ou mais CVPs consecutivas é chamada de *taquicardia ventricular* (TV). A frequência geralmente está entre 120 e 200 bpm, mas não cometa o erro de assumir que uma arritmia não pode ser taquicardia ventricular se a frequência for maior – ela pode ser. Ao contrário da TRNAV, a TV pode ser discretamente irregular (embora possa precisar de olhos muito afiados para ver isso). A TV sustentada, definida como um episódio que dura mais de 30 segundos, ou a TV associada à instabilidade hemodinâmica são emergências, pressagiando uma parada cardíaca e necessitando de tratamento imediato.

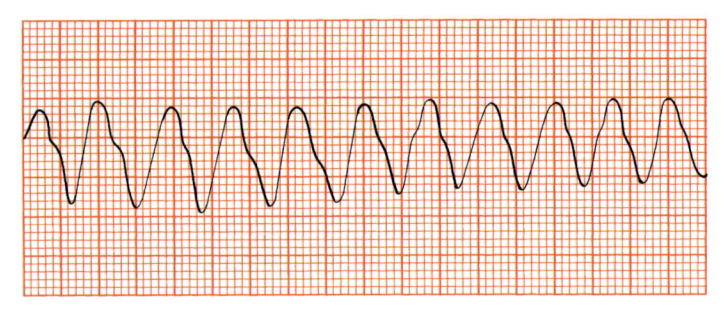

Taquicardia ventricular. A frequência é de cerca de 200 bpm.

A morfologia da TV pode ser uniforme, com cada complexo parecendo similar ao anterior, como na figura anterior, ou pode ser polimórfico, alterando a aparência a cada batimento. A TV polimórfica está associada mais comumente a isquemia coronariana aguda, infarto, distúrbios eletrolíticos profundos e condições que causam prolongamento do intervalo QT (por que um intervalo QT prolongado? Fique por aqui e você vai ter a resposta na página 153). A taquicardia ventricular uniforme é vista mais frequentemente nos infartos cicatrizados; o miocárdio com cicatrizes fornece o substrato para a TV reentrante.

> Aproximadamente 3,5% dos pacientes desenvolvem TV após um infarto do miocárdio, a grande maioria dentro das primeiras 48 horas. Todavia, um risco aumentado de TV persiste por semanas além do infarto do miocárdio. O desenvolvimento de TV sustentada dentro das primeiras 6 semanas pós-infarto está associado a uma alta taxa de mortalidade em 1 ano.
>
> (Continua)

> (Continuação)
>
> Embora a doença cardíaca isquêmica seja a causa mais comum de taquicardia ventricular, outras causas incluem doença cardíaca estrutural (p. ex., miocardite, miocardiopatia), precipitantes agudos não cardíacos (p. ex., embolia pulmonar ou afogamento) e uma variedade de distúrbios elétricos primários. Um tipo particular de taquicardia ventricular polimórfica tem inúmeras outras causas, que serão discutidas em breve (ver página 153).

Olhe para o traçado a seguir. As duas derivações foram feitas simultaneamente. Isso representa TV?

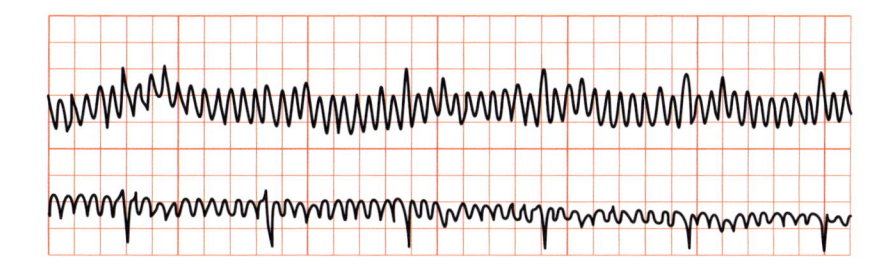

O traçado superior parece TV, porém o traçado inferior mostra que são complexos QRS estreitos claramente espaçados regularmente em meio ao restante do caos. Se você vê complexos QRS normais, não pode ser TV. Então, o que está acontecendo aqui? Esse é um caso de *flutter* atrial com alto grau de bloqueio. Agora que você sabe que isso não é TV, observe mais de perto o traçado superior. Você pode ver ondas mais altas entre as ondas de *flutter* coincidindo com os complexos QRS estreitos no traçado inferior; embora fosse quase impossível distingui-los entre as ondas rápidas e oscilantes, na verdade são complexos QRS normais, e todo o restante são as dramáticas ondas em dente de serra do *flutter* atrial.

Em pacientes com TV, todas as derivações tomadas simultaneamente devem ser consistentes com o diagnóstico. Se você puder encontrar ondas P ou, como nesse caso, complexos QRS estreitos de aspecto normal e regularmente espaçados em qualquer lugar do traçado, mesmo em uma única derivação, então não é TV.

Fibrilação ventricular

A *fibrilação ventricular* é um evento pré-terminal. Ela é vista quase unicamente nos corações à morte. Ela é a arritmia encontrada com maior frequência em adultos que apresentam quadro de morte súbita. O traçado do ECG se debate espasmodicamente (fibrilação ventricular grossa) ou ondula gentilmente (fibrilação ventricular fina). Não há complexos QRS verdadeiros.

Na fibrilação ventricular, o coração não produz débito cardíaco, e a ressuscitação cardiopulmonar e a desfibrilação elétrica devem ser realizadas imediatamente.

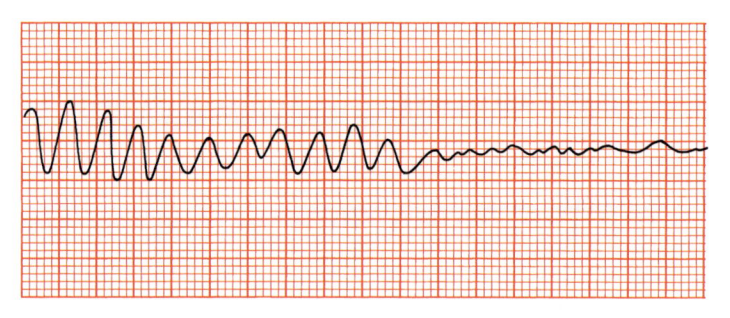

Taquicardia ventricular que se degenera em fibrilação ventricular.

Os precipitantes comuns de fibrilação ventricular incluem:
- Isquemia/infarto do miocárdio.
- Insuficiência cardíaca.
- Hipoxemia ou hipercapnia.
- Hipotensão ou choque.
- Distúrbios eletrolíticos.
- Superdosagem de estimulantes, especialmente quando em uso combinado (p. ex., MDMA [*ecstasy* ou Molly] mais anfetamina).

Em muitos casos, a fibrilação ventricular é precedida de TV.

Ritmo idioventricular acelerado

O *ritmo idioventricular acelerado* é um ritmo benigno que é visto, às vezes, durante um infarto agudo ou durante as primeiras horas após a reperfusão de uma artéria coronariana ocluída que foi aberta no laboratório de cateterismo. Ele é um ritmo regular que ocorre entre 50 e 100 bpm e provavelmente representa um foco de escape ventricular que acelerou suficientemente para estimular o coração. Ele raramente é sustentado, não progride para fibrilação ventricular e dificilmente requer tratamento. De fato, o aparecimento desse ritmo é um sinal favorável de que a artéria ocluída foi reaberta com sucesso, seja espontaneamente ou por meio de um procedimento, como a angioplastia. Quando a frequência cai abaixo de 50 bpm, ele é chamado simplesmente de *ritmo idioventricular* (i.e., o termo *acelerado* é retirado).

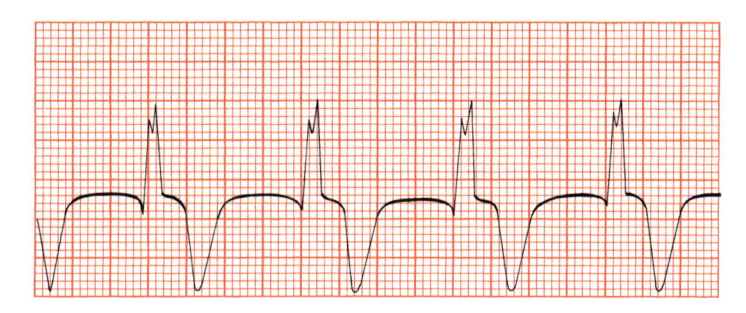

Ritmo idioventricular acelerado. Não há ondas P, os complexos QRS são largos e a frequência é de cerca de 75 bpm.

Torsade de pointes

Torsade de pointes, que significa "torção de pontos", é mais do que o nome mais lírico da cardiologia. Trata-se de uma forma única de TV que geralmente é vista em pacientes com intervalos QT prolongados.

O intervalo QT, você deve se lembrar, engloba o tempo desde o início da despolarização ventricular até o fim da repolarização ventricular, constituindo, normalmente, cerca de 40% do ciclo cardíaco completo.

Um intervalo QT prolongado pode ter origem congênita (resultante de mutações em genes que codificam os canais iônicos cardíacos), pode resultar de vários distúrbios eletrolíticos (notadamente hipocalcemia, hipomagnesemia e hipopotassemia) ou pode se desenvolver durante um infarto agudo do miocárdio. Inúmeros fármacos também podem prolongar o intervalo QT (veremos isso com mais detalhes no Capítulo 7).

Um intervalo QT prolongado geralmente é o resultado de repolarização ventricular prolongada (i.e., a onda T é prolongada), embora tanto a hipocalcemia quanto a hipotermia possam causar um intervalo QT longo com base em um segmento ST prolongado. Uma CVP que cai sobre um intervalo QT pode iniciar a *torsade de pointes*. As *torsade de pointes* se parecem com uma TV comum, exceto pelo fato de os complexos QRS girarem em torno da linha de base, alterando o eixo e a amplitude. É importante distinguir as *torsade de pointes* de uma TV regular, visto que elas são tratadas de modo bastante diferente.

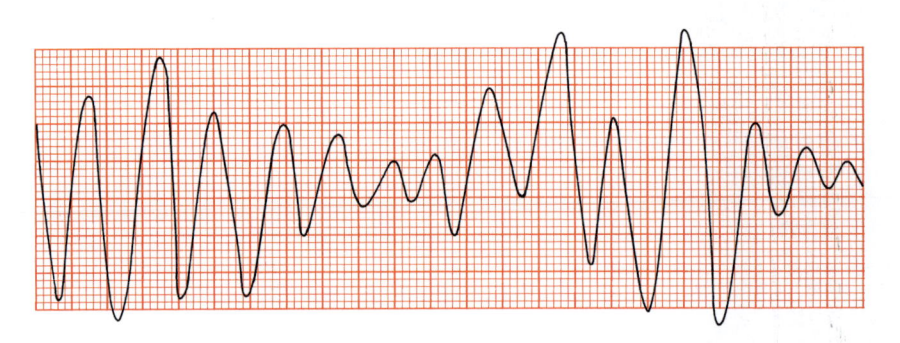

Torsade de pointes. Os complexos QRS parecem girar em torno da linha de base, alterando seu eixo e sua amplitude.

RESUMO

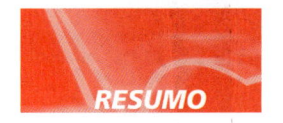

Arritmias ventriculares

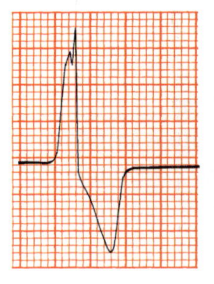

CVP 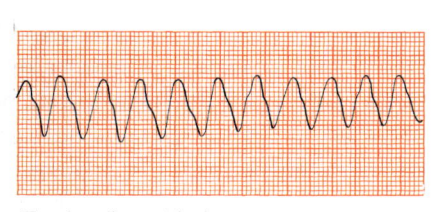 — Taquicardia ventricular 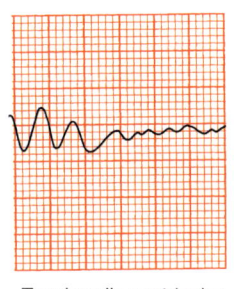 — Taquicardia ventricular

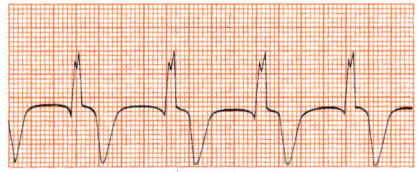

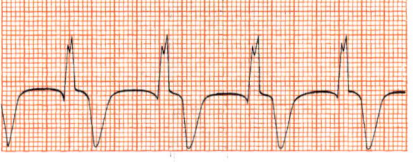

Ritmo idioventricular acelerado 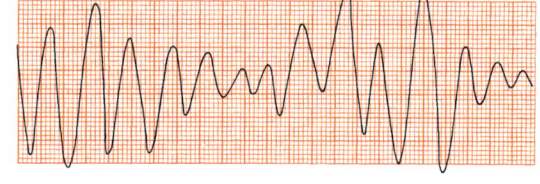 — Torsades de pointes

Regras de malignidade das CVPs

- CVPs frequentes.
- CVPs consecutivas.
- CVPs multiformes.
- Fenômeno R sobre T.
- Qualquer CVP que ocorra na vigência de um infarto do miocárdio (ou em qualquer paciente com doença cardíaca subjacente).

Arritmias supraventriculares versus arritmias ventriculares

A distinção entre arritmias supraventriculares e arritmias ventriculares é extremamente importante, uma vez que as últimas geralmente trazem um prognóstico mais grave e a terapia é muito diferente. Na maioria dos casos, a distinção é simples: as arritmias supraventriculares são associadas com um *complexo QRS estreito* e as arritmias ventriculares, com um *complexo QRS largo*.

Há uma circunstância, contudo, na qual os batimentos supraventriculares podem produzir complexos QRS largos. Isso pode ocorrer, por exemplo, quando o paciente já tem um complexo QRS alargado (se ele tiver bloqueio do ramo direito ou do ramo esquerdo; vamos discutir esses tipos de bloqueio no próximo capítulo, mas talvez você já possa intuir que qualquer atraso na condução pelos ventrículos – que pode ocorrer quando um dos ramos do feixe não está conduzindo em todos os canais – alargará o complexo QRS. Nessa situação, o complexo QRS alargado irá persistir mesmo quando o paciente desenvolve uma arritmia supraventricular). Mas há outra forma, similar em alguns aspectos, em que isso pode ocorrer em pacientes cujo complexo QRS na linha de base é inicialmente estreito. Isso ocorre conforme explicado a seguir.

Aberrância

Às vezes, um batimento atrial prematuro ocorre tão precocemente no próximo ciclo que as fibras de Purkinje nos ventrículos ainda não tiveram a chance de se repolarizar completamente em preparação para o próximo impulso elétrico. O ramo direito, em particular, pode ser lento, e, quando o impulso atrial prematuro atinge os ventrículos, o ramo direito ainda está refratário. O impulso elétrico é, portanto, impedido de passar pelo ramo direito, mas é capaz de passar livremente pelo ramo esquerdo (Figura *A*). Aquelas áreas do miocárdio ventricular supridas ordinariamente pelo ramo direito precisam receber a sua ativação elétrica de outra fonte, ou seja, das áreas já despolarizadas pelo ramo esquerdo (Figura *B*). O processo completo de despolarização ventricular, portanto, leva um tempo incomumente longo; o vetor do fluxo de corrente é distorcido; e o resultado é um complexo QRS largo, bizarro, que parece, para todo mundo, com uma CVP (Figura *C*).

Arritmias | **157**

A   **B**

C

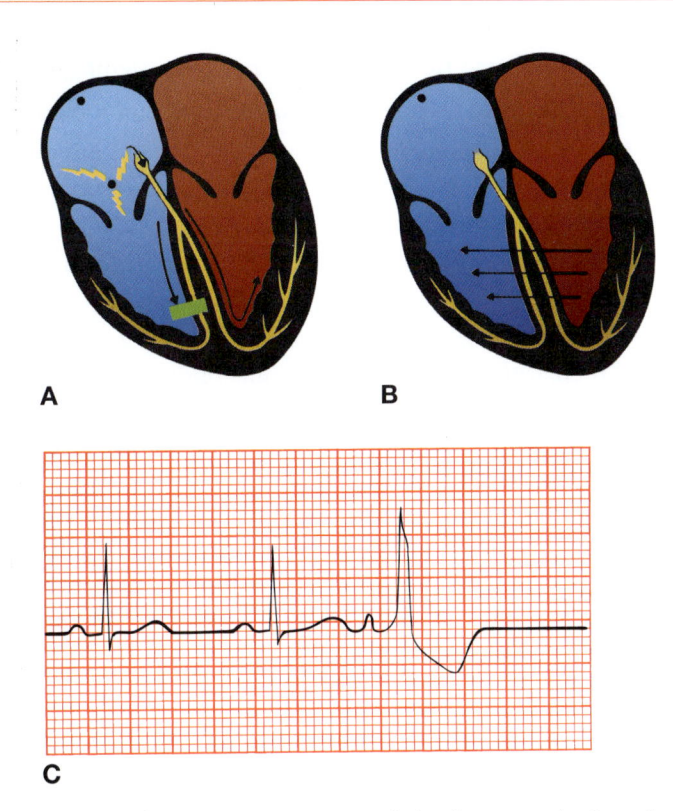

(A) Um impulso atrial prematuro pega o ramo direito despreparado. A condução pelo ramo direito é bloqueada, mas prossegue suavemente pelo ramo esquerdo. (B) A despolarização ventricular direita ocorre apenas quando as forças elétricas podem abrir caminho a partir do ventrículo esquerdo – um processo lento e tedioso. Esse modo de transmissão é muito ineficaz e resulta em complexos QRS largos, bizarros. (C) A terceira onda P – uma onda P de aparência bem descolada, mas isso não vem ao caso – é uma contração atrial prematura. Ela é conduzida de forma aberrante pelos ventrículos, gerando um complexo QRS largo, bizarro.

Um complexo QRS amplo pode, portanto, significar uma de três coisas:
- Um batimento originado dentro dos ventrículos, ou seja, uma CVP.
- Um batimento supraventricular que ocorre em um paciente cujos complexos QRS na linha de base já são alargados (p. ex., em pacientes com bloqueio de ramo).
- Um batimento supraventricular conduzido de forma aberrante.

Como você os diferencia? A segunda possibilidade é fácil – todos os complexos QRS serão alargados. Do mesmo modo, no caso de uma única contração atrial prematura, é fácil porque há uma onda P precedendo o complexo QRS amplo. Olhe especialmente para a onda T do batimento precedente para ver se há uma onda P prematura escondida nela. Por outro lado, e bastante óbvio, não há onda P precedendo uma CVP.

Contudo, quando há vários batimentos consecutivos ocorrendo em sucessão rápida, ou uma arritmia sustentada, prolongada, a distinção pode ser muito mais difícil. A TV e a TRNAV têm aproximadamente a mesma frequência. Assim, o traçado a seguir é consistente com uma TV ou uma TRNAV conduzida de forma aberrante.

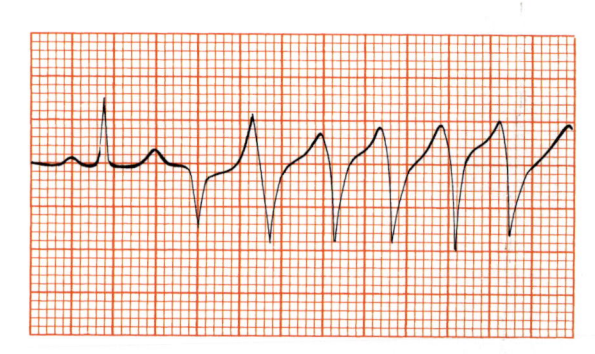

No traçado acima, o ritmo sinusal normal degenera-se em um novo ritmo, mas seria uma TV ou uma taquicardia supraventricular conduzida de forma aberrante? Não se sinta mal se você não souber dizer. Apenas com esse registro, como você vai ver, é impossível ter certeza.

Como visto nos registros de ritmo anteriores, às vezes, é muito difícil diferenciar essas duas entidades. No entanto, há vários indícios clínicos e eletrocardiográficos que podem ser úteis.

Indícios clínicos

1. A TV geralmente é vista em corações doentes (p. ex., um paciente com um infarto do miocárdio prévio ou insuficiência cardíaca congestiva). A TRNAV em geral é vista em corações normais em outros aspectos.
2. A massagem carotídea pode terminar a TRNAV, ao passo que não tem efeito sobre a TV.
3. Mais de 75% dos casos de TV são acompanhados de *dissociação AV*. Na dissociação AV, os átrios e ventrículos batem independentemente uns dos outros. Há um marca-passo ventricular comandando os ventrículos e produzindo TV no ECG e um marca-passo sinusal (ou atrial ou nodal) independente comandando os átrios; o ritmo atrial pode, às vezes, ser visto, mas frequentemente não é, escondido no ECG pela TV muito mais proeminente. O nó AV é mantido constantemente refratário pelo incessante bombardeamento de impulsos de cima e de baixo, e, portanto, nenhum impulso pode atravessar o nó AV em qualquer direção. Se, como irá ocorrer de vez em quando, os ventrículos se contraírem logo antes dos átrios, os átrios se contrairão contra as valvas mitral e tricúspide fechadas. Isso resulta em um súbito retorno de sangue para as veias jugulares, produzindo as clássicas *ondas A em canhão* da dissociação AV. As ondas A em canhão não são vistas na TRNAV.

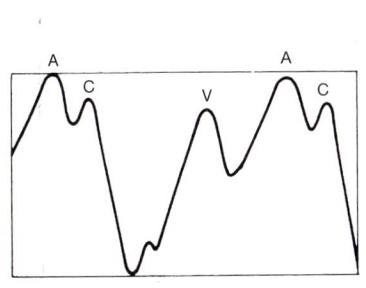

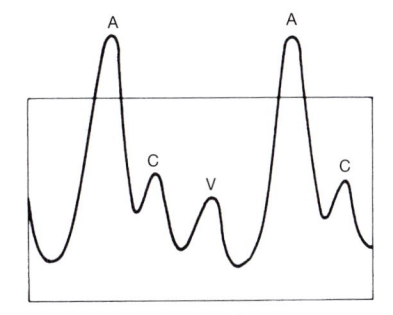

Traçado normal do pulso venoso

Ondas A em canhão em um paciente com dissociação AV

Onda A: contração atrial direita

Onda C: fechamento da valva tricúspide

Onda V: enchimento passivo do átrio direito durante a diástole

Indícios eletrocardiográficos

1. A dissociação AV que acompanha a TV pode ser vista, às vezes, no ECG. Ondas P e complexos QRS seguem no registro de ritmo completamente independentes um do outro. Na TRNAV, quando são vistas ondas P, elas têm uma relação 1:1 com os complexos QRS. E, lembre-se, as ondas P da TRNAV serão ondas P retrógradas, com uma deflexão positiva na derivação aVR e uma deflexão negativa na derivação II.

2. *Batimentos de fusão* podem ser vistos apenas na TV. Um batimento de fusão (ou batimento de captura) ocorre quando um impulso atrial consegue passar pelo nó AV no mesmo momento que um impulso de origem ventricular está se espalhando pelo miocárdio ventricular. Os dois impulsos, juntos, despolarizam os ventrículos, produzindo um complexo QRS que é morfologicamente parte supraventricular e parte ventricular.

3. Na TRNAV com aberrância, a deflexão inicial do complexo QRS geralmente é na mesma direção do complexo QRS normal. Na TV, a deflexão inicial frequentemente é na direção oposta.

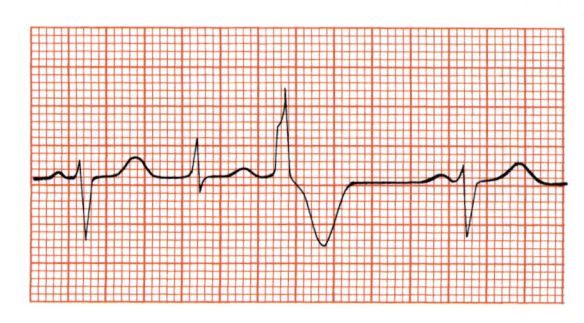

O segundo batimento é um batimento de fusão, um composto de batimento atrial (sinusal) (batimentos 1 e 4) e uma CVP (batimento 3).

Nenhum desses critérios é infalível, e, às vezes, permanece impossível identificar uma taquiarritmia como de origem ventricular ou supraventricular. Nos pacientes com taquicardias recorrentes cuja origem (e, portanto, o tratamento) permanece obscura, o teste *eletrofisiológico* pode ser necessário (ver página 162).

Fenômeno de Ashman

Ainda não estamos prontos para sair do tema da aberrância (desculpe, mas é importante). O *fenômeno de Ashman* é outro exemplo de condução aberrante de um batimento supraventricular. Ele é visto comumente em pacientes com fibrilação atrial.

O fenômeno de Ashman descreve um batimento supraventricular largo, conduzido de forma aberrante, que ocorre *após um complexo QRS que é precedido por uma longa pausa.*

Este é o motivo pelo qual ele ocorre: os ramos dos feixes reajustam a sua frequência de repolarização de acordo com a duração do batimento precedente. Se o batimento precedente ocorreu há um tempo relativamente longo, então os feixes se repolarizam vagarosamente. Por isso, imagine um batimento normal (o segundo batimento no traçado a seguir) seguido de uma longa pausa antes do próximo batimento (o terceiro no traçado). Os feixes antecipam outra longa pausa após esse batimento e se repolarizam lentamente. Se, antes da repolarização estar completa, outro impulso supraventricular passar pelo nó AV, a condução será bloqueada ao longo da via normal e será inscrito um complexo QRS largo, bizarro (o quarto batimento, obviamente anormal).

A fibrilação atrial, com sua condução irregular variável produzindo pausas longas e curtas entre os complexos QRS, é uma situação perfeita para que isso ocorra.

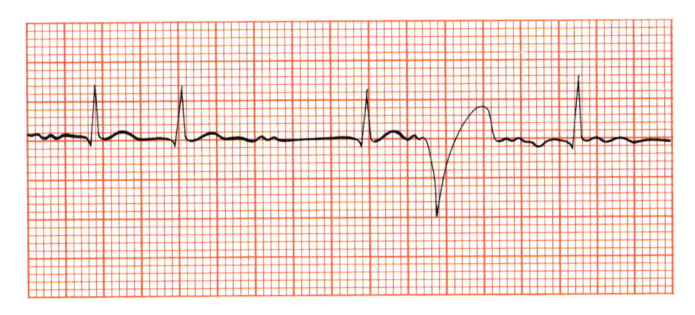

Fenômeno de Ashman. O quarto batimento parece uma CVP, mas também pode ser um batimento supraventricular conduzido de forma aberrante. Observe a fibrilação atrial subjacente, o curto intervalo antes do segundo batimento e o longo intervalo antes do terceiro batimento – de modo geral, um perfeito substrato para o fenômeno de Ashman.

Felizmente, a maioria das arritmias supraventriculares está associada a complexos QRS estreitos; a aberrância, embora não seja incomum, é a exceção, e não a regra. O ponto para ter em mente é este: **um complexo QRS estreito quase sempre implica uma origem supraventricular, ao passo que um complexo QRS largo geralmente implica uma origem ventricular, mas pode refletir uma condução aberrante de um batimento supraventricular.**

RESUMO

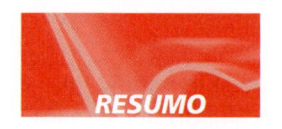

Taquicardia ventricular *versus* taquicardia supraventricular com aberrância

	Taquicardia ventricular	Taquicardia supraventricular
Indícios clínicos		
História clínica	Coração doente	Em geral, coração saudável
Massagem carotídea	Sem resposta	Pode terminar
Ondas A em canhão	Podem estar presentes	Não são vistas
Indícios no ECG		
Dissociação AV	Pode ser vista	Não é vista
Batimentos de fusão	Podem ser vistos	Não são vistos
Deflexão inicial do QRS	Pode diferir do complexo QRS normal	Igual ao complexo QRS normal

Estudos eletrofisiológicos

Antes da introdução dos estudos eletrofisiológicos (EEFs), um paciente com arritmia que necessitava de tratamento recebia um fármaco empiricamente, e, após vários dias, quando os níveis terapêuticos haviam sido atingidos, uma monitoração Holter de 24 horas era realizada para ver se a frequência da arritmia havia sido reduzida. Essa abordagem de tentativa e erro gastava muito tempo e expunha o paciente aos efeitos colaterais potenciais de fármacos que podiam se mostrar ineficazes.

Com o EEF, o paciente é levado ao laboratório de eletrofisiologia, onde a arritmia particular é induzida com eletrodos intracardíacos. Pequenos cateteres são inseridos através de veias ou artérias periféricas e são então avançados para vários locais dentro das câmaras do coração. Um cateter colocado na junção do átrio e do ventrículo direitos, na porção posterossuperior do anel tricúspide, registrará um potencial de feixe de His, que pode ajudar a definir a relação elétrica dos átrios e ventrículos durante a propagação de uma arritmia. Por exemplo, se, com a ativação atrial, um potencial de feixe de His preceder cada complexo QRS, então é provável uma origem supraventricular. Dessa forma, a fonte de uma arritmia pode ser mapeada para determinar a terapia mais adequada.

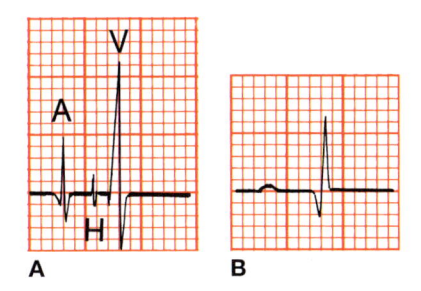

(A) Um registro do feixe de His e (B) o ECG correspondente. Em A, a pequena espícula (H) entre as espículas das ativações atrial (A) e ventricular (V) reflete a ativação do feixe de His.

O EEF tem sido usado com mais sucesso em pacientes que têm TV recorrente ou que apresentaram um episódio prévio de morte súbita, necessitando de ressuscitação cardiopulmonar. Ele também é usado para identificar uma arritmia em pacientes com síncope de causa desconhecida.

As técnicas de mapeamento por EEF se tornaram extremamente precisas, e, combinadas com a técnica de *ablação por cateter,* são usadas com frequência para tratar fibrilação atrial, *flutter* atrial, TRNAV e (a ser discutido no Capítulo 5) taquicardia AV recíproca.

Desfibriladores implantáveis

Mesmo quando são usadas terapias medicamentosas ou técnicas de ablação por cateter orientadas pelo EEF, as taxas de recorrência de taquicardia ventricular ainda são inaceitavelmente elevadas. Por esse motivo, *cardioversores-desfibriladores implantáveis* tornaram-se a forma padrão de proteção para a maioria dos pacientes com arritmias potencialmente fatais. Esses pequenos equipamentos são implantados cirurgicamente, como um marca-passo, sob a pele abaixo da clavícula. Ali, eles monitoram continuamente o ritmo cardíaco e, quando sentem uma arritmia perigosa, fornecem um ritmo de comando acelerado ou choque elétrico ao coração por meio de um eletrodo colocado no ventrículo direito.

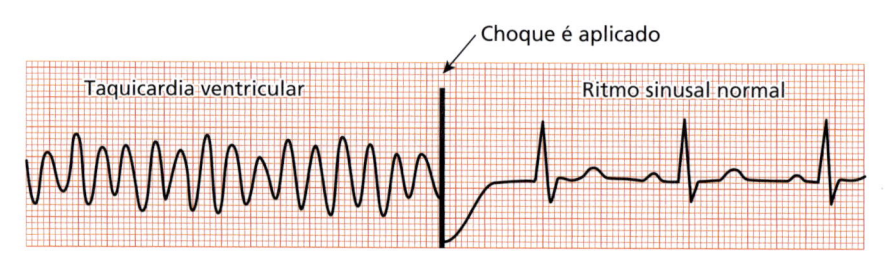

Traçado de ECG com taquicardia ventricular, que é resgatada por um choque aplicado por um cardioversor-desfibrilador implantável.

Desfibriladores externos

Desfibriladores externos automáticos são pequenos equipamentos portáteis que vêm equipados com placas que são conectadas à parede torácica. Quando estão conectados, esses equipamentos podem determinar rapidamente se o ritmo de um indivíduo que entrou em colapso é uma fibrilação ventricular, e, quando positivo, podem fornecer uma desfibrilação por meio de um choque que pode ser salvadora. Um treinamento mínimo é necessário para aprender a operar um desfibrilador e colocar as placas de forma correta. Eles agora estão amplamente disponíveis em carros de polícia, em aviões e em locais públicos.

A seguir, está uma oportunidade de revisar as arritmias que estivemos discutindo. Para cada traçado, use o método de quatro passos discutido anteriormente. Sempre faça as seguintes perguntas:

1. Há ondas P normais presentes?
2. Os complexos QRS são estreitos ou largos?
3. Qual é a relação entre as ondas P e os complexos QRS?
4. O ritmo é regular ou irregular?

A

B

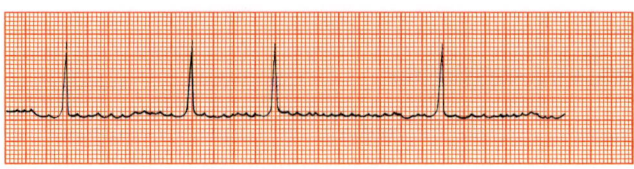

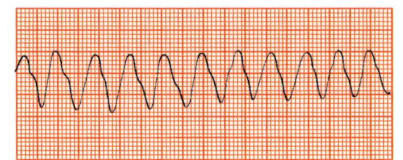

C

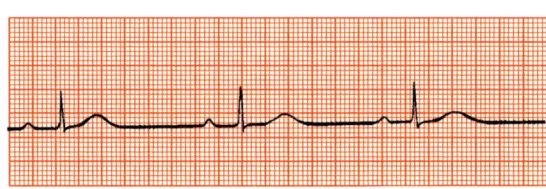

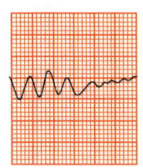

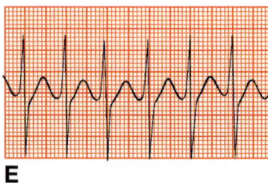

D

E

(A) Fibrilação atrial. (B) TV. (C) Bradicardia sinusal. (D) TV degenerando-se em fibrilação ventricular. (E) TRNAV.

Arritmias | **167**

CASO 3

Lola de B. nunca perde uma música para dançar nem uma rodada no bar e, à medida que a noite avança, ela fica bastante alcoolizada. O marido dela, um jovem executivo, a força a tomar café para ficar sóbria antes de saírem da festa. Enquanto ele está indo buscar os casacos, ele ouve um grito e volta rápido, encontrando-a caída no chão, queixando-se de palpitações aceleradas. Todos estão em pânico e os olhos se dirigem para você, já que se espalhou a notícia de que você recentemente andou lendo um livro muito conhecido e bem-conceituado de ECG. O terror na sala é palpável, mas você sorri modestamente, dá um gole na sua água mineral e dirige-se confiantemente para a paciente, dizendo: "Não se preocupem. Eu posso resolver".

O que aconteceu com Lola? E o que você vai fazer a respeito disso?

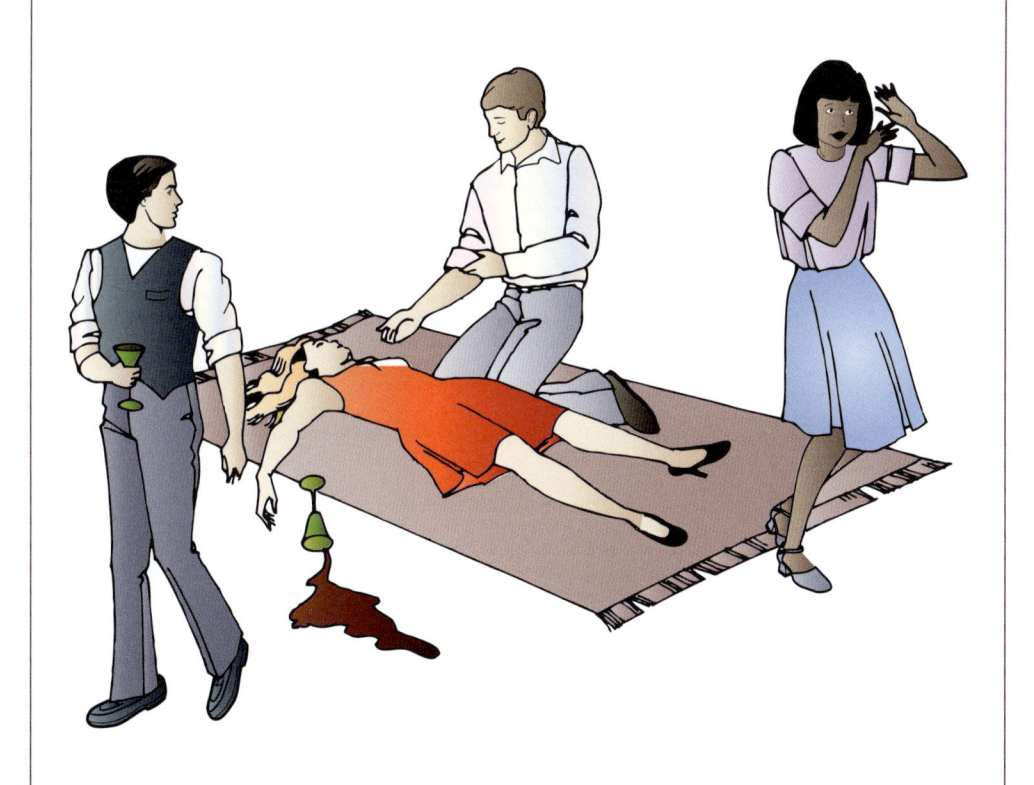

Obviamente, inúmeros incidentes podem ter acontecido com Lola, mas você sabe que a combinação de álcool, café e a excitação da festa podem induzir uma TRNAV em qualquer um, não importando se o indivíduo é saudável e se o seu coração é normal. É provável que esse distúrbio de ritmo supraventricular tenha levado Lola a desmaiar.

Você se debruça sobre ela, verifica que ela está respirando e sente o pulso. Ele está rápido e regular, com uma frequência de cerca de 200 bpm. Como ela é jovem e é muito pouco provável que tenha doença carotídea significativa, você imediatamente realiza uma massagem carotídea, e dentro de 10 segundos você sente o pulso desacelerar e voltar ao normal. Os olhos dela se abrem, e a sala rompe em aplausos. A sua suposição estava correta.

Quando você for levado para fora da sala nos ombros da multidão, não esqueça de dizer a eles qual livro você estava lendo que lhe ensinou tudo isso.

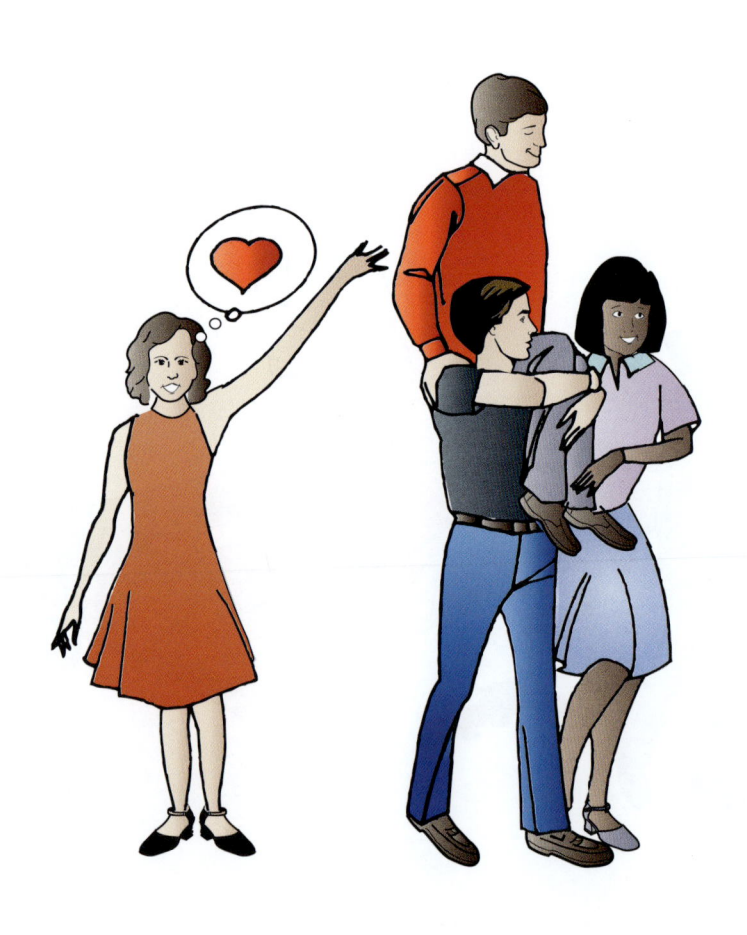

Em pacientes com taquiarritmias que resultam em síncope, uma maior avaliação geralmente está indicada, devido à elevada probabilidade de recorrência. Essa avaliação geralmente inclui pelo menos exames laboratoriais adequados (p. ex., para excluir distúrbios eletrolíticos e hipertireoidismo), um ECG, um ecocardiograma de estresse (para investigar doença valvar e doença coronariana) e uma monitoração ambulatorial para capturar qualquer distúrbio de ritmo adicional. A atividade convulsiva associada ao evento sincopal ou a qualquer déficit neurológico persistente necessitará de uma avaliação neurológica completa. Em muitos estados e países, se não for encontrada alguma causa tratável para o evento sincopal, o paciente deve ser proibido de dirigir por vários meses.

CASO 4

George M., irascível e mais velho que o tempo, vem lhe ver no final da tarde de uma sexta-feira (ele sempre vem no final da tarde de sexta-feira, provavelmente porque ele sabe que você gosta de começar o fim de semana cedo). Desta vez, ele lhe diz que teve um desmaio no dia anterior e agora está sentindo tontura. Ele também tem uma estranha sensação de tremor no peito. George está sempre se queixando de algo, e você ainda não achou nada errado com ele no tempo que o conhece, mas, para ser cuidadoso, você faz um ECG.

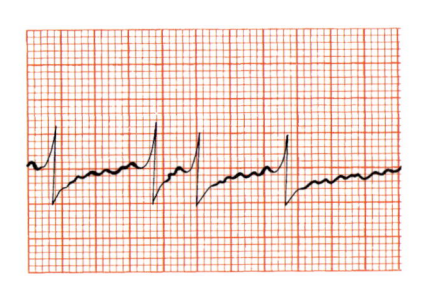

Você rapidamente reconhece a arritmia e está pegando o seu estetoscópio quando George revira os olhos e desmaia. Felizmente, o ECG ainda está correndo e você vê o seguinte registro:

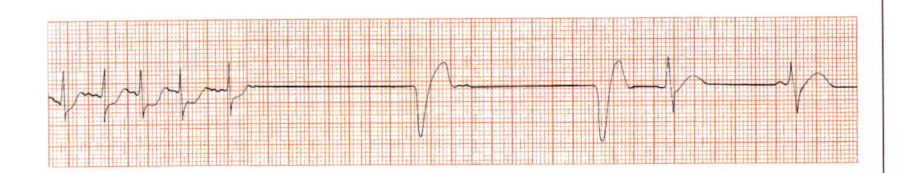

Você se abaixa ao lado dele, pronto para, se necessário, começar uma ressuscitação cardiopulmonar, quando ele abre os olhos e balbucia alguma coisa. O ECG agora mostra:

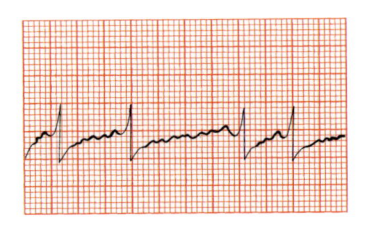

Você pode não saber o que se passa, mas pelo menos você pode identificar os três traçados. Certo?

O primeiro e o terceiro traçados são iguais, mostrando uma fibrilação atrial clássica. A linha de base é ondulante, sem ondas P definidas, e os complexos QRS aparecem irregularmente. O segundo traçado é mais interessante. Ele mostra a fibrilação atrial terminando abruptamente e então uma longa pausa. (Foi durante essa pausa que George caiu no chão, o resultado de uma hipóxia cerebral causada por um débito cardíaco insuficiente.) Os batimentos que você vê a seguir são batimentos de escape ventricular. Os complexos QRS são largos e bizarros, não há ondas P, e a frequência é de cerca de 33 bpm, exatamente o que você esperaria de um ritmo de escape ventricular. O elemento final que você vê no registro é o nó sinusal finalmente retornando. O último registro mostra o paciente novamente em fibrilação atrial.

George tem *síndrome do nó sinusal*, também denominada *síndrome bradicardia-taquicardia (bradi-taqui)*. Ela é caracterizada por episódios alternantes de taquicardia supraventricular, como fibrilação atrial, e bradicardia. Com frequência, quando a arritmia supraventricular termina, há uma longa pausa (maior do que 4 segundos) antes de o nó sinusal começar a estimular novamente (daí, o termo nó doente). Felizmente, para George, alguns batimentos de escape ventricular vieram para resgatá-lo.

A síndrome do nó sinusal geralmente reflete doença subjacente significativa do sistema de condução do tipo que iremos estudar no próximo capítulo. Esse é um dos principais motivos para implante de marca-passo.

George M. é reanimado no seu consultório e insiste em ir para casa. Felizmente, alguém mais sábio o convence a ir para o hospital e ele é levado de ambulância. Uma curta permanência na unidade de cuidados cardiológicos confirma que ele não teve um ataque cardíaco, mas o monitor cardíaco mostra inúmeros episódios de bradicardia prolongada alternando com várias arritmias supraventriculares. Então, é decidido que George deverá receber um marca-passo, e ele concorda, embora esteja relutante. O marca-passo fornece segurança, dando ao coração de George um "chute" elétrico cada vez que o seu mecanismo elétrico falha. George tem alta, e nenhum episódio de bradicardia sintomática volta a ocorrer.

CASO 5

Frederick van Z. é um renomado (e altamente tenso) maestro cujos delírios de grandeza são equilibrados com uma pequena dose regular de haloperidol, uma medicação antipsicótica prescrita comumente. Uma vez, tarde da noite, após uma apresentação de Beethoven em um grande teatro em sua cidade, ele é levado para o hospital com febre alta, confusão e sangue na urina (hematúria). Na sala de emergência, ele apresenta-se hipotenso por urosepse. Ele é tratado imediatamente com o antibiótico intravenoso levofloxacino. A derivação II no monitor cardíaco na emergência mostrou o registro a seguir. Você pode identificar esse ritmo?

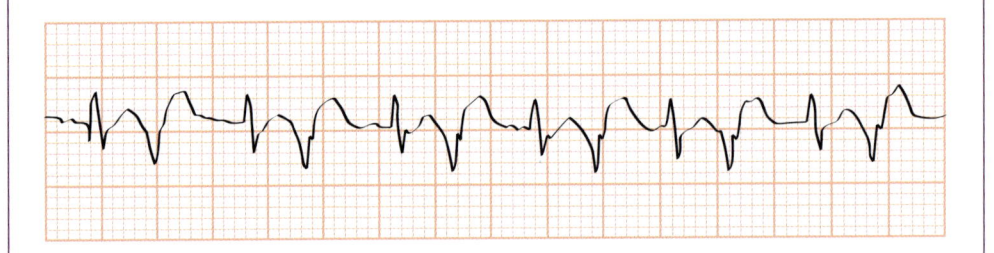

Você deve reconhecer dois tipos distintos de batimentos de morfologia muito diferente alternando-se. O maestro apresenta bigeminismo, com batimentos supraventriculares (batimentos juncionais, com complexo QRS estreito e sem onda P visível), que ocorre em uma proporção de 1:1 com batimentos ventriculares (CVPs com complexo QRS largo).

Ele é transferido para uma unidade de cuidados intensivos, onde você assume o caso. Logo que ele é conectado ao monitor cardíaco, você vê o seguinte. O que aconteceu?

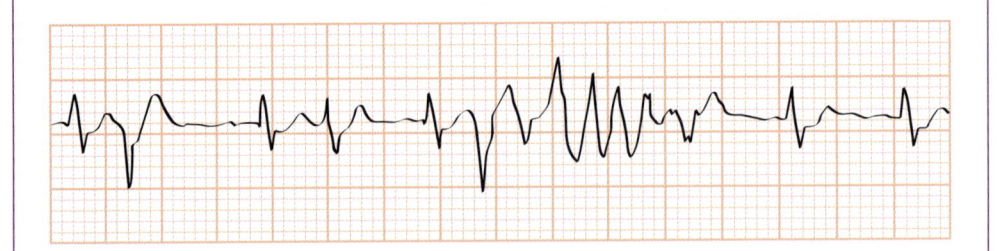

Vamos ler esse registro da esquerda para a direita. O primeiro batimento é um batimento juncional; o segundo, uma CVP; e o terceiro e quarto, mais dois batimentos juncionais. Ele claramente não está mais apenas bigeminando. No quinto batimento, logo após o complexo QRS, uma CVP atingiu um intervalo QT vulnerável e desencadeou um curto episódio de TV, que, felizmente, terminou de forma espontânea.

Momentos depois, a pressão arterial colapsou, o corpo entrou em convulsão no leito, e você vê a arritmia a seguir. Subitamente, você a reconhece e se prepara para entrar em ação. O que o traçado mostra?

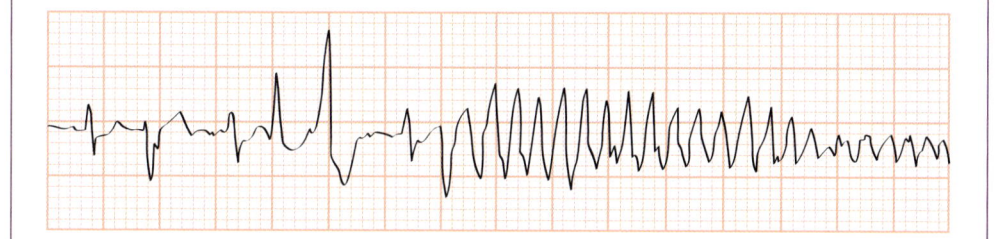

Como no traçado anterior, uma CVP caiu em um intervalo QT, mas agora a TV resultante persiste. As alterações na amplitude (refletindo uma alteração no eixo à medida que complexos QRS giram em torno da linha de base) identificam a arritmia como uma *torsade de pointes*, uma emergência clínica.

O grande maestro é tratado com sucesso (o marca-passo temporário de urgência faz o milagre), e os sinais vitais voltam ao normal. Várias horas mais tarde, o registro mostra o traçado a seguir. O que você vê? (Dica: observe cuidadosamente a duração dos vários intervalos.)

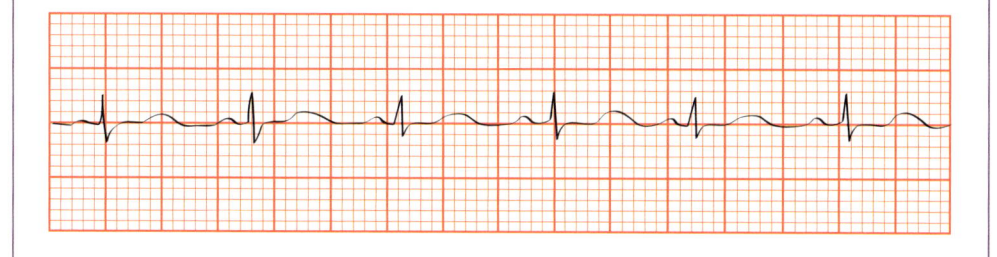

Ele está em ritmo sinusal normal – observe a presença de ondas P –, mas preste atenção ao intervalo QT. Normalmente, ele deveria compreender cerca de 40% do ciclo cardíaco, mas aqui ele mede bem mais que 50% do ciclo cardíaco. Esse intervalo QT prolongado foi o substrato perfeito para a ocorrência de *torsade de pointes*. O paciente estava em uso de dois fármacos que podem prolongar o intervalo QT – haloperidol, que ele estava usando cronicamente, e levofloxacino, o antibiótico que ele recebeu na unidade de emergência e que alongou agudamente o intervalo QT ainda mais e preparou o cenário para os eventos quase fatais que ocorreram a seguir. Você descontinua imediatamente ambas as medicações, e o intervalo QT se normaliza. Não haverá mais episódios de *torsade de pointes* no seu plantão!

4 Bloqueios de condução

Neste capítulo, você aprenderá:

1 | O que é um bloqueio de condução.

2 | Que há vários tipos de bloqueio de condução que podem ocorrer entre o nó sinusal e o nó atrioventricular (AV), alguns de pouca importância e outros que podem ser fatais.

3 | Como reconhecer cada um desses *bloqueios AV* no eletrocardiograma (ECG).

4 | Que os bloqueios de condução também podem ocorrer nos ventrículos, e esses *bloqueios de ramo* também são facilmente identificados no ECG.

5 | Que às vezes a condução ao longo de apenas um fascículo de um ramo pode estar bloqueada.

6 | Como reconhecer bloqueios AV e bloqueios de ramo combinados no ECG.

7 | Para que são usados os marca-passos e como reconhecer as espículas de atividade elétrica no ECG.

8 | Sobre os casos de Sally M., Jamar N. e Jeong O., que ilustrarão a importância de saber quando os bloqueios de condução são realmente preocupantes.

O que é um bloqueio de condução?

Qualquer obstrução ou retardo do fluxo de eletricidade ao longo das vias normais de condução elétrica é denominado *bloqueio de condução*.

> Tecnicamente, nem tudo que chamamos de bloqueio de condução são bloqueios verdadeiros; enquanto alguns realmente impedem o fluxo de corrente, outros, em muitos casos, apenas a desaceleram. Todavia, o termo permanece, e iremos usá-lo ao longo deste capítulo.

Um bloqueio de condução pode ocorrer em qualquer parte do sistema de condução do coração. Há três tipos de bloqueio de condução, definidos por sua localização anatômica:

1. *Bloqueio do nó sinusal:* este é o bloqueio de saída do nó sinusal sobre o qual discutimos no capítulo anterior. Nessa situação, o nó sinusal dispara normalmente, mas a onda de despolarização é bloqueada imediatamente e não é transmitida para o tecido atrial. No ECG, ele parece com uma pausa no ciclo cardíaco normal. Não iremos discuti-lo mais.
2. *Bloqueio AV:* esse termo se refere a qualquer bloqueio de condução entre o nó sinusal e as fibras de Purkinje. Observe que isso inclui o nó AV e o feixe de His.
3. *Bloqueio de ramo:* como o nome indica, bloqueio de ramo refere-se a um bloqueio de condução em um ou ambos os ramos ventriculares. Às vezes, apenas uma parte do ramo esquerdo está bloqueada; essa circunstância é chamada de *bloqueio fascicular* ou *hemibloqueio*.

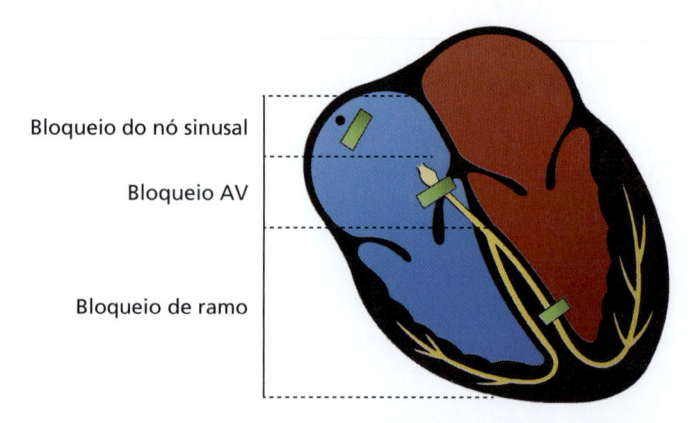

Em uma aproximação grosseira, esta figura mostra os locais típicos dos três principais bloqueios de condução.

Bloqueios AV

Os bloqueios AV ocorrem em três variedades, chamados (com uma completa falta de imaginação) de *primeiro grau, segundo grau* e *terceiro grau*. Eles são diagnosticados pelo exame cuidadoso da relação entre as ondas P e os complexos QRS.

Bloqueio AV de primeiro grau

O bloqueio AV de primeiro grau é caracterizado por um retardo prolongado na condução no nó AV ou no feixe de His (lembre-se de que o feixe de His é a parte do sistema de condução localizada logo abaixo do nó AV. Um ECG de 12 derivações de rotina não consegue distinguir entre um bloqueio no nó AV e um no feixe de His). A onda de despolarização se espalha normalmente a partir do nó sinusal por meio dos átrios, mas, ao chegar ao nó AV, ela é mantida por um tempo maior do que o normal décimo de segundo. Como resultado, o intervalo PR – o tempo entre o início da despolarização atrial e o início da despolarização ventricular, um período que engloba o retardo no nó AV – é prolongado.

O diagnóstico de bloqueio AV de primeiro grau requer apenas que o intervalo PR seja maior do que 0,2 segundo.

No bloqueio AV de primeiro grau, a despeito do retardo no nó AV ou no feixe de His, cada impulso atrial eventualmente passa pelo nó AV para ativar os ventrículos. Portanto, para ser preciso, o bloqueio AV de primeiro grau não é realmente um "bloqueio", mas sim um "retardo" na condução. Cada complexo QRS é precedido de uma única onda P.

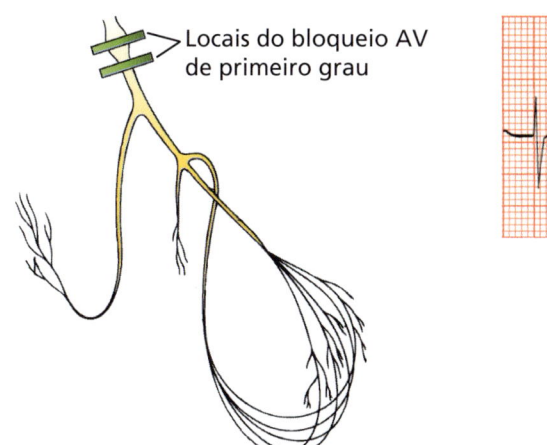

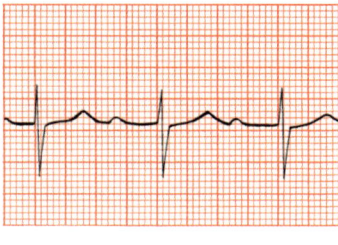

Bloqueio AV de primeiro grau. Observe o intervalo PR prolongado.

O bloqueio AV de primeiro grau é um achado comum em corações normais, particularmente durante o sono, mas também pode ser um sinal precoce de doença degenerativa do sistema de condução ou uma manifestação transitória de miocardite ou intoxicação medicamentosa. Por si só, ele não requer tratamento (mas, por uma exceção importante, veja nossa discussão sobre doença de Lyme na página 186).

Bloqueio AV de segundo grau

No *bloqueio AV de segundo grau*, nem todo impulso atrial é capaz de passar pelo nó AV para os ventrículos. Como algumas ondas P não conduzem para os ventrículos, a proporção de ondas P para complexos QRS é maior do que 1:1. A distância entre uma onda P e a próxima não se altera, uma vez que o nó sinusal não é afetado.

Apenas para tornar as coisas mais interessantes, há dois tipos de bloqueio AV de segundo grau: *bloqueio AV de segundo grau Mobitz tipo I*, mais comumente denominado *bloqueio de Wenckebach*, e *bloqueio AV de segundo grau Mobitz tipo II*.

> Se esses nomes soam arbitrários e desnecessariamente obscuros, na verdade, eles estão enraizados na história eletrocardiográfica. Em 1942, Woldemar Mobitz, um médico russo-alemão, classificou pela primeira vez os diferentes tipos de bloqueio AV de segundo grau. Karel Frederik Wenckebach foi um anatomista holandês que, em 1899, reconheceu pela primeira vez o bloqueio AV que hoje leva seu nome.

Bloqueio de Wenckebach (bloqueio AV de segundo grau Mobitz tipo I)

O bloqueio de Wenckebach é quase sempre devido a um bloqueio *dentro* do nó AV. Os efeitos elétricos do bloqueio de Wenckebach são únicos. O bloqueio, ou retardo, é variável, aumentando com cada impulso subsequente. **Cada impulso atrial sucessivo encontra um retardo cada vez mais longo no nó AV até que um impulso (geralmente cada terceiro ou quarto) falha em atravessá-lo**. O que você vê no ECG é um alongamento progressivo do intervalo PR a cada batimento e, depois, subitamente uma onda P que não é seguida de um complexo QRS (um "batimento bloqueado"). Após esse batimento bloqueado, durante o qual não aparece complexo QRS, a sequência repete-se, uma vez após a outra, e muitas vezes com uma regularidade impressionante.

O traçado a seguir mostra um bloqueio de Wenckebach 4:3, no qual o intervalo PR fica cada vez mais longo com cada batimento até que o quarto impulso atrial falha em estimular os ventrículos, produzindo uma proporção de 4 ondas P para cada 3 complexos QRS. Um simples mnemônico – *Wenckebach "widens" [alarga]* – pode lhe ajudar a lembrar da principal manifestação desse tipo de bloqueio AV.

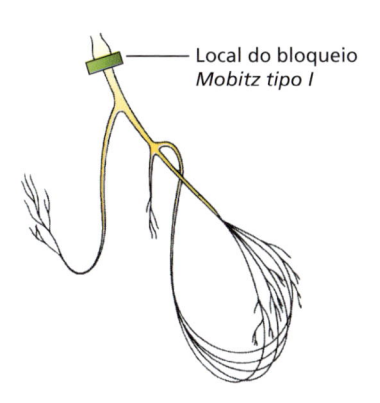

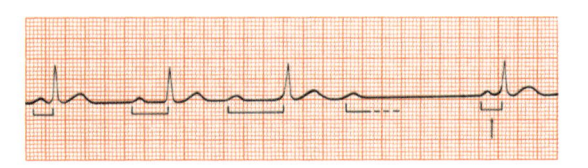

Local do bloqueio *Mobitz tipo I*

Bloqueio AV de segundo grau Mobitz tipo I (bloqueio de Wenckebach). Os intervalos PR se tornam progressivamente mais longos até que um complexo QRS falha.

O diagnóstico do bloqueio de Wenckebach requer o alongamento progressivo de cada intervalo PR sucessivo até que uma onda P falhe em conduzir por meio do nó AV e, portanto, não seja seguida de um complexo QRS.

Bloqueio AV de segundo grau Mobitz tipo II

O bloqueio Mobitz tipo II geralmente é devido a um bloqueio *abaixo* do nó AV, no feixe de His. Ele lembra o bloqueio de Wenckebach pelo fato de alguns, mas não todos, os impulsos atriais serem transmitidos aos ventrículos. Contudo, o alongamento progressivo do intervalo PR *não* ocorre. Em vez disso, a condução é um fenômeno tudo ou nada. O ECG mostra dois ou mais batimentos normais com intervalos PR normais e depois uma onda P que não é seguida de um complexo QRS (um batimento bloqueado). O ciclo então é repetido. A proporção de batimentos conduzidos para não conduzidos raramente é constante, com a proporção de ondas P para complexos QRS variando constantemente de 2:1 a 3:2, e assim por diante.

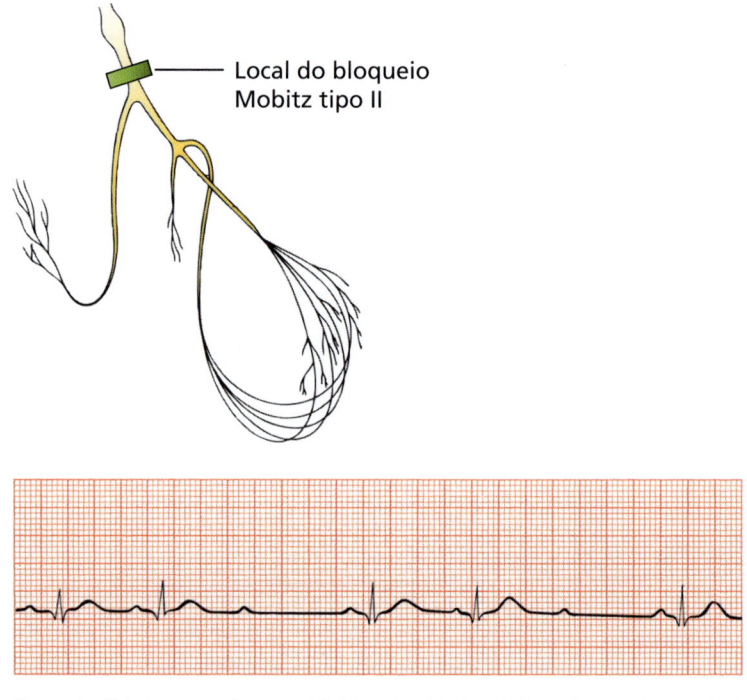

Local do bloqueio Mobitz tipo II

Bloqueio AV de segundo grau Mobitz tipo II. No ECG, cada terceira onda P não é seguida de um complexo QRS (batimento bloqueado).

O diagnóstico de bloqueio Mobitz tipo II requer a presença de um batimento bloqueado sem o alongamento progressivo do intervalo PR.

É um bloqueio Wenckebach ou um bloqueio Mobitz tipo II?

Compare as manifestações eletrocardiográficas do bloqueio de Wenckebach e do bloqueio Mobitz tipo II nos ECGs a seguir:

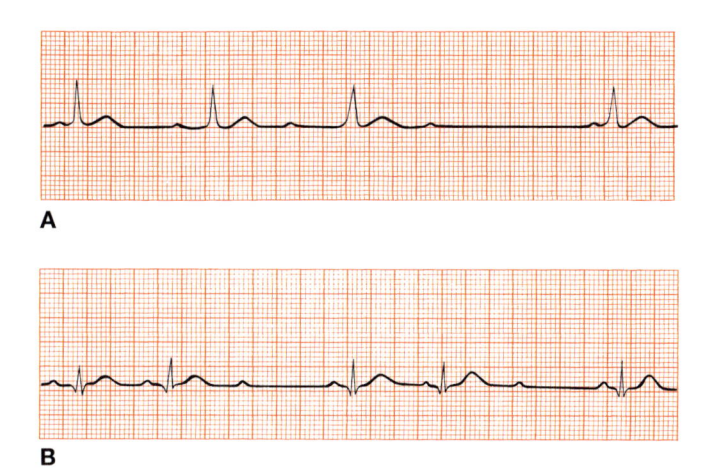

A

B

(*A*) Bloqueio Wenckebach, com alongamento progressivo do intervalo PR. (*B*) Bloqueio Mobitz tipo II, no qual o intervalo PR é constante.

Agora que você é um especialista, olhe para o ECG a seguir. Esse é um exemplo de bloqueio Wenckebach ou de um bloqueio Mobitz tipo II?

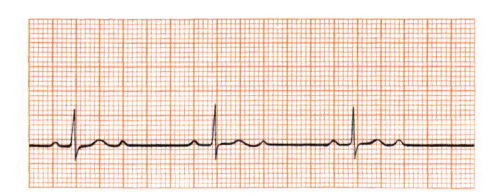

Bem, certamente esse é um exemplo de um bloqueio cardíaco de segundo grau. A proporção de ondas P para complexos QRS é de 2:1, mas você foi muito inteligente se percebeu que é impossível dizer se isso se deve a um bloqueio de Wenckebach ou a um bloqueio Mobitz tipo II. A distinção entre esses dois tipos de bloqueio de segundo grau depende de se há ou não um alongamento progressivo de PR; mas com uma proporção de 2:1, em que, a cada 2 batimentos, um é bloqueado, é impossível fazer essa determinação. Esse deveria simplesmente – e de forma mais acertada – ser denominado bloqueio AV 2:1.

> Aqui, há um pequeno segredo técnico que, a não ser que pretenda se tornar um cardiologista, você pode perfeitamente ignorar com segurança. Nos casos de bloqueio AV de segundo grau 2:1, como mostrado na página 181, há, na verdade, duas maneiras – uma clínica e uma invasiva – de identificar o local do bloqueio e determinar a gravidade do problema.
>
> A abordagem de beira de leito: o tônus vagal afeta o nó AV mais do que o feixe de His, de modo que qualquer fator que aumente o tônus vagal – por exemplo, a manobra de Valsalva ou a massagem do seio carotídeo – pode aumentar o bloqueio AV. No entanto, isso não afetará ou pode até, possivelmente, melhorar um bloqueio infranodal ao diminuir a frequência cardíaca, permitindo que o tecido infranodal tenha tempo para se recuperar entre os batimentos e conduzir com mais eficiência. Assim, dependendo da localização do bloqueio, o grau de bloqueio responderá de forma diferente à estimulação vagal, permitindo que você diferencie o bloqueio cardíaco Wenckebach do Mobitz tipo II.
>
> A abordagem invasiva: um estudo eletrofisiológico é o modo definitivo de fazer a diferenciação. Um pequeno eletrodo introduzido na região do feixe de His pode identificar se o local do bloqueio está acima, dentro ou abaixo do feixe de His.

Quando as circunstâncias permitem uma determinação mais acurada, é muito importante fazer a distinção entre o bloqueio de Wenckebach e o bloqueio AV de segundo grau Mobitz tipo II. Em geral, o bloqueio de Wenckebach é transitório e benigno e, raramente, progride para bloqueio AV de terceiro grau (ver na página 183), o qual pode ser perigoso e até fatal.

O bloqueio Mobitz tipo II, embora menos comum do que o bloqueio de Wenckebach, é muito mais grave, com frequência significando uma doença cardíaca subjacente, sendo capaz de progredir subitamente para um bloqueio cardíaco de terceiro grau.

Enquanto o implante de marca-passo geralmente não é necessário no bloqueio de Wenckebach, a não ser que o paciente esteja sintomático (p. ex., apresentando síncope), o bloqueio Mobitz tipo II em geral demanda a colocação de um marca-passo.

Bloqueio AV de terceiro grau

O *bloqueio cardíaco de terceiro grau* é o último dos bloqueios cardíacos. Nenhum impulso atrial passa pelo nó AV para ativar os ventrículos. Por esse motivo, ele frequentemente é denominado *bloqueio AV total*. O local do bloqueio pode ser no nó AV ou mais abaixo. Os ventrículos respondem a essa terrível situação gerando um ritmo de escape, geralmente uns inadequados 30 a 45 batimentos por minuto (bpm) (escape idioventricular, ver página 118). Os átrios e ventrículos continuam a se contrair, mas agora o fazem com suas próprias frequências intrínsecas, cerca de 60 a 100 bpm para os átrios e 30 a 45 bpm para os ventrículos. Os átrios e ventrículos não têm praticamente nada a ver um com o outro, estando separados pela barreira absoluta do bloqueio de condução completo. Já descrevemos esse tipo de situação na nossa discussão sobre taquicardia ventricular: ela é denominada *dissociação AV* e refere-se a qualquer circunstância na qual os átrios e os ventrículos estão sendo estimulados por marca-passos independentes.

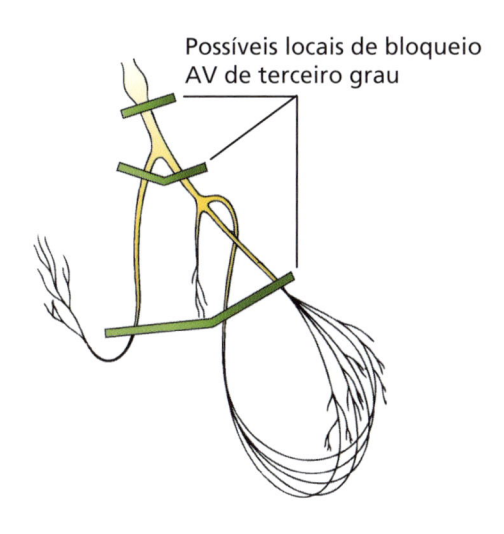

Possíveis locais de bloqueio AV de terceiro grau

No bloqueio cardíaco de terceiro grau, o ECG mostra ondas P passando pelo registro de ritmo na sua frequência normal (60-100 ondas por minuto), mas sem relação com os complexos QRS, que aparecem em um ritmo de escape muito mais lento. Os complexos QRS parecem amplos e bizarros, como uma contração ventricular prematura (CVP), uma vez que se originam de uma fonte ventricular.

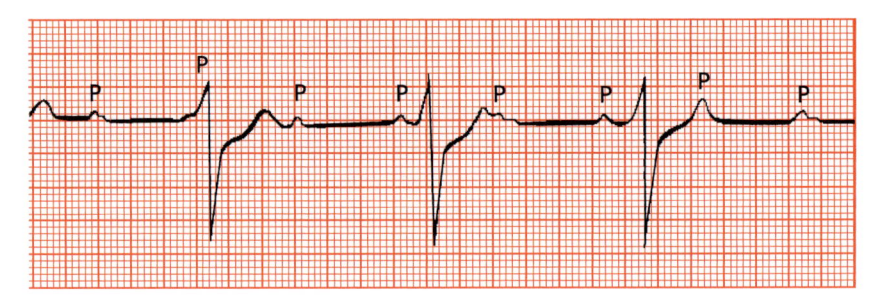

Bloqueio AV de terceiro grau. As ondas P aparecem em intervalos regulares, assim como os complexos QRS, mas eles não têm relação um com o outro. Os complexos QRS são largos, indicando uma origem ventricular.

Com a instalação de um bloqueio cardíaco de terceiro grau, pode haver um retardo (ou mesmo a ausência total) no aparecimento de um ritmo de escape ventricular. O ECG, então, mostrará batimentos sinusais (ondas P) ativando os átrios sem nenhuma atividade ventricular por vários segundos antes que a condução AV normal seja retomada ou finalmente apareça um ritmo de escape ventricular. Quando há 4 ou mais segundos sem atividade ventricular, o paciente em geral apresenta um quase desmaio ou um desmaio completo. Essas ocorrências foram denominadas episódios de Stokes-Adams e quase sempre necessitam do implante de um marca-passo (ver página 207).

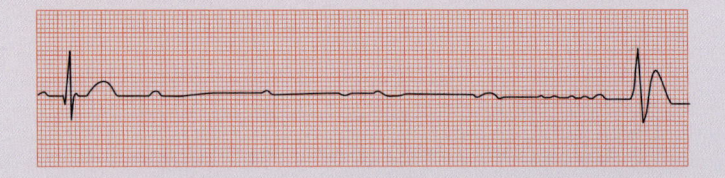

Este paciente estava em ritmo sinusal normal (ver o primeiro complexo) quando repentinamente entrou em bloqueio cardíaco completo. Há uma longa pausa, durante a qual você não pode ver nada além de ondas P; nenhum batimento de escape pode ser visto por vários segundos. Finalmente, o primeiro batimento de escape ventricular salva o dia, mas, durante a longa pausa, o paciente teve um ataque de Stokes-Adams.

Embora um ritmo de escape ventricular possa parecer exatamente com um surto lento de CVPs (taquicardia ventricular lenta), há uma diferença importante: as CVPs são *prematuras*, ocorrendo antes do próximo batimento esperado, e mesmo a taquicardia ventricular (TV) mais lenta será mais rápida do que o ritmo normal do paciente. Em contrapartida, um batimento de escape ventricular ocorre após uma longa pausa e, portanto, nunca é prematuro, e um ritmo de escape ventricular sustentado é sempre *mais lento* do que os batimentos normais. As CVPs, sendo intromissões prematuras, podem ser suprimidas com pouca consequência clínica. Um ritmo de escape ventricular, contudo, pode ser salvador, e a sua supressão pode ser fatal.

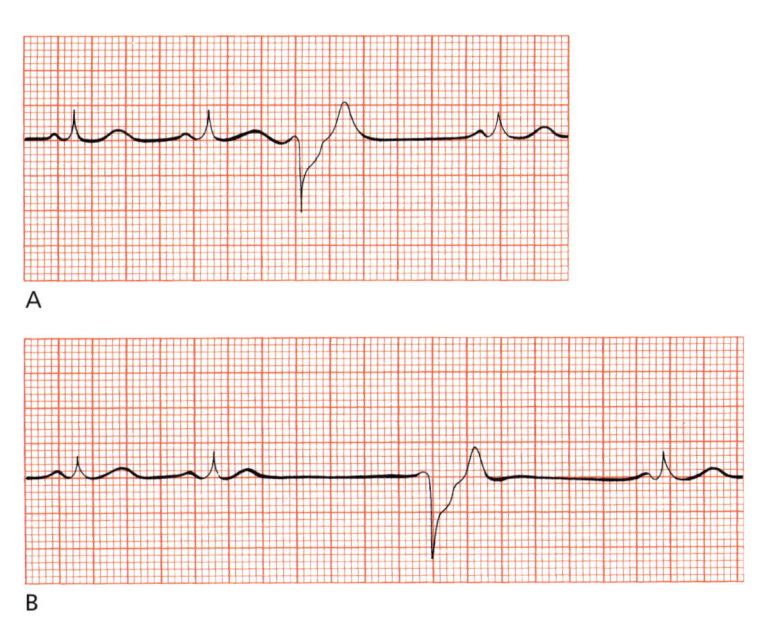

(A) O terceiro batimento é uma CVP, ocorrendo antes do próximo batimento normal antecipado. (B) O terceiro complexo ventricular ocorre tardiamente, após uma pausa prolongada. Isso é um batimento de escape ventricular.

> A dissociação AV também pode ocorrer quando há um bloqueio alto no nó AV, mas, nesse caso, há um ritmo *juncional* acelerado para estimular os ventrículos, o qual é mais rápido do que o ritmo sinusal. Essa situação raramente requer um marca-passo. Ela ocorre mais frequentemente em pacientes na vigência de um infarto agudo e naqueles que receberam uma superdose de medicação antiarrítmica.

O diagnóstico de bloqueio cardíaco de terceiro grau requer a presença de dissociação AV, na qual a frequência ventricular é mais lenta do que a frequência sinusal ou atrial.

A doença degenerativa do sistema de condução é a principal causa de bloqueio cardíaco de terceiro grau. O bloqueio cardíaco total também pode complicar um infarto agudo do miocárdio. Os marca-passos são quase sempre necessários quando ocorre bloqueio AV de terceiro grau. Essa é uma emergência clínica verdadeira.

> A maioria dos bloqueios cardíacos completos é permanente. Uma das causas mais comuns de bloqueio cardíaco total *reversível* é a doença de Lyme, causada por infecção pela espiroqueta *Borrelia burgdorferi*. O bloqueio cardíaco ocorre por inflamação do miocárdio e do sistema de condução, podendo haver qualquer nível de bloqueio AV. Os pacientes com bloqueio AV tipo 1, geralmente benigno, no qual o intervalo PR é > 300 ms, podem progredir rapidamente para bloqueio AV completo e necessitar de internação. Em pacientes com doença de Lyme que desenvolvem bloqueio AV completo, o bloqueio ocorre, normalmente, dentro do nó AV e está associado a um ritmo de escape *juncional* com complexo QRS estreito. Uma dosagem do título de Lyme pode evitar a necessidade de um marca-passo permanente, embora possa ser necessário um marca-passo temporário. O tratamento geralmente inclui antibióticos e corticosteroides.
>
> Algumas formas de bloqueio AV total se desenvolvem na fase pré-natal (bloqueio cardíaco congênito) e estão associadas, frequentemente, a um ritmo de escape ventricular estável e adequado. Os marca-passos permanentes só são implantados nessas crianças se houver um comprometimento definido do desenvolvimento que possa ser atribuído a um débito cardíaco inadequado.

Bloqueios de condução | **187**

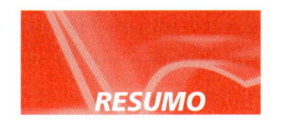

RESUMO

Bloqueios AV

O bloqueio AV é diagnosticado pelo exame da relação entre as ondas P e os complexos QRS.

1. *Primeiro grau:* o intervalo PR é maior do que 0,2 segundo; *todos* os batimentos são conduzidos para os ventrículos.

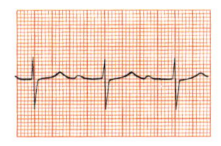

2. *Segundo grau:* apenas *alguns* batimentos são conduzidos para os ventrículos.
   a. *Mobitz tipo I* (Wenckebach): prolongamento progressivo do intervalo PR até que um QRS é bloqueado.

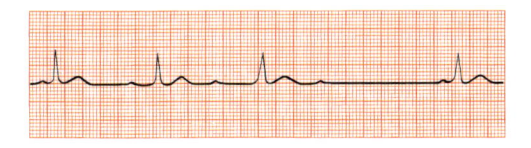

   b. *Mobitz tipo II:* condução tudo ou nada, na qual os complexos QRS são bloqueados periodicamente sem um prolongamento do intervalo PR.

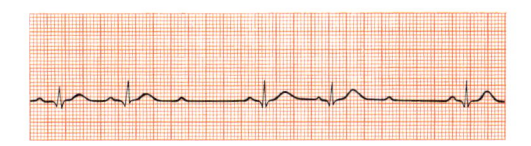

3. *Terceiro grau:* nenhum batimento é conduzido para os ventrículos. Há um bloqueio cardíaco total com dissociação AV. Nenhum impulso vindo de cima atinge os ventrículos, os quais são estimulados por um ritmo de escape ventricular.

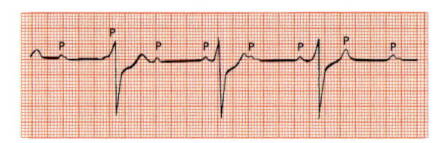

> **Nota:** graus diferentes de bloqueio AV podem coexistir no mesmo paciente. Assim, por exemplo, um paciente pode ter bloqueio AV de primeiro grau e bloqueio cardíaco Mobitz tipo II em momentos diferentes. Os bloqueios também podem ser transitórios – um paciente com doença de Lyme pode apresentar alternadamente graus diferentes de bloqueio AV dentro de segundos.

Bloqueio de ramo

O termo *bloqueio de ramo* refere-se ao bloqueio (ou retardo) de condução do fluxo de corrente no ramo esquerdo ou no ramo direito. A figura a seguir revisa a anatomia dos ramos ventriculares.

Uma breve revisão da despolarização ventricular

A sequência normal da ativação ventricular deve ser familiar para você agora. A onda de despolarização segue do nó AV e do feixe de His pelos ramos ventriculares. Os ramos direito e esquerdo fornecem a corrente aos ventrículos direito e esquerdo, respectivamente. Esse é o meio mais eficiente de dispersar a corrente elétrica, e o complexo QRS resultante, representando a despolarização ventricular do início ao fim, é estreito – menos de 0,10 segundo de duração. Do mesmo modo, como a massa de músculo do ventrículo esquerdo é muito maior do que a do ventrículo direito, as forças elétricas do ventrículo esquerdo dominam o ventrículo direito, e o eixo elétrico resultante é direcionado para a esquerda, posicionado entre 0° e +90°.

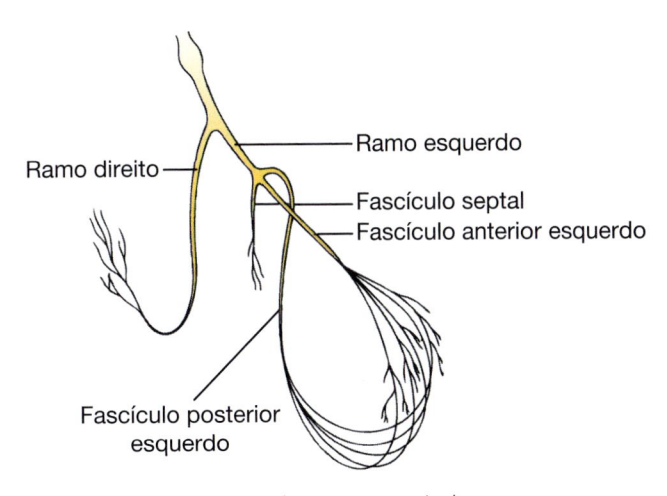

Anatomia dos ramos ventriculares.

Assim, na despolarização ventricular normal, o complexo QRS é estreito, e o eixo elétrico posiciona-se entre 0º e 90º. *Tudo isso se altera no bloqueio dos ramos.*

O bloqueio de ramo é diagnosticado por meio da análise da largura, do eixo e da configuração dos complexos QRS.

Bloqueio de ramo direito

No *bloqueio de ramo direito*, a condução pelo ramo direito está obstruída. Como resultado, a despolarização ventricular direita é retardada; ela não começa até que o ventrículo esquerdo esteja quase completamente despolarizado. Isso provoca dois eventos no EGG:

1. O retardo na despolarização do ventrículo direito prolonga o tempo total de despolarização ventricular. Como resultado, o complexo QRS alarga-se além de 0,12 segundo.

2. O complexo QRS alargado assume uma forma única, praticamente diagnóstica, nas derivações sobrejacentes ao ventrículo direito: V1 e V2. O complexo QRS *normal* nessas derivações consiste em uma pequena onda R positiva e uma onda S negativa profunda, refletindo a dominância elétrica do ventrículo esquerdo. No *bloqueio do ramo direito*, você ainda pode ver as ondas R e S iniciais quando o ventrículo esquerdo se despolariza. Contudo, à medida que o ventrículo direito começa a sua despolarização tardia, sem oposição pelo ventrículo esquerdo (agora totalmente despolarizado e eletricamente silencioso), o eixo elétrico do fluxo de corrente desvia-se agudamente para a direita. Isso inscreve uma *segunda* onda R, chamada de R' ("R linha"), nas derivações V1 e V2. Todo o complexo é chamado de RSR' ("R-S-R linha"), e seu aspecto tem sido comparado com orelhas de coelho. Ao mesmo tempo, nas derivações laterais esquerdas que ficam sobre o ventrículo esquerdo (I, aVL, V5 e V6), a despolarização ventricular direita tardia causa a inscrição de ondas S recíprocas profundas tardias.

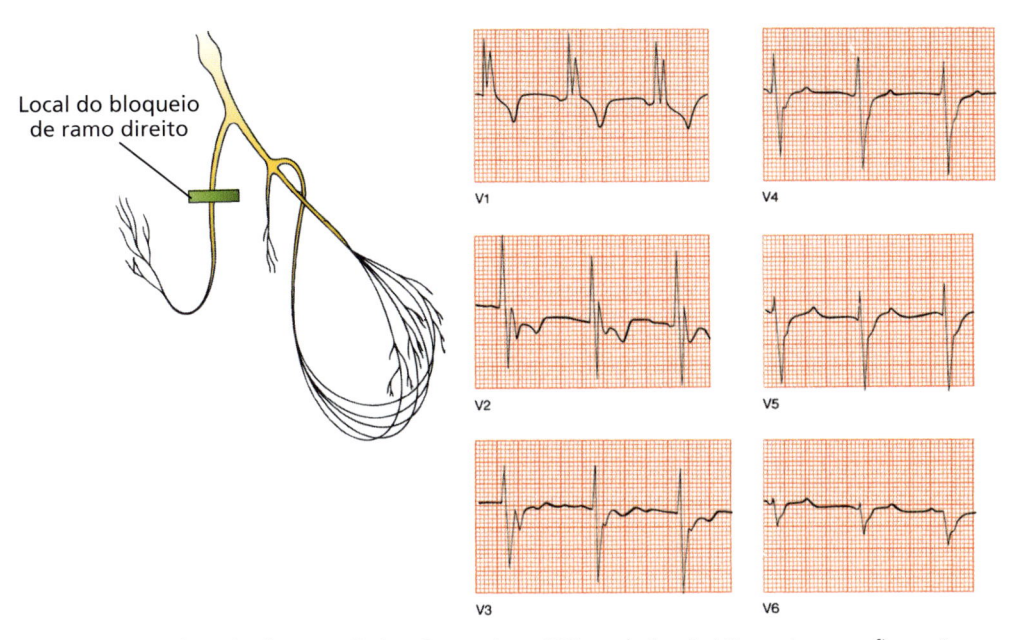

Bloqueio de ramo direito. O complexo QRS na derivação V1 mostra a configuração clássica de RSR' amplo. Observe, também, as ondas S em V5 e V6.

Para ser justo, e no espírito de divulgação completa, você deve saber que nem sempre verá um belo par de orelhas de coelho no bloqueio do ramo direito. Às vezes, como no traçado a seguir, você verá apenas ondas R altas nas derivações V1 e V2, mas os complexos QRS certamente serão largos.

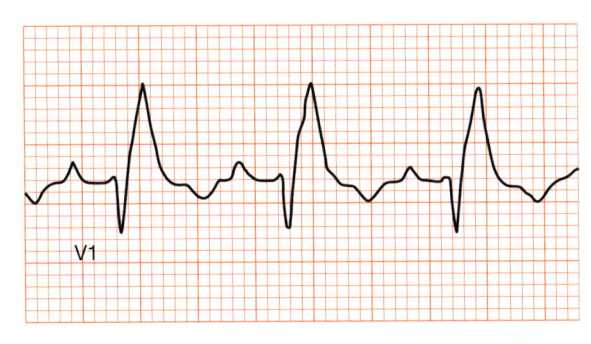

Derivação V1 mostrando bloqueio de ramo direito sem orelhas de coelho, mas com uma onda R alta e um QRS alargado.

Bloqueio de ramo esquerdo

No *bloqueio de ramo esquerdo*, é a despolarização do ventrículo esquerdo que é retardada. Novamente, ocorrem dois eventos no ECG:

1. O retardo na despolarização ventricular esquerda produz um complexo QRS alargado além de 0,12 segundo de duração.
2. O complexo QRS nas derivações sobrejacentes ao ventrículo esquerdo (I, aVL, V5 e V6) mostrarão uma alteração característica na forma. Os complexos QRS nessas derivações já têm ondas R altas. A despolarização ventricular esquerda retardada causa um acentuado prolongamento na elevação daquelas ondas R altas, que então terão o topo alargado ou entalhado. Orelhas de coelho verdadeiras são menos comuns do que no bloqueio de ramo direito. Aquelas derivações sobrejacentes do ventrículo direito mostrarão ondas S recíprocas profundas e largas. O ventrículo esquerdo é tão dominante no bloqueio de ramo esquerdo que o desvio de eixo para a esquerda também pode estar presente, mas isso é variável.

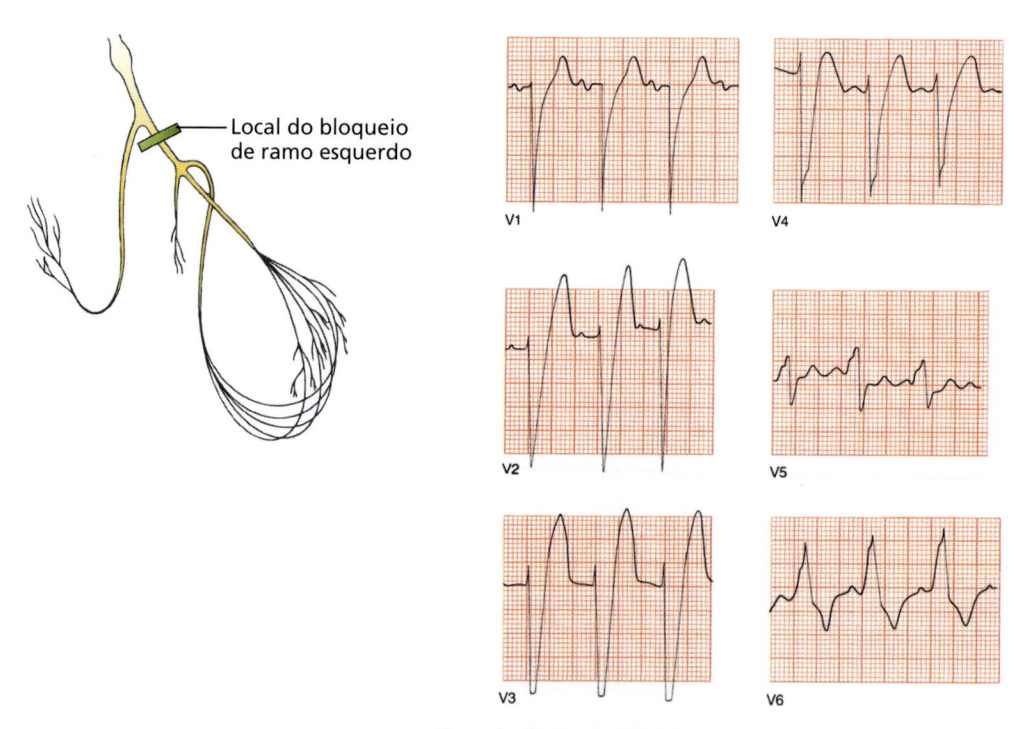

Bloqueio de ramo esquerdo.

Bloqueio de ramo e repolarização

Nos eletrocardiogramas anteriores, você notou segmentos ST deprimidos e ondas T invertidas nas derivações V1 a V3 com bloqueio de ramo direito e nas derivações V5 e V6 com bloqueio de ramo esquerdo? Essas alterações do segmento ST e da onda T ocorrem porque a sequência de *repolarização* também é afetada pelo bloqueio da condução.

No bloqueio de ramo direito, as derivações precordiais direitas mostrarão depressão do segmento ST e inversão da onda T, exatamente como as anormalidades de repolarização que ocorrem na hipertrofia ventricular (ver página 95).

Do mesmo modo, no bloqueio de ramo esquerdo, a depressão do segmento ST e a inversão da onda T podem ser vistas nas derivações laterais esquerdas.

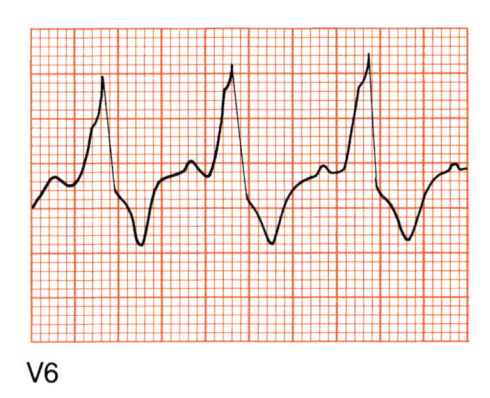

V6

Depressão do segmento ST e inversão da onda T na derivação V6 em um paciente com bloqueio de ramo esquerdo.

Quem tem bloqueio de ramo?

Embora o bloqueio de ramo direito possa ser causado por doenças do sistema de condução, ele também é um fenômeno bastante comum em corações normais em outros aspectos.

Os bloqueios de ramo esquerdo, por outro lado, raramente ocorrem em corações normais e quase sempre refletem doença cardíaca subjacente, como doença cardíaca degenerativa do sistema de condução ou doença isquêmica das artérias coronárias.

Frequência crítica

Os bloqueios de ramo direito e esquerdo podem ser intermitentes ou fixos. Em alguns indivíduos, o bloqueio de ramo aparece apenas quando uma frequência cardíaca particular, chamada de *frequência crítica*, é atingida. Em outras palavras, os ventrículos conduzem normalmente o impulso elétrico com frequências cardíacas lentas, mas, acima de uma certa frequência, o bloqueio de ramo se desenvolve.

O desenvolvimento de um bloqueio de ramo relacionado com a frequência está diretamente relacionado com o tempo que um ramo particular leva para se repolarizar e, assim, se preparar para a passagem do próximo impulso elétrico. Se a frequência cardíaca é tão rápida que um ramo em particular não pode se repolarizar a tempo, haverá um bloqueio temporário da condução, resultando no aspecto eletrocardiográfico clássico de bloqueio de ramo relacionado com a frequência.

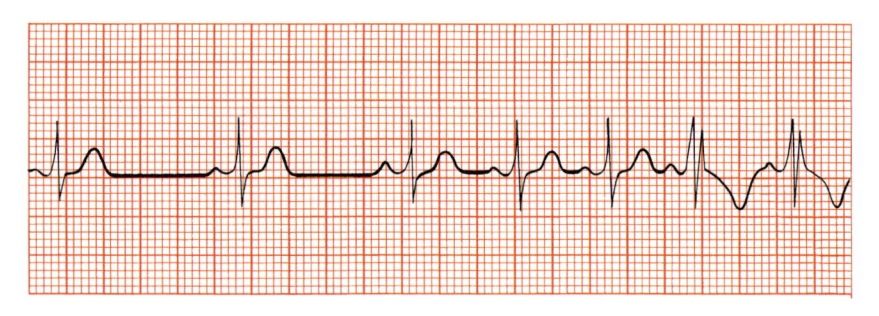

Um exemplo de frequência crítica (derivação V2). À medida que o coração se acelera, o padrão de bloqueio de ramo direito aparece.

A ocorrência de um bloqueio de ramo relacionado com a frequência depende da mesma fisiologia que responde pela condução aberrante das arritmias supraventriculares (ver página 155), nas quais o batimento supraventricular conduzido de forma aberrante resulta de falha de alguma porção dos ramos de se repolarizar no momento adequado.

RESUMO

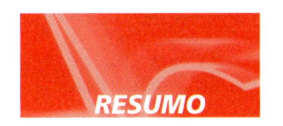

Bloqueio de ramo

O bloqueio de ramo é diagnosticado por meio da análise da largura e da configuração dos complexos QRS.

Critérios para bloqueio de ramo direito

1. Complexo QRS alargado para mais de 0,12 segundo.
2. RSR' (orelhas de coelho) ou onda R alta em V1 e V2 com depressão do segmento ST e inversão da onda T.
3. Alterações recíprocas em V5, V6, I e aVL.

Critérios para bloqueio de ramo esquerdo

1. Complexo QRS alargado para mais de 0,12 segundo.
2. Onda R larga ou entalhada com espícula prolongada nas derivações V5, V6, I e aVL, com depressão do segmento ST e inversão da onda T.
3. Alterações recíprocas em V1 e V2.
4. Pode haver desvio do eixo para a esquerda.

> **Nota:** como o bloqueio de ramo afeta o tamanho e o aspecto das ondas R, os critérios de hipertrofia ventricular discutidos no Capítulo 2 não podem ser usados se houver bloqueio de ramo. Especificamente, o bloqueio de ramo direito impede o diagnóstico de hipertrofia ventricular direita, e o bloqueio de ramo esquerdo impede o diagnóstico de hipertrofia ventricular esquerda. Além disso, o diagnóstico de um infarto do miocárdio pode ser extremamente difícil na presença de bloqueio de ramo esquerdo; veremos por que no Capítulo 6.

Hemibloqueios

Aqui, novamente há uma figura do sistema de condução ventricular. O ramo esquerdo é composto de três fascículos separados – o fascículo septal, o fascículo anterior esquerdo e o fascículo posterior esquerdo. O termo *hemibloqueio* refere-se ao bloqueio de condução de apenas um desses fascículos. O ramo direito não se divide em fascículos separados; logo, o conceito de hemibloqueio aplica-se apenas ao sistema de condução ventricular esquerdo.

Não precisamos nos preocupar com os bloqueios septais. Os hemibloqueios dos fascículos anterior e posterior, contudo, são comuns e importantes.

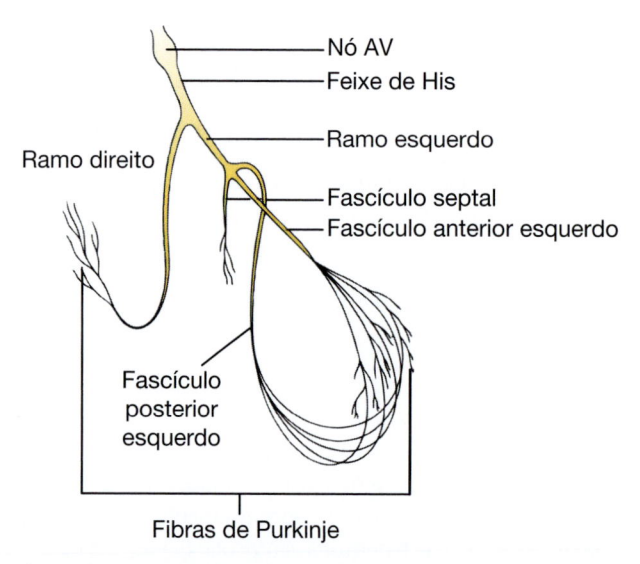

O sistema de condução ventricular. O ramo direito permanece intacto, ao passo que o ramo esquerdo se divide em três fascículos separados.

Hemibloqueios causam desvios de eixo

O principal efeito dos hemibloqueios sobre o ECG é o *desvio de eixo*. Aqui, veremos por quê.

Como mostrado na figura anterior, o fascículo anterior esquerdo posiciona-se superior e lateralmente ao fascículo posterior esquerdo. No *hemibloqueio anterior esquerdo*, a condução pelo fascículo anterior esquerdo está bloqueada. Toda a corrente, portanto, passa pelo fascículo posterior esquerdo para a superfície inferior do coração. A despolarização do miocárdio do ventrículo esquerdo ocorre, progredindo em direção inferior-superior e direita-esquerda.

O eixo de despolarização ventricular é, portanto, redirecionado para cima e discretamente para a esquerda, inscrevendo ondas R positivas altas nas derivações laterais esquerdas e ondas S profundas inferiormente. Isso resulta em *desvio do eixo para a esquerda,* em que o eixo elétrico de despolarização ventricular está redirecionado entre −30º e −90º.

Você se lembra como identificar o desvio de eixo para a esquerda? O método mais simples é olhar para o complexo QRS nas derivações I e aVF. O complexo QRS será positivo na derivação I e negativo em aVF. Contudo, essa análise definirá uma faixa de 0º a −90º, e o diagnóstico do hemibloqueio anterior esquerdo requer um desvio do eixo para a esquerda maior do que −30º. Portanto, olhe para a derivação II, que tem um ângulo de +60º; se o complexo QRS for negativo nessa derivação, então o eixo deve ser mais negativo do que −30º.

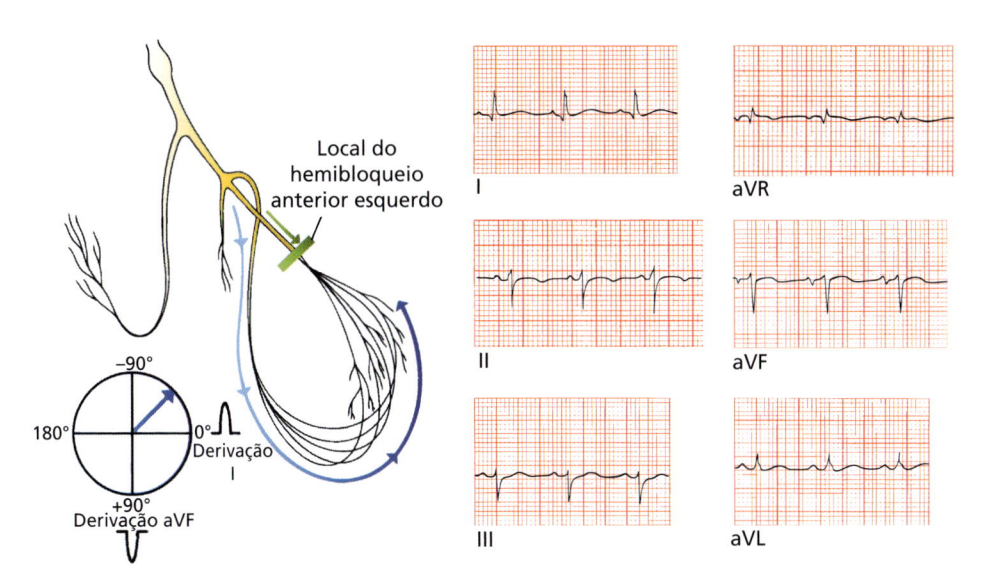

Hemibloqueio anterior esquerdo. O fluxo de corrente pelo fascículo anterior esquerdo está bloqueado; daí, toda a corrente precisa passar pelo fascículo posterior. O eixo resultante está redirecionado para cima e para a esquerda (desvio do eixo para a esquerda).

Existem muitas causas de desvio do eixo para a esquerda. Na verdade, acabamos de ver uma delas – bloqueio de ramo esquerdo. Mas há outras – você pode pensar em uma que já discutimos? Que tal a hipertrofia ventricular esquerda? E há outras que ainda não exploramos. Você só pode diagnosticar hemibloqueio anterior esquerdo quando nenhuma outra causa de desvio do eixo para a esquerda estiver presente.

No *hemibloqueio posterior esquerdo,* ocorre o inverso. Toda a corrente flui pelo fascículo anterior esquerdo, e a despolarização ventricular ocorre em uma direção superior-inferior e esquerda-direita. O eixo de despolarização então está direcionado para baixo e para a direita, inscrevendo ondas R altas inferiormente e ondas S profundas nas derivações laterais esquerdas. O resultado é o *desvio de eixo para a direita* (i.e., o eixo elétrico de despolarização ventricular está entre +90º e 180º). O complexo QRS será negativo na derivação I e positivo na derivação aVF.

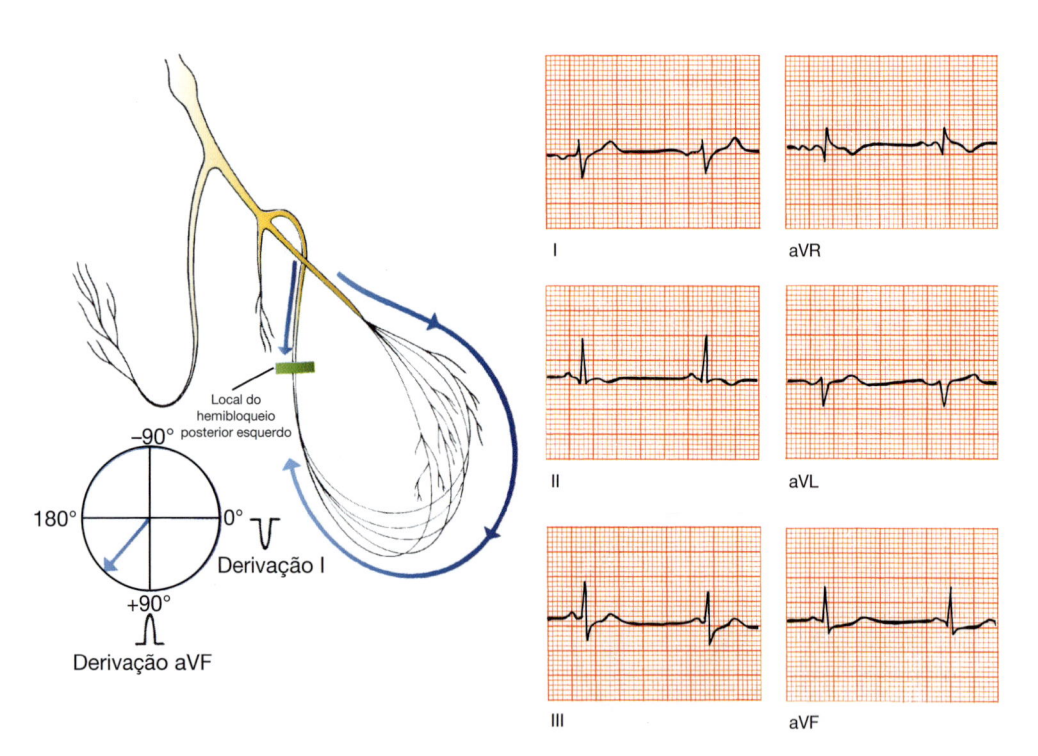

Hemibloqueio posterior esquerdo. O fluxo de corrente pelo fascículo posterior está bloqueado; daí, toda a corrente deve passar pelo fascículo anterior esquerdo. O eixo resultante está redirecionado para baixo e para a direita (desvio do eixo para a direita).

Assim como no caso de desvio do eixo para a esquerda com hemibloqueio anterior esquerdo, existem outras causas de desvio do eixo para a direita além do hemibloqueio posterior esquerdo. Uma causa comum é a doença pulmonar crônica, que encontraremos no Capítulo 7. Você só pode diagnosticar hemibloqueio posterior esquerdo se nenhuma outra causa de desvio do eixo para a direita estiver presente.

Hemibloqueios não prolongam o complexo QRS

Enquanto o complexo QRS está alargado nos bloqueios *completos* de ramo direito e esquerdo, a duração do QRS em ambos os tipos de hemibloqueios é normal. (Na verdade, há um leve prolongamento, mas não o suficiente para alargar o complexo QRS de forma apreciável.) Também não há alterações no segmento ST ou na onda T.

O hemibloqueio anterior esquerdo é muito mais comum do que o hemibloqueio posterior esquerdo, possivelmente porque o fascículo anterior é mais longo e mais fino e tem um suprimento sanguíneo mais tênue do que o fascículo posterior. O hemibloqueio anterior esquerdo pode ser visto em corações normais e doentes, ao passo que o hemibloqueio posterior esquerdo é praticamente exclusivo de corações doentes.

Há um hemibloqueio no ECG a seguir?

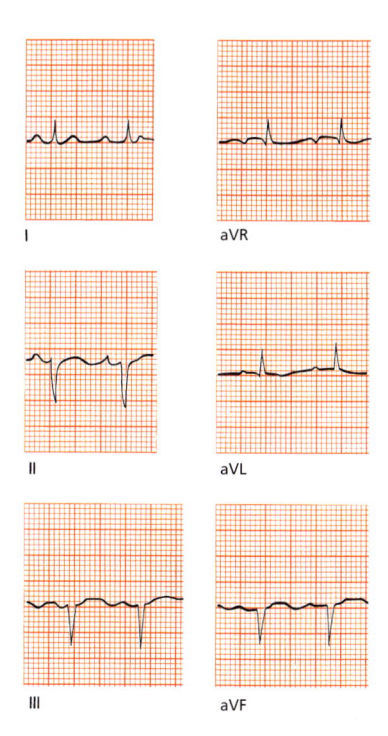

Desvio de eixo para a esquerda maior do que −30° indica a presença de hemibloqueio anterior esquerdo.

Lembre-se, antes de definir o diagnóstico de hemibloqueio, sempre é necessário verificar se outras causas de desvio de eixo, como hipertrofia ventricular, não estão presentes. Para a maioria dos indivíduos, se o traçado for normal, exceto pela presença de desvio de eixo, você pode se sentir razoavelmente confiante de que um hemibloqueio é o responsável.

Critérios de hemibloqueio

O hemibloqueio é diagnosticado por meio da procura do desvio de eixo para a direita ou para a esquerda.

Hemibloqueio anterior esquerdo

1. Duração normal do QRS e ausência de alterações do segmento ST e da onda T.
2. Desvio do eixo para a esquerda entre −30° e −90°.
3. Sem outra causa de desvio de eixo presente.

Hemibloqueio posterior esquerdo

1. Duração normal do QRS e ausência de alterações do segmento ST e da onda T.
2. Desvio do eixo para a direita.
3. Sem outra causa de desvio de eixo presente.

Combinação de bloqueio de ramo direito com hemibloqueios

O bloqueio de ramo direito e os hemibloqueios podem ocorrer juntos. O termo *bloqueio bifascicular* refere-se à combinação de bloqueio de ramo direito com hemibloqueio anterior esquerdo ou hemibloqueio posterior esquerdo. Os achados do ECG incluem uma combinação de características de hemibloqueio e de bloqueio de ramo direito. Pacientes com essa combinação têm maior risco de progredir para um bloqueio cardíaco completo.

Critérios para bloqueio bifascicular

As características do bloqueio de ramo direito combinado com o hemibloqueio anterior esquerdo são as seguintes:

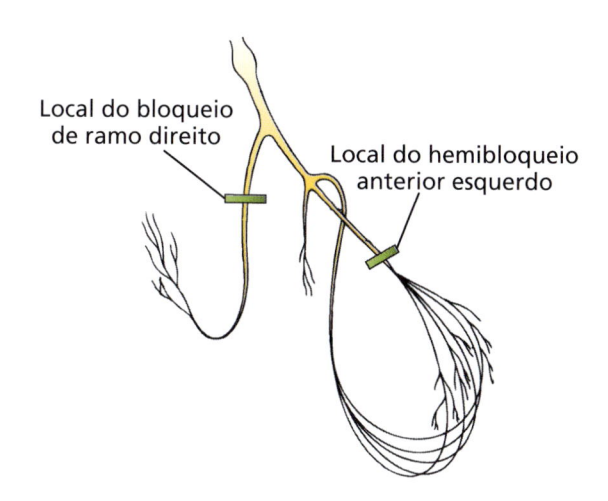

Bloqueio de ramo direito
- QRS mais largo do que 0,12 segundo.
- RSR' em V1 e V2.

Hemibloqueio anterior esquerdo
- Desvio do eixo para a esquerda entre −30° e −90°.

As características do bloqueio de ramo direito combinado com o hemibloqueio posterior esquerdo são:

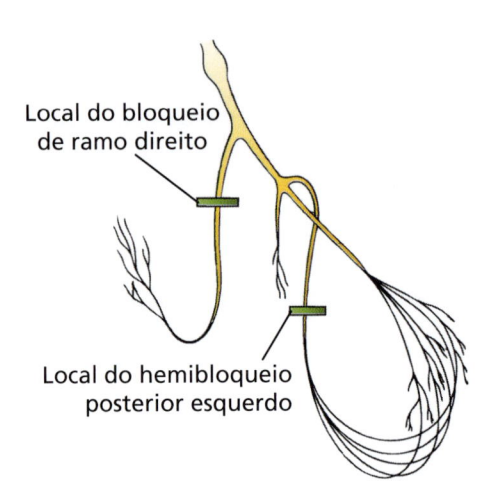

Bloqueio de ramo direito
- QRS mais largo do que 0,12 segundo.
- RSR' em V1 e V2.

Hemibloqueio posterior esquerdo
- Desvio do eixo para a direita.

Você pode identificar um bloqueio bifascicular neste ECG?

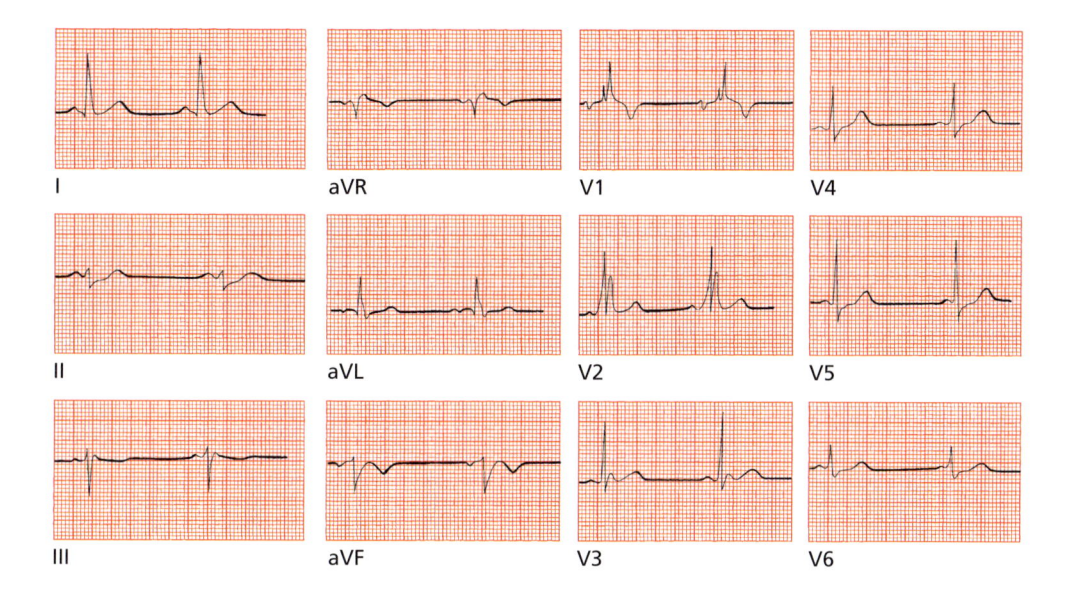

Esse é um exemplo de bloqueio de ramo direito combinado com hemibloqueio anterior esquerdo. Observe o complexo QRS alargado e as orelhas de coelho em V1 e V2, características de bloqueio de ramo direito, e o desvio de eixo para a esquerda nas derivações dos membros (o complexo QRS é predominantemente positivo na derivação I e negativo nas derivações aVF e II), o que sugere hemibloqueio anterior esquerdo.

Bloqueios incompletos

Nem todo bloqueio de condução atende a todos os critérios para bloqueios de ramo ou bloqueios bifasciculares. Eles são extremamente comuns e, em geral, são de dois tipos.

Um *retardo inespecífico na condução intraventricular* ocorre quando há um alargamento do QRS maior do que 0,10 segundo sem os critérios normais de bloqueio de ramo ou de bloqueio bifascicular.

Um *bloqueio incompleto de um ramo* ocorre quando o traçado do ECG mostra um aspecto de bloqueio de ramo direito ou esquerdo (p. ex., orelhas de coelho em V1 no bloqueio de ramo direito), mas a duração do QRS está entre 0,10 e 0,12 segundo.

Esses bloqueios de condução são causados pelos mesmos processos de doença que causam os outros bloqueios de condução.

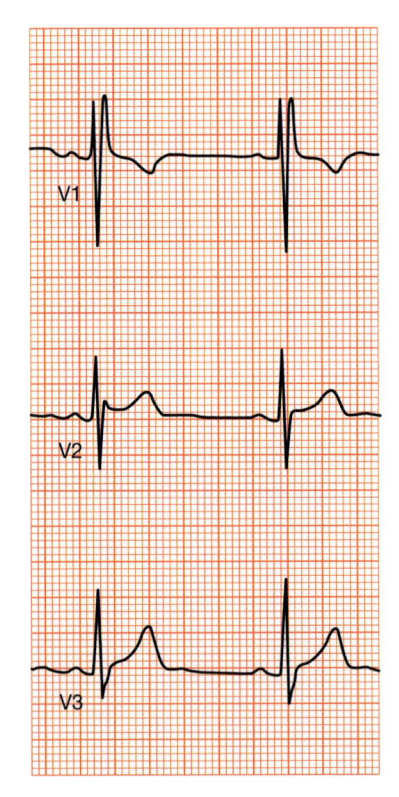

Bloqueio incompleto do ramo direito; o complexo QRS não está alargado além de 0,12 segundo, mas observe a configuração clássica de orelha de coelho em V1.

Finalizando o tema: combinação de bloqueios AV, bloqueio de ramo direito e hemibloqueios

O bloqueio de ramo direito, os hemibloqueios e os bloqueios bifasciculares também podem ocorrer em combinação com os bloqueios AV. (Você tem certeza de que está pronto para isso?) Olhe para o ECG a seguir e veja se você pode identificar os diferentes bloqueios de condução que estão presentes. Uma abordagem ordenada é essencial.

1. Há algum bloqueio AV? Olhe para a relação entre as ondas P e os complexos QRS.
2. Há algum bloqueio de ramo? Nas derivações precordiais, procure complexos QRS alargados com suas configurações distintas; há alguma alteração do segmento ST e das ondas T?
3. Há algum hemibloqueio? Procure um desvio de eixo.

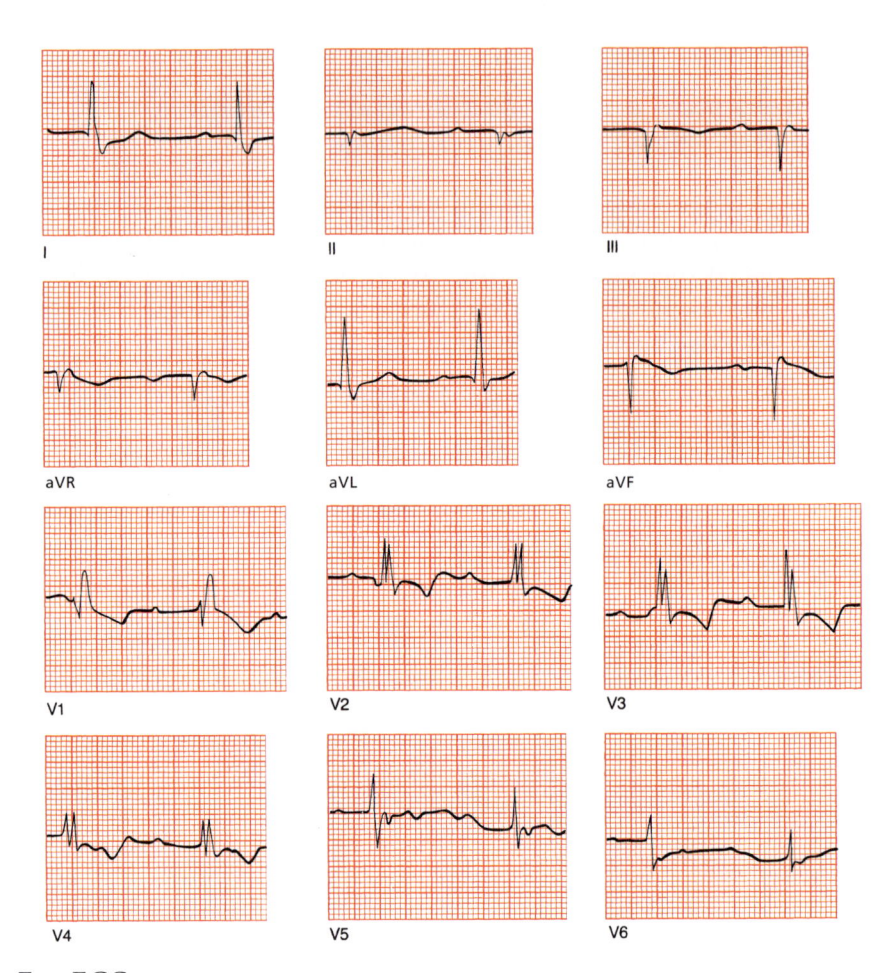

Esse ECG mostra:

1. Bloqueio AV de primeiro grau (o intervalo PR excede 0,20 segundo).
2. Bloqueio de ramo direito (há complexos QRS alargados com orelhas de coelho nas derivações V1 a V4).
3. Hemibloqueio anterior esquerdo (há desvio do eixo para a esquerda).

Marca-passos

Muitos marca-passos, tanto temporários quanto permanentes, são inseridos a cada ano em pacientes nos Estados Unidos. Nas circunstâncias corretas, eles podem aliviar os sintomas de débito cardíaco inadequado e prevenir morte súbita por bloqueio completo de condução ou taquiarritmia. As evidências clínicas apoiam fortemente o seu uso em pacientes com:

- Bloqueio AV de terceiro grau (completo).
- Bloqueio AV de grau menor ou bradicardia (p. ex., síndrome do nó sinusal) se o paciente for sintomático (especialmente na fibrilação atrial).
- Desenvolvimento súbito de várias combinações de bloqueio AV e bloqueio de ramo em pacientes que estão na vigência de um infarto agudo do miocárdio (essa situação geralmente requer apenas um marca-passo temporário, que pode ser removido após o incidente agudo ter se resolvido).
- Taquicardias ventriculares recorrentes, que podem ser superadas e, assim, terminadas pela atividade do marca-passo.
- Um paciente que tem forte indicação de terapia com um bloqueador nodal AV, por exemplo, apresenta muitas CVPs, mas é incapaz de usar esses fármacos sem desenvolver uma bradicardia clinicamente intolerável (falta de ar, tontura, etc.).

Os marca-passos são nada mais do que uma fonte de energia controlada por um *microchip* e conectada a eletrodos. A fonte de energia geralmente é colocada subcutaneamente, e os eletrodos são fixados no átrio direito e no ventrículo direito por meio das veias que chegam ao coração. Os marca-passos fornecem uma fonte alternativa de estímulos elétricos para um coração cuja fonte intrínseca de eletricidade (o nó sinusal) ou a capacidade de conduzir a corrente elétrica está comprometida.

Enquanto os primeiros marca-passos eram capazes de estimular apenas com uma única frequência predeterminada (*marca-passos de frequência fixa*), não importando o que o coração estava fazendo, os marca-passos de hoje são responsivos às necessidades do coração momento a momento. Eles são programáveis em termos de sensibilidade, frequência de comando, período refratário, e assim por diante. A geração atual de marca-passos pode até mesmo aumentar a frequência cardíaca em resposta aos movimentos ou ao aumento da respiração naqueles pacientes que não podem aumentar a sua própria frequência cardíaca adequadamente durante a atividade, seja devido à doença do nó sinusal, seja devido ao efeito de medicações.

O marca-passo mais popular hoje é o *marca-passo de demanda*. Um marca-passo de demanda estimula apenas quando a frequência intrínseca do paciente cai abaixo de um limiar. Por exemplo, um marca-passo de demanda ajustado para 60 bpm permanecerá em silêncio desde que a frequência cardíaca do paciente permaneça acima de 60 bpm. Logo que houver uma pausa entre os batimentos que se traduza em uma frequência abaixo de 60, o marca-passo começará a estimular.

Os eletrodos dos marca-passos podem ser colocados nos átrios ou nos ventrículos isoladamente (marca-passos de câmara única) ou, mais comumente, em ambas as câmaras (marca-passo de câmara dupla). Os marca-passos de câmara dupla também são chamados de marca-passo sequencial A-V.

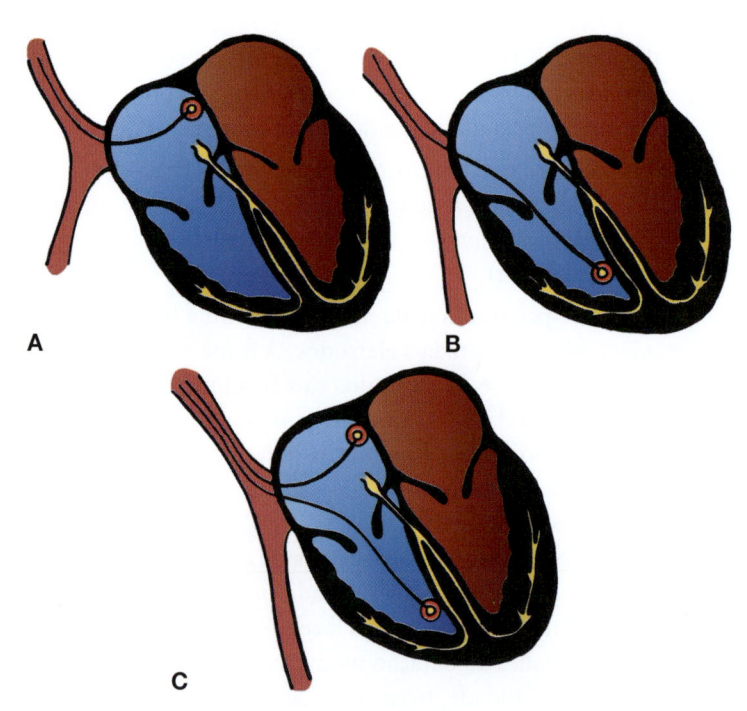

(*A*) Local da implantação de marca-passo atrial. (*B*) Marca-passo ventricular. (*C*) Marca-passo sequencial com cabos atrial e ventricular.

Quando um marca-passo comanda, uma pequena espícula pode ser vista no ECG (tenha cuidado para não confundir as espículas com as linhas de transição usadas para separar os traçados das diferentes derivações que estão presentes na maioria dos ECGs). No marca-passo ventricular, o complexo QRS seguinte será amplo e bizarro, como uma CVP. Como os eletrodos estão localizados no ventrículo direito, este irá se contrair primeiro, seguido pelo ventrículo esquerdo. Isso gera um padrão idêntico ao bloqueio de ramo esquerdo, com um retardo na ativação ventricular esquerda. Uma onda P retrógrada pode ou não ser vista.

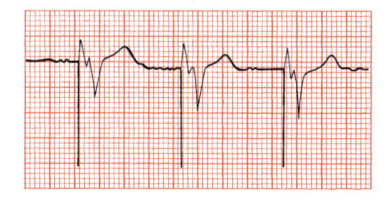

ECG de um paciente com marca-passo ventricular. A linha aguda para baixo é a espícula do marca-passo.

Um marca-passo atrial irá gerar uma espícula, seguida de uma onda P, um intervalo PR normal e um complexo QRS normal.

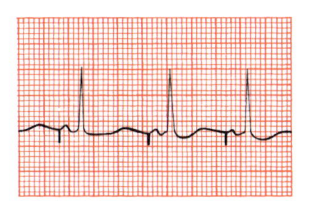

ECG de um paciente com marca-passo atrial.

Com o marca-passo sequencial, serão vistas duas espículas, uma precedendo a onda P e uma precedendo um complexo QRS largo e bizarro.

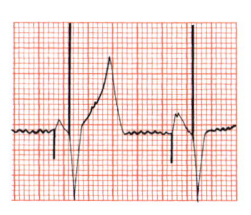

ECG de um paciente com marca-passo sequencial.

Quando usados adequadamente, os marca-passos salvam vidas. Eles podem, contudo, trazer riscos. Primeiro, há uma pequena chance de infecção e sangramento. Segundo, a espícula do marca-passo por si só tem o potencial de induzir sérias arritmias. Por exemplo, se um marca-passo ventricular disparar por engano durante o período vulnerável da repolarização ventricular (lembra do fenômeno R sobre T visto na página 148?), pode ser induzida uma taquicardia ou fibrilação ventricular. Felizmente, avanços na tecnologia dos marca-passos tornaram tal ocorrência muito rara.

Pacientes com comprometimento da função ventricular esquerda ou insuficiência cardíaca congestiva nem sempre se beneficiam de um marca-passo inserido no ventrículo direito. De fato, esse tipo de marca-passo pode precipitar um episódio de insuficiência cardíaca por suprimir a condução elétrica intrínseca eficaz e piorar a função contrátil ventricular. Isso acontece porque o marca-passo pode criar uma situação que simula o bloqueio de ramo esquerdo ao estimular o ventrículo direito primeiro. A dissincronia ventricular resultante (i.e., os ventrículos não estão mais se contraindo ao mesmo tempo) pode reduzir a função de bombeamento do coração. Para os pacientes com insuficiência cardíaca, um terceiro eletrodo pode ser inserido no seio coronário a partir do átrio direito e passado para as veias laterais do ventrículo esquerdo, para se aproximar da estimulação ventricular esquerda (o marca-passo não é colocado diretamente no ventrículo esquerdo em virtude do risco de coagulação e posterior embolização).

Pacientes com função ventricular esquerda reduzida significativamente e bloqueio de ramo esquerdo nativo podem se beneficiar do implante de um equipamento de marca-passo com eletrodos nos ventrículos direito e esquerdo (seio coronário). Isso é chamado de *terapia de ressincronização cardíaca (TRC)*, e tem mostrado reduzir as taxas de hospitalização e de morte em pacientes com insuficiência cardíaca das classes II e III (i.e., sintomáticos, mas não graves). A TRC beneficia principalmente pacientes cuja insuficiência cardíaca está associada a um complexo QRS alargado (> 0,15 segundo) e disfunção sistólica do ventrículo esquerdo. O estímulo a partir dos eletrodos nos ventrículos direito e esquerdo ressincroniza o coração e pode melhorar a função ventricular esquerda, assim como reduzir os sintomas da insuficiência cardíaca.

Entre os últimos desenvolvimentos na tecnologia de marca-passo, está o marca-passo sem fio, um marca-passo independente colocado pela veia femoral no ventrículo direito. Esse tipo de marca-passo elimina a necessidade de eletrodos e incisões. Até agora, ele só pode ser usado para estimulação ventricular, mas a tecnologia para permitir a detecção e a estimulação de câmara dupla foi desenvolvida.

> Em alguns pacientes, as espículas do marca-passo podem ser de difícil visualização no ECG padrão, pois a sua amplitude pode ser muito pequena. Se estiver examinando um ECG de um paciente desconhecido que demonstra complexos QRS largos e desvio do eixo para a esquerda, você deve sempre suspeitar da presença de um marca-passo, mesmo se não for vista alguma espícula de marca-passo. Obviamente, o exame do paciente – se o paciente estiver lúcido – ou uma ou duas simples perguntas revelarão a presença ou a ausência de um marca-passo elétrico.

CASO 6

Sally M. trabalha no seu hospital como voluntária. Um dia, ela recebe instruções para levar algumas soluções intravenosas da farmácia, no subsolo do hospital, até a unidade de tratamento intensivo (UTI), no terceiro andar. Na mesma hora, acontece de você estar de pé no elevador do terceiro andar esperando impacientemente para ir à lanchonete. Quando a porta do elevador se abre, você encontra Sally caída no chão. Uma rápida olhada nos sinais vitais revela que ela está hemodinamicamente estável. Você pega uma maca que está por perto e a leva correndo para a UTI.

No caminho para a UTI, você tenta falar com Sally. Ela está bastante confusa e desorientada, e você observa que ela está com incontinência. Na UTI, é obtido o seguinte registro de ritmo:

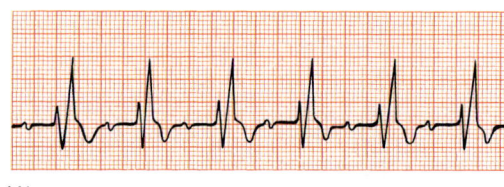

V1

Esse registro lhe diz o que aconteceu com Sally no elevador?

Em uma palavra, não. O registro revela uma leve taquicardia sinusal, bloqueio AV de primeiro grau e as orelhas de coelho de um bloqueio de ramo direito. Nada aqui indica a causa do colapso. Se você tivesse encontrado uma bradicardia significativa, uma arritmia ventricular, um grau avançado de bloqueio cardíaco, certamente teria condições de suspeitar de uma síncope de Stokes-Adams, ou seja, um desmaio súbito por débito cardíaco inadequado. O período de desorientação prolongado após o colapso também não é típico de síncope de Stokes-Adams, mas sim de um estado pós-ictal visto após uma convulsão.

Cerca de 15 minutos após o colapso, o estado mental de Sally retornou ao normal, e ela ficou ansiosa para voltar ao trabalho. Você consegue persuadi-la que ficar um curto período na UTI em observação é uma boa ideia. A monitoração cardíaca contínua não revela arritmias significativas ou bloqueio de condução, mas a imagem de ressonância magnética (RM) da cabeça revela um provável meningioma. É possível, portanto, que Sally tenha sofrido uma convulsão, causada por uma lesão cerebral em expansão (mas, felizmente, não maligna). O meningioma é excisado

Bloqueios de condução | **213**

sem complicações, e vários meses depois você vê Sally novamente alegre em seu trabalho, um feliz lembrete a todos de que fazer um trabalho voluntário é o melhor caminho para a satisfação.

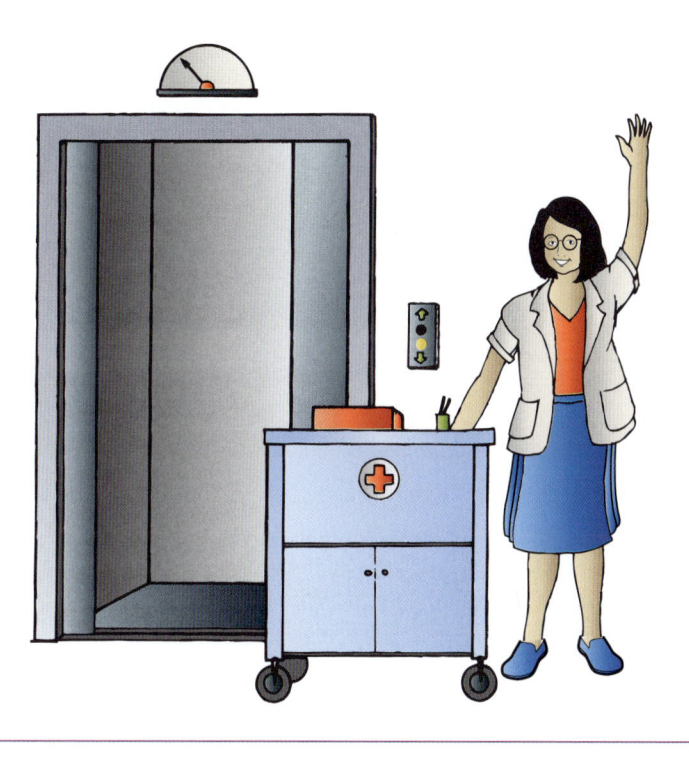

CASO 7

Jamar N., vestido em um magnífico terno feito sob medida e usando sapatos feitos à mão cujo valor poderia custear uma clínica médica além-mar por um mês, é o diretor-geral de uma grande empresa de investimentos, uma posição que ele descreve como "mais estressante do que qualquer coisa que você possa imaginar". Ele é um cliente novo e lhe diz que recentemente tem sofrido de dispneia de esforço, mas "não tem tempo para essa tolice de história clínica e exame físico". Ele insiste que você simplesmente faça um ECG e lhe diga se ele está tendo um ataque cardíaco. Após respirar fundo, você o conecta ao aparelho de ECG. O ECG de 12 derivações não mostra isquemia aguda, mas a derivação V1 mostra o seguinte:

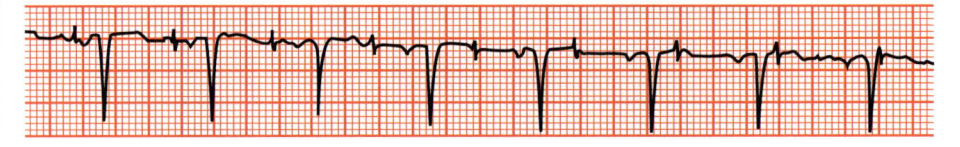

O que você vê? A que conclusão você chega? O que você faz?

O achado mais marcante é a procissão de espículas de marca-passo ao longo do ECG, sem relação alguma com as ondas P e os complexos QRS. O marca-passo está falhando em capturar o coração. Você pode inferir uma história de cardiopatia que levou à colocação de um marca-passo. Como a frequência e o ritmo parecem estar bem mantidos, não está bem claro que a dispneia do paciente esteja relacionada com a falha do marca-passo em capturar e estimular o coração adequadamente. Obviamente, você insiste em uma história clínica e exame físico cuidadosos para orientar a sua conduta (você não fica surpreso em descobrir que ele tem uma história de bloqueio AV de alto grau que levou à colocação do marca-passo e um infarto do miocárdio prévio, fatos que ele não mencionou na conversação inicial).

CASO 8

Jeong O. é uma bioquímica de 60 anos que vem ao seu consultório com febre, calafrios e disúria. Sua história é notável por uma substituição da valva aórtica há vários anos devido a uma valva bicúspide congênita. Você suspeita de urosepse – logo confirmada –, mas também ouve um sopro sistólico alto e um sopro diastólico proeminente na ausculta cardíaca, consistentes com estenose e insuficiência da valva aórtica. O ECG é apresentado a seguir. O que você vê?

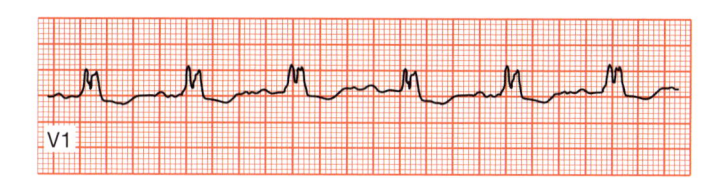

O ECG mostra um intervalo PR normal (olhe com cuidado; as ondas P são pequenas, mas estão presentes) e as clássicas orelhas de coelho do bloqueio de ramo direito. Felizmente, você tem um ECG antigo de 1 ano atrás, e ambos parecem idênticos.

Suspeitando de endocardite bacteriana (febre, calafrios e novos sopros cardíacos em alguém com troca valvar), você solicita hemoculturas e a encaminha para o hospital. Um ecocardiograma revela uma vegetação na valva aórtica, e a hemocultura mostra o crescimento de *Enterococcus faecium*, um germe comum nessa condição. Os antibióticos são iniciados, e um novo ECG feito 24 horas depois mostra o seguinte – agora, o que você vê?

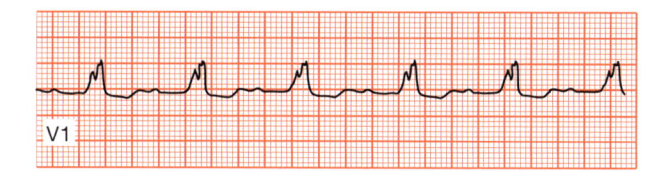

O intervalo PR aumentou – ela apresenta bloqueio AV de primeiro grau. Embora, na maioria das vezes, isso seja um achado benigno, em uma paciente com endocardite bacteriana, não o é, e pode indicar extensão da infecção para o sistema de condução. Fãs de anatomia, por favor, observem: a valva aórtica fica adjacente ao feixe de His. A infecção se estendeu e está afetando a condução elétrica. Esse é um mau sinal prognóstico e indica uma intervenção intensiva; no caso de Jeong, indica a necessidade de troca urgente da valva aórtica por cirurgia.

Aorta

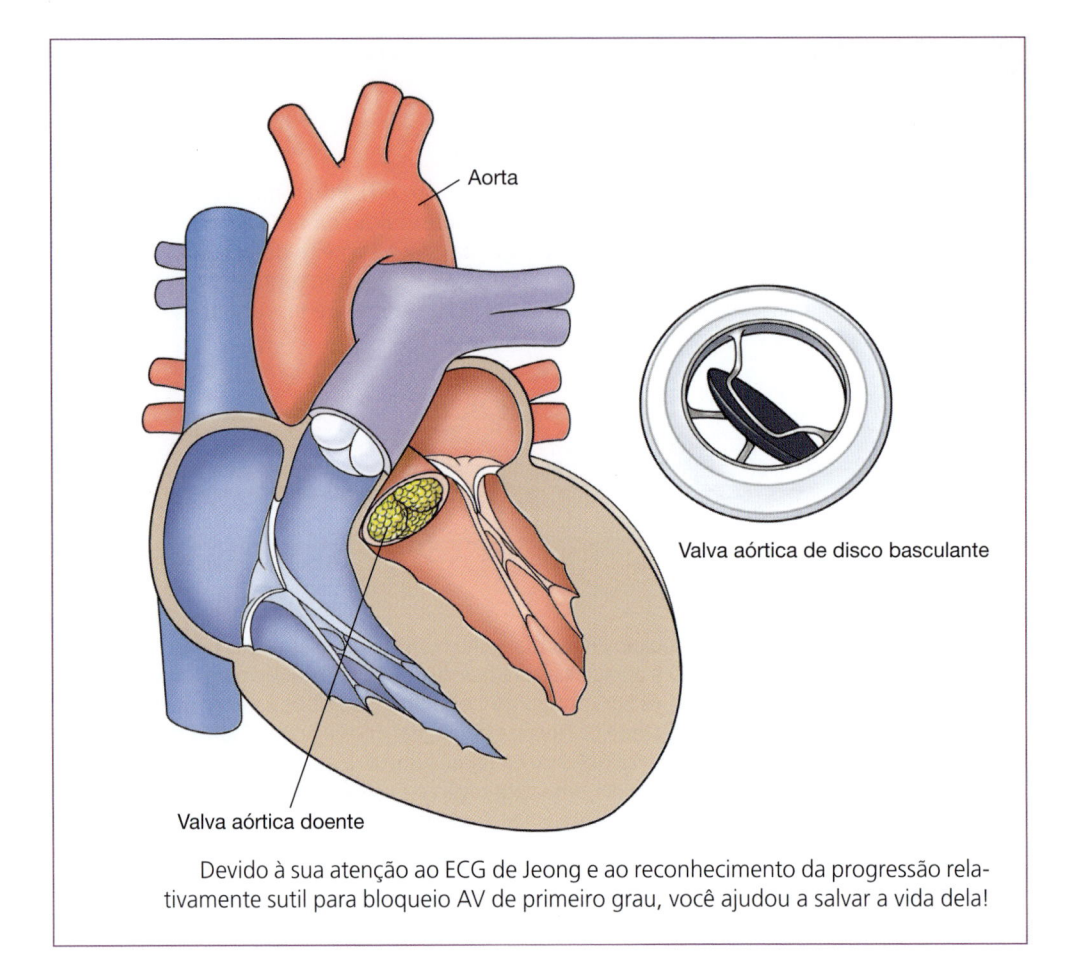

Valva aórtica de disco basculante

Valva aórtica doente

Devido à sua atenção ao ECG de Jeong e ao reconhecimento da progressão relativamente sutil para bloqueio AV de primeiro grau, você ajudou a salvar a vida dela!

5 Síndromes de pré-excitação

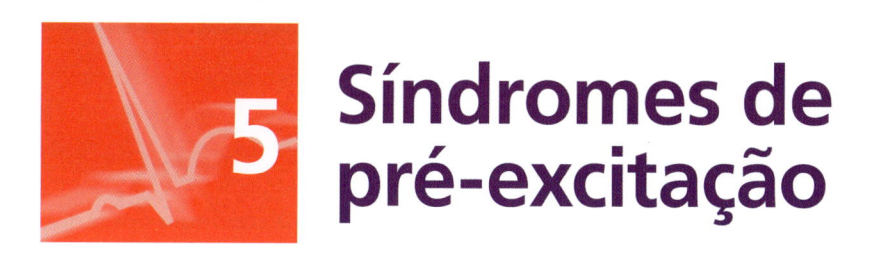

Neste capítulo, você aprenderá:

1 | O que acontece quando a corrente elétrica é conduzida para os ventrículos mais rapidamente do que o normal.

2 | O que é uma via acessória.

3 | Que Wolff-Parkinson-White não é o nome de um escritório de advocacia.

4 | Por que as vias acessórias predispõem a arritmias.

5 | Sobre o caso de Alejandro T., uma personalidade *pré-excitável*.

O que é pré-excitação?

No último capítulo, discutimos o que acontece quando a condução dos átrios para os ventrículos é retardada ou bloqueada. Este capítulo apresenta o outro lado da moeda: o que acontece quando a corrente elétrica é conduzida para os ventrículos *mais rapidamente do que o normal.*

Como isso pode acontecer?

Com a condução normal, o principal retardo entre os átrios e os ventrículos é no nó atrioventricular (AV), onde a onda de despolarização é mantida por cerca de 0,1 segundo, tempo longo o suficiente para que os átrios se contraiam e esvaziem o seu conteúdo de sangue circulante nos ventrículos. Nas *síndromes de pré-excitação*, há *vias acessórias*, pelas quais a corrente pode contornar o nó AV e, assim, chegar aos ventrículos sem retardo e antes do tempo.

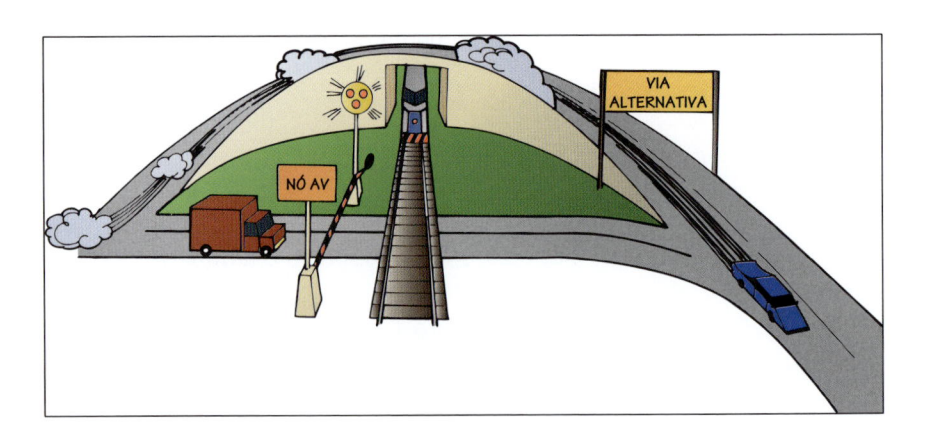

Inúmeras vias acessórias diferentes foram descobertas. Provavelmente, menos de 1% dos indivíduos têm uma dessas vias. Há uma clara preponderância masculina. Vias acessórias podem ocorrer em corações normais e saudáveis como um achado isolado, ou podem ocorrer com prolapso de válvula mitral, miocardiopatias hipertróficas e vários distúrbios congênitos.

A síndrome de pré-excitação mais importante é a *síndrome de Wolff--Parkinson-White (WPW)*. Ela é diagnosticada facilmente pelo eletrocardiograma (ECG). Na WPW, a via acessória de condução age como um curto-circuito, permitindo que a onda de despolarização atrial contorne o nó AV e ative os ventrículos prematuramente.

Wolff-Parkinson-White

Na síndrome de WPW, a via de contorno é uma via de condução aberrante discreta que conecta os átrios e os ventrículos. Ela pode estar à esquerda (ligando o átrio e o ventrículo esquerdos) ou à direita (ligando o átrio e o ventrículo direitos).

A despolarização ventricular prematura pela via acessória leva a duas ocorrências no ECG:

1. O intervalo PR, que representa o tempo do início da despolarização atrial até o início da despolarização ventricular, está encurtado. O critério para o diagnóstico é um *intervalo PR menor do que 0,12 segundo*.
2. O complexo QRS está alargado em mais de 0,1 segundo pela presença do que é chamado de onda delta. Ao contrário do bloqueio de ramo, no qual o complexo QRS é alargado devido à ativação ventricular *retardada*, na WPW, ele está alargado devido à ativação *prematura*. O complexo QRS na WPW na verdade representa um batimento combinado: a maior parte do miocárdio ventricular é ativada pela via de condução normal, mas uma *pequena região é despolarizada precocemente* por meio da via acessória. Essa pequena região do miocárdio que é despolarizada precocemente dá ao complexo QRS um borramento característico no início da elevação, denominado *onda delta*. Uma onda delta verdadeira pode ser vista apenas em algumas derivações, portanto verifique todo o ECG.

Via acessória

Onda delta　　　Onda delta

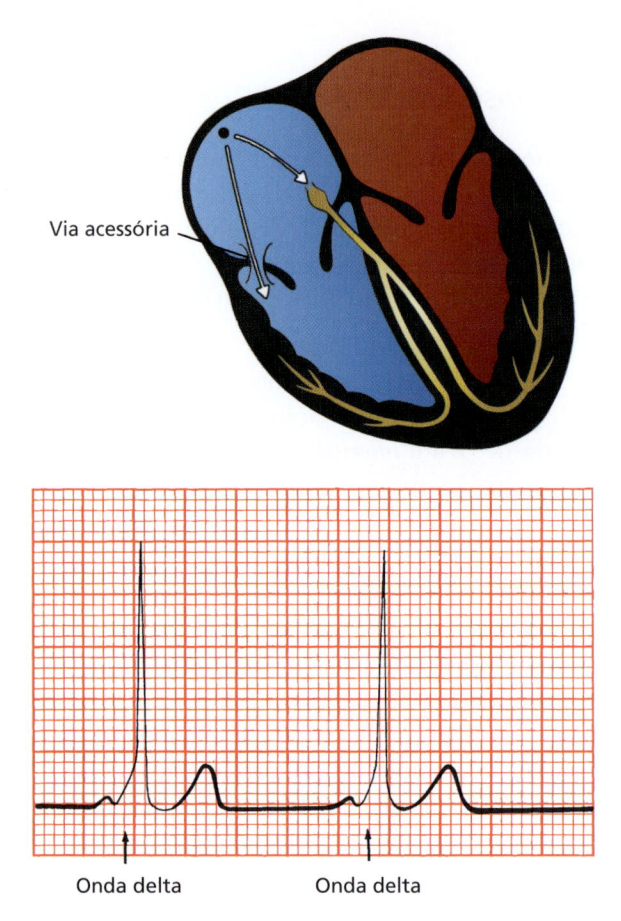

Síndrome de Wolff-Parkinson-White (WPW). A corrente é mantida no nó AV pelo retardo normal, mas segue sem impedimento pela via acessória. O ECG mostra o intervalo PR curto e a onda delta.

Um intervalo PR curto sem onda delta

Ainda mais comum do que WPW é a presença de um intervalo PR curto sem a participação de onda delta. Nenhuma via anatômica foi identificada de forma consistente para explicar esse achado, que, provavelmente, é o resultado de uma variedade de anormalidades estruturais. Alguns pacientes podem ter uma pequena via acessória dentro do nó AV ou próximo a ele. Outros podem, simplesmente, ter um nó AV que conduz mais rapidamente do que o normal.

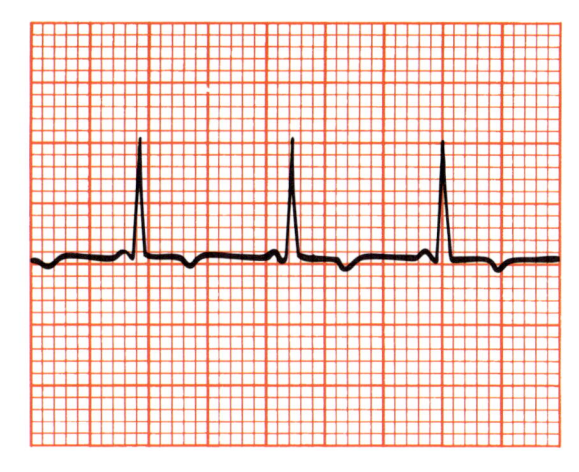

O intervalo PR é curto, mas não há onda delta.

Por que nos preocupamos com a pré-excitação?

Em muitos indivíduos com WPW, a pré-excitação traz poucos ou nenhum problema clínico. Todavia, a pré-excitação predispõe a várias taquiarritmias. Estima-se que 50 a 70% dos indivíduos com WPW experimentam pelo menos uma arritmia supraventricular. Esses pacientes podem, então, desenvolver sintomas como palpitações, dispneia, entre outros. A presença de anormalidades clássicas no ECG e de sintomas é denominada *síndrome de WPW*.

As duas taquiarritmias mais vistas na WPW são a *taquicardia supraventricular* e a *fibrilação atrial*.

Taquicardia supraventricular em WPW

Em corações normais, a taquicardia supraventricular geralmente se origina de um mecanismo reentrante (taquicardia reentrante nodal AV [TRNAV]; ver página 132). Um mecanismo similar ocorre com WPW. De fato, a presença de um feixe acessório – uma via alternativa de condução – é o substrato *perfeito* para a reentrada. Assim é como funciona.

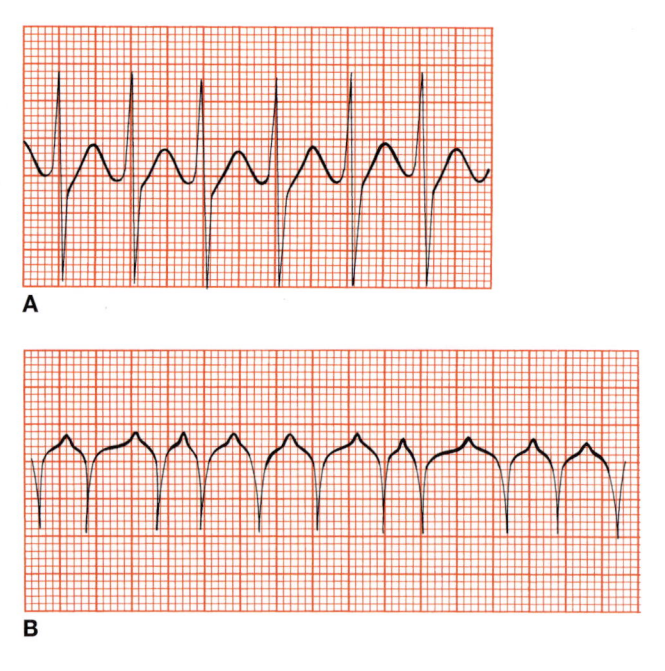

(A) Taquicardia supraventricular; observe o ritmo regular. (B) Fibrilação atrial, com o clássico ritmo irregularmente irregular.

Nós descrevemos como, na WPW, um batimento normal gera um complexo QRS que é uma fusão de duas ondas, uma conduzida pela via acessória e outra pelo nó AV e ao longo da via normal de condução. Embora a via acessória geralmente conduza a corrente mais rapidamente do que o nó AV, ela também tende a ter um período refratário mais longo uma vez que tenha sido despolarizada. O que acontece, então, se um impulso sinusal normal for seguido abruptamente por um batimento atrial prematuro? Esse batimento prematuro será conduzido normalmente pelo nó AV, mas a via acessória ainda pode estar refratária, bloqueando a condução pela via alternativa. A onda de despolarização então se moverá pelo nó AV para os ramos e para o miocárdio ventricular. Quando ela encontra a via acessória no lado ventricular, a via acessória pode não estar mais refratária, e a corrente pode passar de volta para os átrios. A corrente, então, está livre para passar de volta pelo nó AV, e se estabelece um mecanismo de reentrada autossustentável. O resultado é uma taquicardia supraventricular. O complexo QRS é estreito durante a arritmia, uma vez que a despolarização ventricular ocorre por meio de feixes de ramos normais.

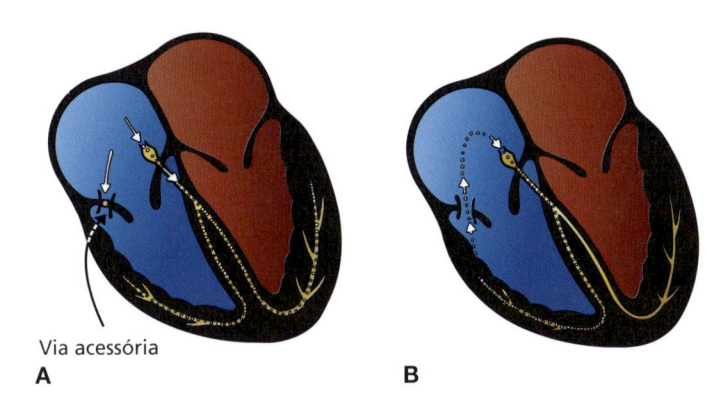

Via acessória
A   B

A formação de um circuito de reentrada em WPW. (*A*) Um batimento atrial prematuro envia corrente pelas vias normais de condução, mas não pela via acessória que está refratária. (*B*) A corrente então retorna pela via acessória, que não está mais refratária à condução, formando um circuito de reentrada completo.

Menos comumente, o mecanismo de reentrada circula no outro sentido, ou seja, desce pela via acessória e volta para cima pelo nó AV. O resultado, mais uma vez, é uma taquicardia supraventricular, mas, nesse caso, o complexo QRS é largo e bizarro, pois a despolarização ventricular não ocorre por meio dos feixes de ramos normais. Essa arritmia pode ser indistinguível da taquicardia ventricular no ECG.

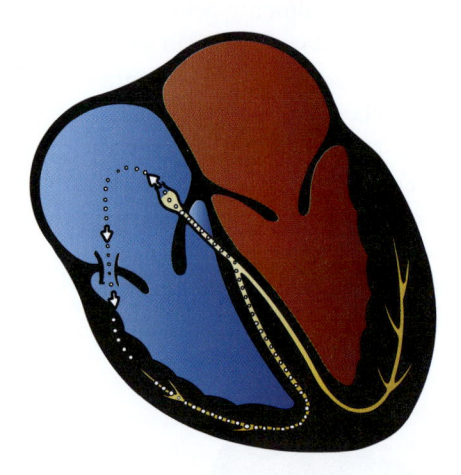

Um segundo tipo de circuito de reentrada em WPW. A corrente move-se de forma anterógrada pela via acessória e, depois, retrogradamente pelo nó AV, estabelecendo um circuito giratório independente.

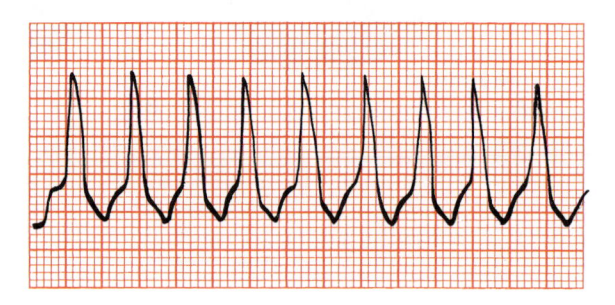

Taquicardia supraventricular com complexo largo em WPW.

Vamos lembrar novamente de que a forma "usual" de taquicardia supraventricular em corações normais é causada, mais frequentemente, por uma alça de reentrada dentro do nó AV e é denominada TRNAV. Aqui, na WPW, como a alça reentrante se alterna entre os átrios e os ventrículos, a arritmia é denominada, mais apropriadamente, de **taquicardia recíproca AV (TRAV)**. Você se lembra de que, no Capítulo 3 (página 131), citamos essa arritmia como uma das causas de taquicardia supraventricular sustentada, uma arritmia que iríamos discutir mais adiante? Bom, aqui ela está!

Quando a taquicardia ativa os ventrículos de forma anterógrada por meio do nó AV, gerando um complexo QRS estreito, a arritmia é subclassificada como uma **taquicardia ortodrômica** (o prefixo *orto* destina-se a transmitir o significado de correto, ou ortodoxo). As taquicardias recíprocas que ativam os ventrículos por meio das vias acessórias, gerando um complexo QRS alargado, são subclassificadas como **taquicardias antidrômicas**.

Em 10 a 15% dos pacientes com WPW, há mais de uma via acessória, permitindo a formação de múltiplas alças de reentrada à medida que a corrente passa para cima e para baixo pelas diferentes vias acessórias e pelo nó AV.

> Então, o que você faz se um paciente hemodinamicamente instável – cujo histórico você não conhece e para o qual não há ECG basal – aparece em sua sala de emergência com uma taquicardia de complexo QRS largo, e as várias técnicas que discutimos na página 155 não lhe ajudam a distinguir a taquicardia ventricular de uma taquicardia supraventricular de complexo amplo? Talvez seu paciente tenha WPW, talvez não. Você não pode depender da busca por ondas delta – você quase nunca as verá em pacientes com WPW enquanto eles estiverem experimentando uma arritmia supraventricular até que restaure o ritmo sinusal normal. A resposta é esta: assuma que o paciente tem taquicardia ventricular e trate-o de acordo. A taquicardia ventricular é muito mais comum e pode ser letal.

Fibrilação atrial na WPW

A fibrilação atrial, a outra arritmia vista comumente na WPW, pode ser particularmente devastadora. A via acessória pode agir como um conduto livre para a atividade atrial rápida caótica. Sem o nó AV para agir como uma barreira entre os átrios e os ventrículos, a frequência ventricular pode elevar-se para até 300 batimentos por minuto (bpm). A frequência exata dependerá do período refratário da via acessória. Os complexos QRS frequentemente mostram uma morfologia variável, uma vez que alguns são produzidos por uma condução normal pelo nó AV, e outros, pela condução pela via acessória. Outros ainda podem representar batimentos de fusão alimentados pelo nó AV e pela via acessória ao mesmo tempo. Sabe-se que essa fibrilação atrial rápida pode induzir uma fibrilação ventricular, devido à falta do filtro normal do nó AV e à rápida resposta ventricular. Felizmente, a fibrilação atrial é rara na WPW, mas deve ser considerada uma possibilidade diagnóstica em pacientes que foram ressuscitados de um episódio de morte súbita ou síncope e são detectados com um quadro de pré-excitação nos seus ECGs.

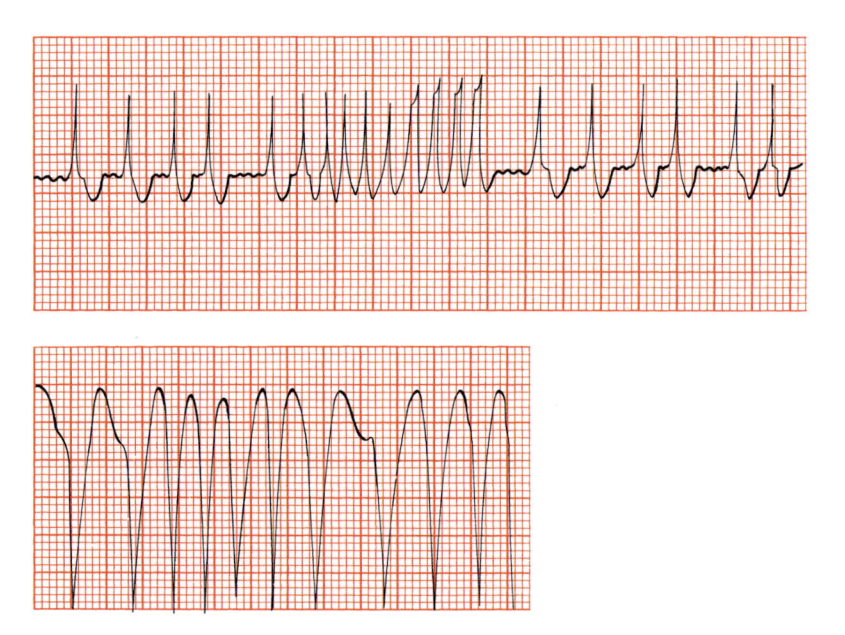

Dois exemplos de fibrilação atrial em WPW. A frequência ventricular é extremamente rápida.

O mapeamento da via aberrante em pacientes com WPW pode ser obtido durante o estudo eletrofisiológico (EEF), e se tornou quase uma rotina em pacientes afetados que são sintomáticos, como, por exemplo, aqueles com história de síncope ou que têm arritmias documentadas. Durante o procedimento de mapeamento, a via aberrante pode ser ablacionada, resolvendo, assim, o problema.

Pacientes com WPW têm risco aumentado de morte súbita cardíaca, mas isso raramente é uma característica de apresentação, dando tempo para uma intervenção clínica bem-sucedida antes que possa ocorrer um episódio de morte súbita. Atualmente, o prognóstico global para pacientes com WPW é excelente.

Indivíduos com um intervalo PR curto sem onda delta também podem ter um maior risco de taquiarritmias. O risco, contudo, parece ser excessivamente pequeno, e não há evidência de que esses pacientes tenham maior risco de morte súbita cardíaca. Aqueles com um intervalo PR curto sem ondas delta e que tiveram pelo menos uma taquiarritmia são considerados portadores da síndrome de Lown-Ganong-Levine.

Se você tiver que guardar uma lição deste capítulo, é esta: sempre procure por um intervalo PR curto e uma onda delta no ECG de qualquer paciente que apresenta uma história sugestiva de taquiarritmia, como, por exemplo, palpitações ou síncope. E procure em todas as 12 derivações; você pode ver uma onda delta bem definida em apenas algumas delas.

RESUMO

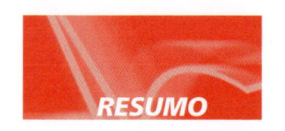

Pré-excitação

O diagnóstico de pré-excitação é feito buscando-se um intervalo PR curto.

Critérios para o padrão de WPW

1. Intervalo PR menor do que 0,12 segundo.
2. Complexos QRS largos.
3. Onda delta vista em algumas derivações.

    Arritmias podem incluir as seguintes:

1. Taquicardia recíproca AV – complexos QRS estreitos (taquicardia ortodrômica) são mais comuns do que os alargados (taquicardia antidrômica).
2. Fibrilação atrial – pode ser muito rápida e, raramente, levar à fibrilação ventricular.

Diagnóstico diferencial das taquicardias com complexo amplo

1. Taquicardia ventricular.
2. Taquicardia supraventricular com condução aberrante (p. ex., taquicardia supraventricular com bloqueio de ramo subjacente); frequentemente relacionada com a frequência, aparecendo apenas com frequências cardíacas aceleradas.
3. Taquicardia recíproca AV (taquicardia antidrômica) em um paciente com pré-excitação (p. ex., WPW).
4. Ritmos de marca-passo.

> Quando ver o que parece ser uma taquicardia de complexo amplo, mas não foi você quem fez o ECG – por exemplo, você está vendo um traçado no monitor hospitalar –, tenha certeza de que o que está vendo não é um artefato causado por atividade do paciente; isso pode ser causado por algo tão simples quanto o ato de escovar os dentes.

> Como a presença de uma via acessória em WPW altera os vetores do fluxo de corrente em pelo menos alguns graus, você não pode avaliar o eixo ou a amplitude com qualquer precisão; portanto, qualquer tentativa para determinar a presença de hipertrofia ventricular ou bloqueio de ramo está fadada a não ser confiável.

Síndromes de pré-excitação

CASO 9

Alejandro T., um jovem engenheiro bioquímico, é trazido à unidade de emergência por sua esposa. Durante o jantar, ele ficou tonto e com náuseas.

Na unidade de emergência, Alejandro nega sentir dor torácica ou dispneia.

O estudante de medicina que foi o primeiro a examiná-lo já viu pacientes o suficiente para se sentir excessivamente confiante em sua capacidade diagnóstica. Cansado e com excesso de trabalho, ele ouve a história de Alejandro e está pronto para mandá-lo para casa com um diagnóstico de intoxicação alimentar quando uma enfermeira experiente coloca a mão no pulso de Alejandro e o encontra excessivamente rápido. Um ECG revela o seguinte:

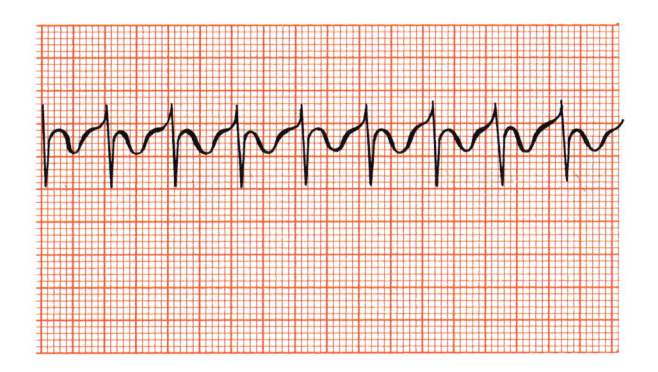

Perturbado por sua negligência, o estudante fica pálido. O médico da emergência assume, observa o pulso rápido e regular do paciente, olha para o registro de ritmo e imediatamente ordena cardioversão elétrica. A taquicardia cede imediatamente, e o novo registro de ritmo é assim:

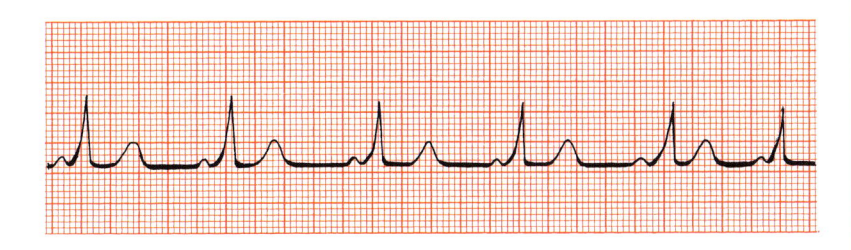

Você pode combinar a perspicácia do médico da unidade de emergência com a sua erudição e descobrir exatamente o que houve?

Claro que você pode! Alejandro tem WPW. Isso está evidente no segundo ECG, que revela um intervalo PR curto, uma onda delta e um complexo QRS prolongado. O primeiro registro mostra uma taquicardia recíproca AV típica com complexo QRS estreito, que pode ocorrer nesses indivíduos. A taquicardia rápida foi responsável pelos sintomas de Alejandro, e não a sua refeição.

Esse foi o primeiro episódio de Alejandro, e, como a maioria dos pacientes com WPW tem episódios de taquicardia apenas raramente, a terapia antiarrítmica crônica não está indicada nesse momento.

Quanto ao estudante de medicina, ele aprendeu com a sua experiência e se tornou um modelo de eficácia e meticulosidade, eventualmente tirando as melhores notas de sua turma. Ele também nunca mais esqueceu a primeira regra em medicina: **sempre meça os sinais vitais**. Há uma boa razão pela qual eles são chamados de "vitais".

6 Isquemia e infarto do miocárdio

Neste capítulo, você aprenderá:

1. Os três principais eventos que acontecem no eletrocardiograma (ECG) durante um infarto do miocárdio (onda T apiculada e invertida, elevação do segmento ST e aparecimento de novas ondas Q).

2. Como distinguir ondas Q normais de ondas Q de infarto.

3. Como o ECG pode localizar um infarto em uma área específica do coração.

4. A diferença entre as várias síndromes coronarianas agudas, particularmente infarto do miocárdio com elevação do segmento ST (IMEST) e infarto do miocárdio sem elevação do segmento ST (IMSEST).

5. O valor do teste de esforço no diagnóstico da doença das artérias coronárias.

6. Sobre o caso de Joan L., uma mulher com um infarto agudo e inúmeras complicações requerendo a sua atenção imediata, e o caso de Saul S., que está se sentindo bem, mas o que é isso que vemos no seu ECG?

Angina estável e síndromes coronarianas agudas

Vamos começar definindo alguns termos importantes.

Angina é o sintoma clássico de isquemia cardíaca. Os pacientes a descrevem, mais frequentemente, como uma dor ou pressão torácica difusa que pode se irradiar para o pescoço, os braços ou as costas e pode ser acompanhada por dispneia, náuseas, vômitos, tontura ou diaforese (sudorese). Alguns pacientes com isquemia cardíaca podem não ter sintomas relacionados com o tórax, particularmente mulheres, indivíduos com diabetes e idosos.

A fisiopatologia subjacente na maioria dos pacientes é o estreitamento progressivo das artérias coronárias por aterosclerose, o que impede o fluxo sanguíneo para o músculo do coração (outras causas menos comuns de angina incluem, entre outras, estenose aórtica e miocardiopatia hipertrófica). Com o esforço físico, o limitado suprimento sanguíneo é inadequado para atender à maior demanda do coração. Embora haja variabilidade entre pacientes, o bloqueio de cerca de 70% da luz do vaso é, em geral, suficiente para causar angina de esforço. Os pacientes que apresentam desconforto torácico apenas com um determinado nível de esforço (p. ex., subir um lance de escada), o qual é aliviado pelo repouso, têm o que é chamado *angina estável*. Esses pacientes não estão em risco imediato de um infarto do miocárdio.

O termo *síndrome coronariana aguda* é usado para descrever situações urgentes quando o suprimento sanguíneo para o coração é comprometido de modo agudo. As síndromes coronarianas agudas são causadas, mais frequentemente, por ruptura ou erosão aguda de uma placa aterosclerótica, que, por sua vez, leva à formação de um trombo na artéria coronária, limitando ainda mais ou bloqueando completamente o fluxo sanguíneo. O resultado pode ser o que é chamado de *angina instável* ou um *infarto do miocárdio* (também conhecido como ataque cardíaco).

> É importante saber que o *tamanho* da placa é menos importante na gênese da síndrome coronariana aguda do que a *vulnerabilidade* da placa à ruptura ou à erosão. O tamanho da capa fibrosa (fina é perigosa), a extensão do núcleo lipídico (grande é perigoso) e a presença de células inflamatórias dentro da placa podem predispor à instabilidade da placa, com subsequente ruptura. Mesmo placas pequenas podem se tornar instáveis, romper e causar um infarto do miocárdio (ver figura na página 250). Por que isso é importante? Porque nem os testes de esforço nem o cateterismo cardíaco padrão podem lhe dizer se a placa é estável ou instável, limitando, assim, a sua utilidade para prever o risco de infarto do paciente.

Pacientes com *angina instável* apresentam o mesmo tipo de sintomas que os pacientes com angina estável, mas os sintomas podem aparecer com um nível de esforço menor ou sem esforço algum, sendo geralmente mais graves e tendo maior duração. Muitos desses pacientes podem ter uma história de angina estável, e uma alteração no padrão típico de sintomas ou o aparecimento de novos sintomas em repouso é o que caracteriza a instabilidade.

Os *infartos do miocárdio* ocorrem em duas variedades básicas. Se o fluxo sanguíneo por uma artéria coronária estiver totalmente ocluído, o resultado pode ser o que chamamos de *infarto do miocárdio com elevação do segmento ST* (IMEST). Como você pode suspeitar a partir do nome, a sua principal característica é a elevação dos segmentos ST no ECG. Um IMEST é uma emergência real, pois o músculo cardíaco está carente de suprimento sanguíneo.

Se, contudo, o fluxo sanguíneo estiver reduzido, e não totalmente bloqueado, o resultado pode ser uma angina instável ou um *infarto do miocárdio sem elevação do segmento ST* (IMSEST). No IMSEST e na angina instável, os segmentos ST não se elevam, podem permanecer normais, mas mais frequentemente estão deprimidos (no sentido morfológico, não emocional).

> Então, o que é essa história com os segmentos ST? Eles claramente são uma característica diagnóstica importante para a doença isquêmica cardíaca, e vamos passar bastante tempo com eles neste capítulo. Portanto, agora é um bom momento de perguntar por que às vezes eles se elevam e às vezes se deprimem em resposta a um fluxo sanguíneo comprometido. A resposta é complexa e não completamente compreendida, mas sabemos que a privação de sangue e oxigênio no miocárdio altera as propriedades elétricas das células miocárdicas, levando a gradientes de voltagem entre o miocárdio normal e o isquêmico. Tais gradientes criam correntes de lesão dentro do tecido cardíaco, e são elas que parecem mover os segmentos ST de uma forma ou de outra.

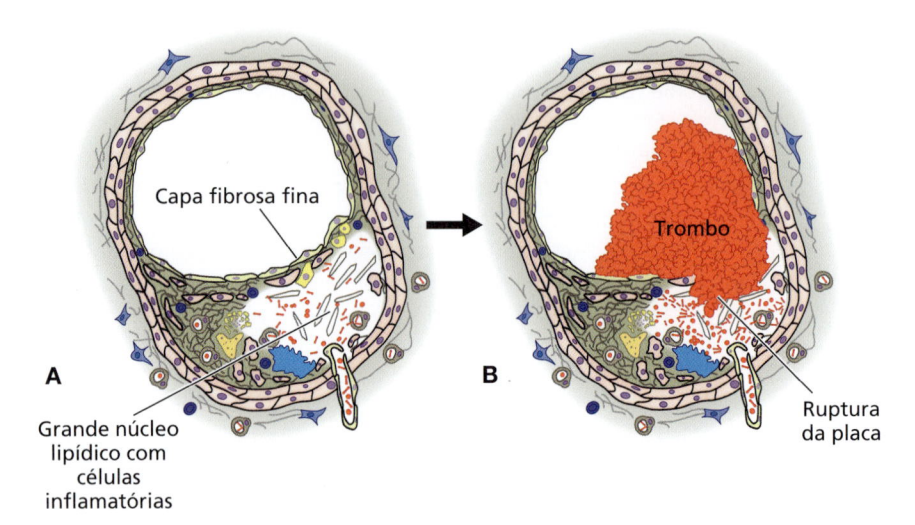

A figura (A) mostra o lúmen de uma artéria coronária com uma placa vulnerável com uma capa fibrosa fina e um núcleo lipídico inflamatório espesso; a figura (B) mostra a formação de um trombo no local da ruptura da placa, o que pode provocar infarto do miocárdio.

> Nem todos os infartos do miocárdio ocorrem devido à obstrução de uma das artérias coronárias. Alguns ocorrem quando a demanda de oxigênio do miocárdio excede a capacidade do organismo de fornecer o suprimento sanguíneo necessário. Esses pacientes podem ou não ter doença arterial coronária obstrutiva. As causas incluem taquicardias extremas e hipotensão grave devido à perda sanguínea (choque). O ECG não pode distinguir entre as diferentes causas de um infarto do miocárdio, embora as alterações no registro – bem como os sintomas do paciente – tendam a ser menos dramáticas quando a causa primária não é a oclusão da artéria coronária.

Como diagnosticar um infarto do miocárdio

Há três componentes para o diagnóstico de um infarto do miocárdio: (1) história e exame físico; (2) determinação das enzimas cardíacas; e (3) o ECG.

História e exame físico

Quando um paciente apresenta características típicas de um infarto – dor torácica subesternal súbita, prolongada, em aperto, irradiando-se para o queixo, os ombros ou o braço esquerdo, associada a náuseas, diaforese e dispneia –, há poucas dúvidas sobre o diagnóstico. Contudo, muitos pacientes podem não manifestar todos esses sintomas, ou os sintomas podem ser atípicos, descritos como uma queimação, um nó na garganta ou uma sensação de plenitude no pescoço. Como dissemos anteriormente, alguns pacientes podem se queixar apenas de náuseas, dispneia ou outros sintomas não torácicos, como dor abdominal. Estima-se que cerca de um terço dos infartos do miocárdio sejam "silenciosos"; ou seja, eles não estão associados a nenhuma manifestação clínica evidente. Quando há angina, a sua gravidade não é um preditor acurado nem da probabilidade de um infarto do miocárdio nem do tamanho do infarto.

> A nitroglicerina sublingual, um nitrato que age como um vasodilatador, é usada para tratar pacientes com sintomas isquêmicos e permanece sendo um componente muito importante do manejo dos pacientes. Os sintomas dos pacientes com frequência desaparecem rapidamente com um único comprimido sublingual. Contudo, a resposta à nitroglicerina é um preditor muito ruim da causa dos sintomas do paciente, já que pacientes com várias outras condições, como espasmo esofágico, podem responder à nitroglicerina assim como os pacientes com isquemia cardíaca. Portanto, embora a nitroglicerina sublingual possa ser uma excelente intervenção *terapêutica*, ela é uma ferramenta *diagnóstica* bem deficiente.

Enzimas cardíacas

As células miocárdicas que estão morrendo perdem o seu conteúdo interno para dentro da corrente sanguínea. Historicamente, níveis sanguíneos elevados de *creatina cinase* (CK, do inglês *creatine kinase*), particularmente a isoenzima MB, estão entre os primeiros a serem usados como ferramenta diagnóstica de infarto. Atualmente, níveis elevados da enzima cardíaca *troponina* ocupam um papel proeminente no diagnóstico laboratorial do infarto do miocárdio. A determinação da enzima troponina é o exame de sangue mais eficiente para ajudar a confirmar ou excluir um infarto do miocárdio. Os níveis de troponina se elevam mais precocemente do que a isoenzima CK-MB (dentro de 2-3 horas) e podem permanecer elevados por vários dias. Os níveis de CK geralmente não se elevam até 6 horas após um infarto e retornam ao normal dentro de 48 horas.

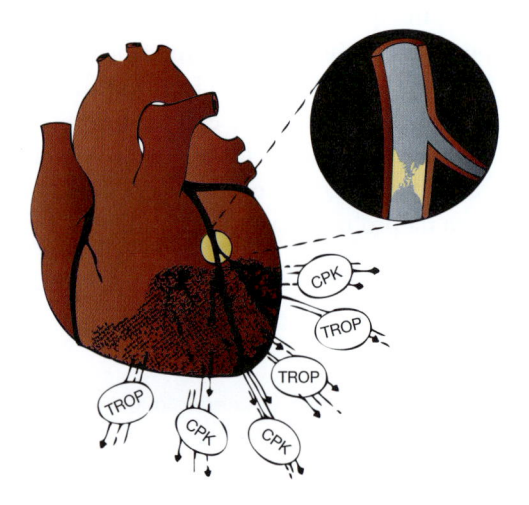

Enzimas intracelulares são liberadas pelas células miocárdicas que estão morrendo após uma oclusão completa da coronária, resultando em um infarto agudo.

> Embora os exames para troponinas cardíacas tenham aumentado a nossa capacidade de diagnosticar um infarto do miocárdio, de forma alguma eles superaram o ECG como uma ferramenta igualmente valiosa. Em emergências, se o ECG mostrar alterações de um infarto do miocárdio em um paciente com histórico consistente, ninguém espera que os níveis enzimáticos voltem – esse paciente é encaminhado para o laboratório de cateterismo.
>
> (Continua)

(Continuação)

Além disso, as troponinas cardíacas podem estar elevadas em condições que não o infarto, como, por exemplo, embolia pulmonar, sepse, insuficiência respiratória e comprometimento renal. Elas também se elevam por outros distúrbios associados à lesão miocárdica, como insuficiência cardíaca congestiva, miocardite ou pericardite. Assim, embora um nível normal de troponina torne muito improvável que o paciente esteja tendo um infarto do miocárdio, resultados falsos-positivos não são incomuns. Dependendo de onde você define o seu ponto de corte, alguns pacientes com nível elevado de troponina demonstrarão outro problema que não um infarto do miocárdio.

O ECG

Na maioria dos infartos, o ECG revelará o diagnóstico correto. Alterações eletrocardiográficas características acompanham o infarto do miocárdio, e as alterações mais precoces ocorrem quase imediatamente com a instalação do comprometimento miocárdico. O ECG deve ser realizado imediatamente em qualquer pessoa com uma suspeita, mesmo que remota, de infarto. Contudo, o ECG inicial nem sempre é diagnóstico, e a evolução das alterações eletrocardiográficas varia de pessoa para pessoa; assim, é necessário obter ECGs seriados.

Se você suspeita que um paciente pode estar nos estágios iniciais de um infarto do miocárdio, mas o ECG não é conclusivo para o diagnóstico, repita o ECG. A maioria das diretrizes sugere fazer um segundo ECG dentro de 15 a 30 minutos após o primeiro, e até fazer um terceiro ou quarto, se necessário. Até 20% dos IMESTs são diagnosticados apenas com a repetição do ECG.

Infarto do miocárdio com elevação do segmento ST

Durante um IMEST agudo, o ECG evolui por três estágios

1. A onda T se torna apiculada e é seguida de uma inversão (*A* e *B*, na figura a seguir).
2. Elevação do segmento ST (*C*).
3. Aparecimento de novas ondas Q (*D*).

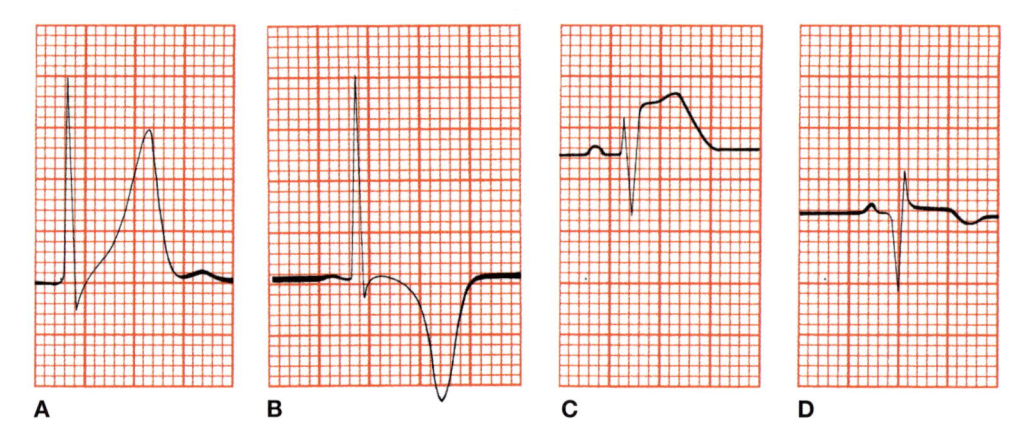

(*A*) Onda T apiculada; (*B*) inversão da onda T; (*C*) elevação do segmento ST; (*D*) formação de uma nova onda Q.

> Uma ressalva antes de prosseguirmos: embora o ECG normalmente evolua por esses três estágios durante um IMEST agudo, ele nem sempre o faz, e qualquer uma dessas alterações pode estar presente sem qualquer uma das outras. Assim, por exemplo, não é incomum ver uma elevação do segmento ST sem inversão de onda T. Todavia, se aprender a reconhecer cada uma dessas três alterações e mantiver a sua suspeita de infarto do miocárdio elevada, você quase nunca estará errado.

A onda T

Com a instalação do infarto, as ondas T tornam-se altas, quase igualando ou até mesmo excedendo a altura dos complexos QRS na mesma derivação. Esse fenômeno é denominado *apiculação*. Essas ondas T apiculadas com frequência são chamadas de *ondas T hiperagudas*. Logo após, geralmente algumas horas depois, as ondas T invertem-se; ou seja, as ondas T apiculadas positivas se tornarão negativas.

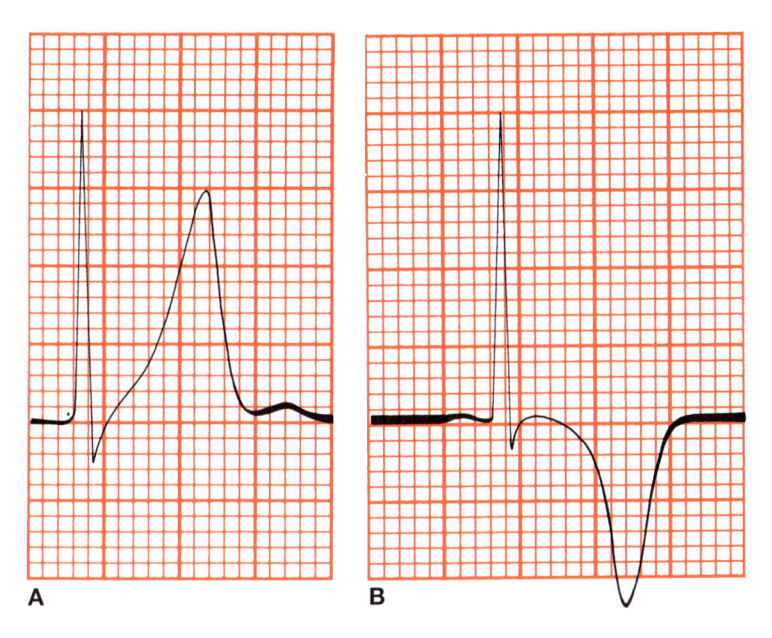

(*A*) Apiculação da onda T em um paciente na vigência de um infarto agudo. (*B*) A mesma derivação no paciente 2 horas após mostra inversão da onda T.

Tais alterações na onda T refletem *isquemia* miocárdica, a falta de fluxo sanguíneo adequado para o miocárdio.

A isquemia é potencialmente reversível: se o fluxo sanguíneo for restaurado ou as demandas de oxigênio do coração forem reduzidas, as ondas T voltarão ao normal. Em contrapartida, se ocorrer a morte das células miocárdicas (infarto verdadeiro), a inversão das ondas T persistirá por meses a anos.

A inversão da onda T por si só não é diagnóstica de infarto do miocárdio e consiste em um achado muito inespecífico. Muitos eventos podem levar uma onda T a se inverter; por exemplo, já vimos que o bloqueio de ramo e a hipertrofia ventricular com anormalidades da repolarização estão associados à inversão da onda T. Hiperventilação, que é uma resposta comum e compreensível ao fato de se estar conectado a um aparelho de ECG e cercado de pessoas vestindo jalecos brancos lhe dizendo que estão preocupados com o seu coração, pode ser suficiente para inverter as ondas T.

Uma característica diagnóstica útil é que as ondas T da isquemia miocárdica são invertidas *simetricamente*, ao passo que, na maioria das outras circunstâncias, elas são assimétricas, com uma inclinação suave para baixo e ascensão rápida para cima.

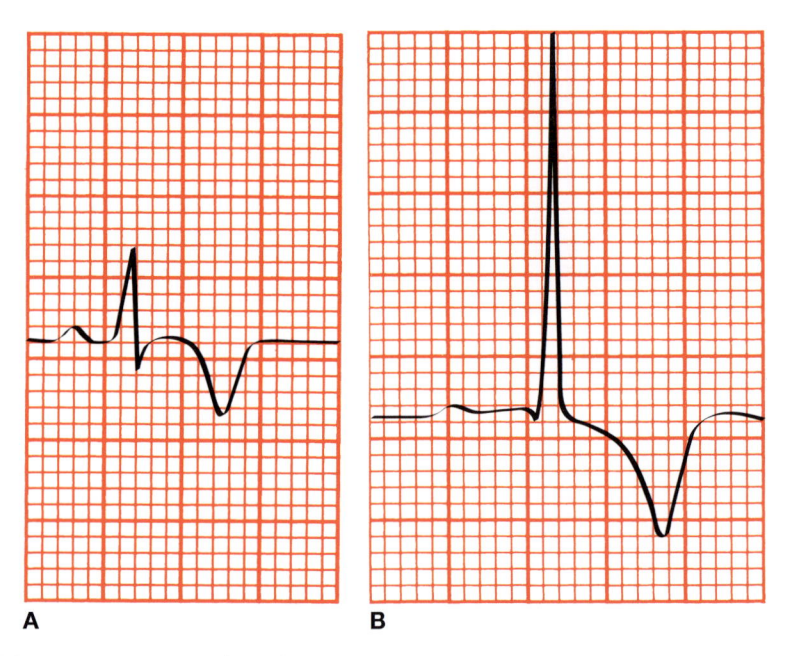

A   B

(A) A inversão simétrica da onda T em um paciente com isquemia. (B) Um exemplo de inversão assimétrica de onda T em um paciente com hipertrofia ventricular esquerda e anormalidades de repolarização.

Em pacientes cujas ondas T já estão invertidas, a isquemia pode levá-las a retornar ao normal, um fenômeno chamado de *pseudonormalização*. O reconhecimento da pseudonormalização requer a comparação do ECG atual com um traçado anterior.

É normal ver ondas T invertidas nas derivações V1, V2 e V3 em crianças perfeitamente saudáveis e em adultos jovens; essas ondas T podem permanecer invertidas na idade adulta, um achado denominado *padrão persistente de onda T juvenil*, visto mais frequentemente em atletas afro-americanos. Uma onda T invertida isolada na derivação III também é uma variante normal comum vista em muitos indivíduos. E, obviamente, ondas T invertidas devem ser esperadas (e normais) em aVR, aquela derivação direita extrema.

O segmento ST

A elevação do segmento ST é a segunda alteração que ocorre agudamente na evolução de um IMEST.

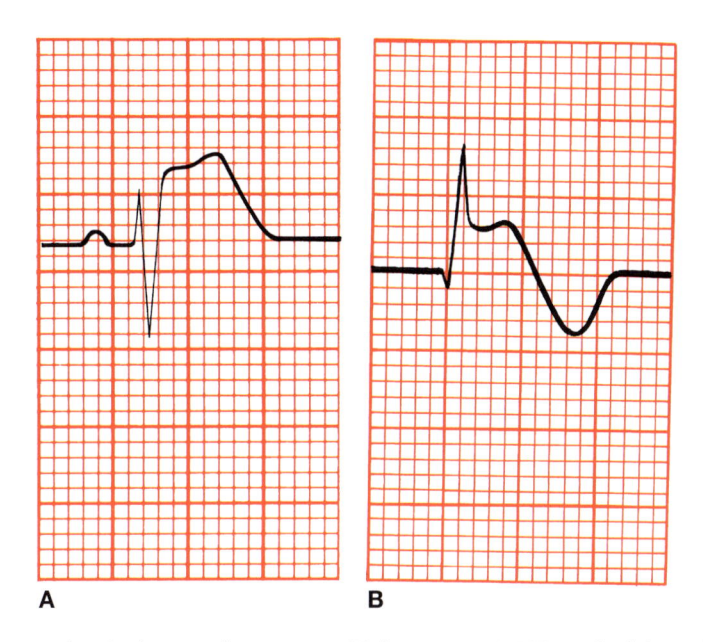

A   **B**

Dois exemplos de elevação do segmento ST durante um IMEST agudo: (A) sem inversão da onda T e (B) com inversão da onda T.

A elevação do segmento ST com frequência significa *lesão* miocárdica. A lesão provavelmente reflete um grau de dano celular além da simples isquemia, mas ela também é potencialmente reversível, e, em alguns casos, os segmentos ST podem retornar rapidamente ao normal, mesmo sem tratamento. *Na maioria dos casos, contudo, a elevação do segmento ST é um sinal confiável de que um infarto verdadeiro ocorreu e que o quadro eletrocardiográfico completo de um infarto irá evoluir a não ser que haja uma intervenção terapêutica intensiva e imediata.*

> Uma pergunta lógica a ser feita é: elevação do segmento ST em relação a quê? Em outras palavras, qual é a linha de base de referência? Há dois candidatos óbvios – o segmento TP e o segmento PR. E a melhor resposta é o segmento TP. O motivo para isso é que o segmento PR pode estar deprimido em pacientes com pericardite, uma condição que pode simular isquemia (e que discutiremos no próximo capítulo). Um segmento PR deprimido fará o segmento ST parecer artificialmente elevado, de modo que, para ter mais segurança, deve ser usado o segmento TP como referência.

Mesmo diante de um infarto verdadeiro, os segmentos ST geralmente retornam à linha de base dentro de algumas horas. A elevação persistente do segmento ST com frequência indica a formação de um *aneurisma ventricular*, um enfraquecimento e abaulamento da parede ventricular.

Assim como a inversão da onda T, a elevação do segmento ST pode ser vista em inúmeras outras condições além de um infarto do miocárdio em evolução – as mais comuns são discutidas e resumidas no Capítulo 7. Há até mesmo um tipo muito comum de elevação do segmento ST que pode ser visto em corações normais. Esse fenômeno tem sido denominado *elevação do ponto J*. O *ponto J, ou ponto de junção*, é o local onde o segmento ST se desliga do complexo QRS. Vamos enfatizar esse ponto novamente: a elevação do ponto J é extremamente comum, então preste muita atenção ao que vem a seguir!

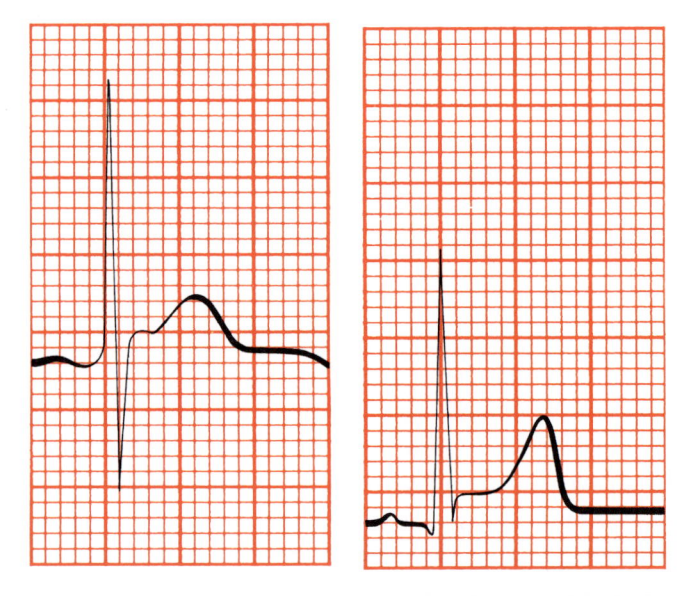

Dois exemplos de elevação do ponto J; o segundo mostra o entalhe da repolarização precoce (ver discussão adiante).

A elevação do ponto J é vista com frequência em indivíduos jovens saudáveis, particularmente nas derivações V1, V2 e V3. Às vezes, com um ponto J elevado, é possível ver um pequeno entalhe ou borramento na parte descendente da onda R; essa combinação de achados é denominada *repolarização precoce*. A elevação do ponto J por si só não parece ter significado patológico e não traz risco ao paciente. Contudo, há um debate em andamento sobre se a repolarização precoce, especialmente quando observada nas derivações inferiores, pode aumentar ligeiramente (muito ligeiramente) o risco de taquicardia ventricular.

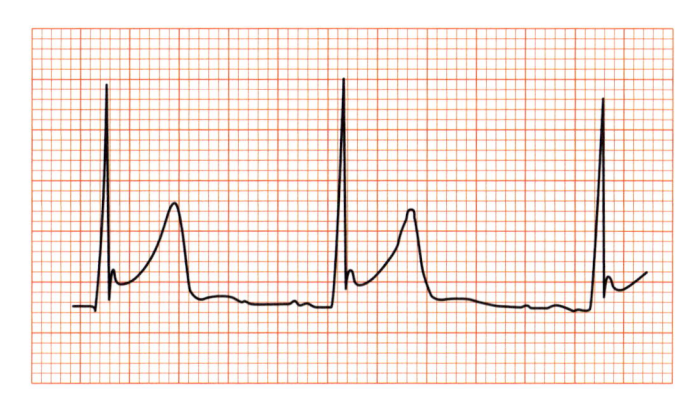

Repolarização precoce. Observe a elevação do ponto J e o entalhe na porção terminal da onda R.

Como a elevação do segmento ST da lesão miocárdica pode ser diferenciada da elevação do ponto J? Na lesão miocárdica, o segmento ST elevado tem uma configuração distinta. Ele é arqueado para cima – como uma carranca – e tende a se mesclar de forma imperceptível com a onda T. Na elevação do ponto J, o segmento ST arqueia-se para baixo – como um sorriso –, e a onda T mantém o seu formato de onda independente.

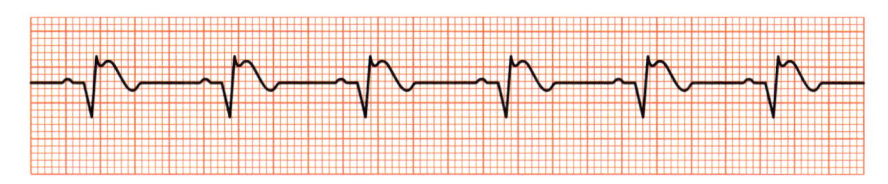

Elevação do segmento ST durante um IMEST. Observe como o segmento ST e a onda T se mesclam sem uma demarcação clara entre eles; é impossível dizer onde o segmento ST termina e onde a onda T começa.

A extensão em que o segmento ST é elevado é outra característica útil para distinguir um IMEST de uma repolarização precoce benigna. Critérios específicos foram criados para ajudar a distinguir a elevação de ST de isquemia cardíaca real de uma elevação do ponto J. A tabela a seguir resume os critérios para o diagnóstico de um IMEST que são mais bem suportados por evidências.

Os critérios a seguir favorecem o diagnóstico de IMEST em relação à elevação do ponto J/repolarização precoce benigna

Derivações com elevação de ST	Homens com mais de 40 anos	Homens com menos de 40 anos	Mulheres de todas as idades
Derivações V2 ou V3	> 2,5 mm EST	> 2,0 mm EST	> 1,5 mm EST
Todas as outras derivações	> 1,0 mm EST	> 1,0 mm EST	> 1,0 mm EST

Além disso, a elevação de ST deve estar presente em pelo menos duas derivações contíguas (i.e., não limitada a uma única derivação, mas presente em pelo menos duas derivações sobrejacentes à mesma região do coração, como duas derivações inferiores ou duas superiores).

Nunca é demais reforçar: esses critérios são diretrizes, não axiomas esculpidos em granito. **Se você observar uma elevação do segmento ST que não atende a esses critérios, mas o contexto clínico é preocupante para um infarto do miocárdio em evolução, não perca tempo hesitando com sutilezas eletrocardiográficas – dê ao seu paciente o atendimento urgente de que ele precisa o mais rápido possível!**

Algumas outras etapas simples podem ajudá-lo a decidir o que fazer quando não tiver certeza se a elevação do segmento ST no ECG de um paciente é preocupante:

1. Se você tiver acesso a um ECG prévio, compare os dois ECGs – se a elevação de ST for nova, você está, mais provavelmente, lidando com uma síndrome coronariana aguda.

2. Já mencionamos esse ponto, mas vale a pena repeti-lo: se o paciente estiver estável e em um ambiente monitorado onde haja atendimento de emergência disponível, obtenha ECGs seriados. Qualquer aumento na elevação do segmento ST nos 15 a 60 minutos seguintes é indicativo de isquemia cardíaca. Elevação do ponto J/alterações benignas da repolarização precoce não irão evoluir.

Ondas Q

O aparecimento de novas ondas Q indica que ocorreu morte celular miocárdica irreversível. A presença de ondas Q é diagnóstica de infarto do miocárdio.

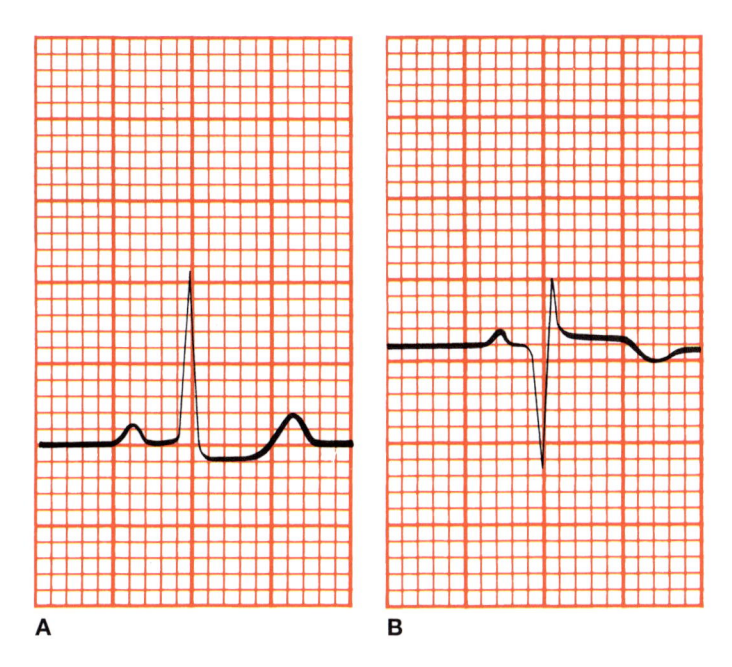

(A) Derivação III em um indivíduo saudável. (B) A mesma derivação no mesmo paciente 2 semanas após ter sofrido um IMEST de parede inferior. Observe a onda Q profunda.

Ondas Q geralmente aparecem dentro de algumas horas do início do infarto, mas, em alguns pacientes, elas podem levar vários dias para se manifestar. Em geral, o segmento ST já retornou à linha de base quando as ondas Q aparecem. As ondas Q tendem a persistir por toda a vida do paciente.

Por que as ondas Q se formam

A gênese das ondas Q como um sinal de infarto é fácil de compreender. Quando uma região do miocárdio morre, ela torna-se eletricamente silenciosa – ela não é mais capaz de conduzir a corrente elétrica. Como resultado, todas as forças elétricas do coração serão dirigidas para *longe* da área de infarto. Um eletrodo sobre a área do infarto, então, registrará uma deflexão negativa profunda, uma onda Q.

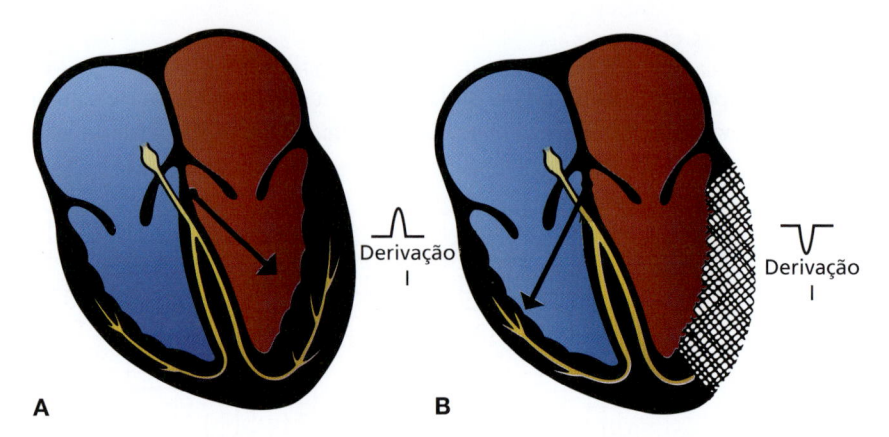

(A) Despolarização ventricular esquerda normal, com a *seta* mostrando o eixo elétrico. Observe a onda R alta na derivação I. (B) A parede lateral do ventrículo esquerdo infartou e, como resultado, está agora eletricamente silenciosa. O eixo elétrico, portanto, desvia-se para a direita, para longe da derivação I, que agora mostra uma deflexão negativa (onda Q).

Alterações recíprocas

Outras derivações, localizadas a alguma distância do local do infarto, verão um *aumento* aparente das forças elétricas movendo-se em direção a elas. Elas registrarão ondas R altas, positivas.

Essas alterações opostas vistas por derivações distantes são chamadas de *alterações recíprocas*. O conceito de reciprocidade se aplica não apenas às ondas Q, mas também às alterações do segmento ST e da onda T. Assim, uma derivação distante de um infarto pode registrar uma *depressão* do segmento ST.

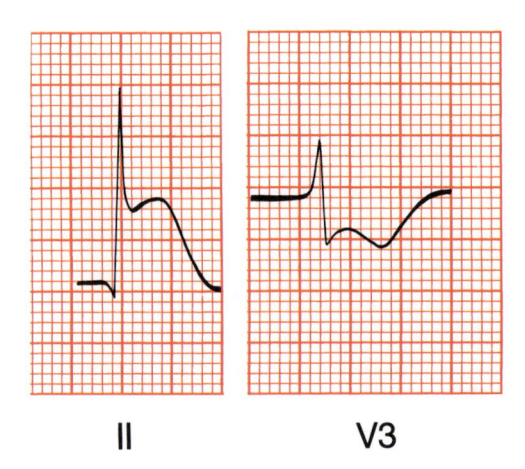

Alterações recíprocas no segmento ST e na onda T em um infarto inferior. A elevação aguda do ST e a apiculação da onda T na derivação II são refletidas como uma depressão do segmento ST e inversão da onda T na derivação V3.

> Quando você vê alterações recíprocas, o diagnóstico de um IMEST é muito mais provável. A elevação do ponto J/repolarização precoce benigna não é acompanhada por alterações recíprocas. No entanto, você não precisa ver alterações recíprocas para diagnosticar um IMEST. Enquanto praticamente todos (não todos, mas a maioria) os infartos envolvendo a superfície inferior do coração são acompanhados por alterações recíprocas nas derivações que cobrem áreas distantes do coração, até 30% dos infartos envolvendo a superfície anterior do coração não terão alteração recíproca.

Ondas Q normais versus patológicas

Algumas ondas Q são perfeitamente normais. Como discutimos no Capítulo 1, pequenas ondas Q podem ser vistas nas derivações laterais esquerdas (I, aVL, V5 e V6). Essas ondas Q são causadas por uma despolarização precoce esquerda-direita do septo interventricular. Ondas Q de bom tamanho também são vistas, com frequência, na derivação III e, quando presentes nessa derivação, mas em nenhuma outra derivação inferior, são consideradas uma variante normal.

Ondas Q patológicas que significam infarto tendem a ser mais *largas* e mais *profundas*. Elas geralmente são chamadas de *ondas Q significantes*. Os critérios de significância são:

1. A onda Q deve ter uma duração maior do que 0,04 segundo.
2. A profundidade da onda Q deve ser de pelo menos 25% da altura da onda R no mesmo complexo QRS.

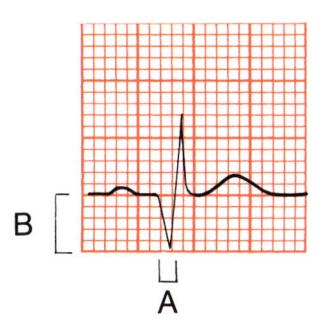

Um exemplo de uma onda Q significante. A sua largura (*A*) excede 0,04 segundo, e a sua profundidade (*B*) excede um terço da onda R.

> **Nota:** como a derivação aVR ocupa uma posição única no plano frontal, ela normalmente tem uma onda Q muito profunda. A derivação aVR não deve ser considerada quando a onda Q é utilizada para buscar um possível infarto.

Ondas Q patológicas quase nunca estão localizadas em uma única derivação, mas estão presentes em duas ou mais derivações contíguas, ou seja, derivações que olham a mesma região geográfica do coração, como as derivações inferiores consideradas como um grupo, as derivações anteriores ou as derivações laterais esquerdas. Como afirmado anteriormente, ondas Q profundas isoladas na derivação III são uma variante normal particularmente comum que quase nunca significa um infarto do miocárdio. Se você se lembrar deste último ponto, isso lhe poupará de muita *agitação* desnecessária no futuro.

Quando você vir ondas Q significantes, que atendem aos critérios citados, no ECG de um paciente do qual você *não tem motivos para suspeitar de um infarto do miocárdio*, observe mais de perto. Você ficará surpreso com a frequência com que detectará minúsculas ondas R precedendo as ondas negativas, de modo que o que, à primeira vista, parecem ser ondas Q, na verdade são ondas S e, portanto, não são motivo de preocupação.

As ondas Q seguintes são significantes?

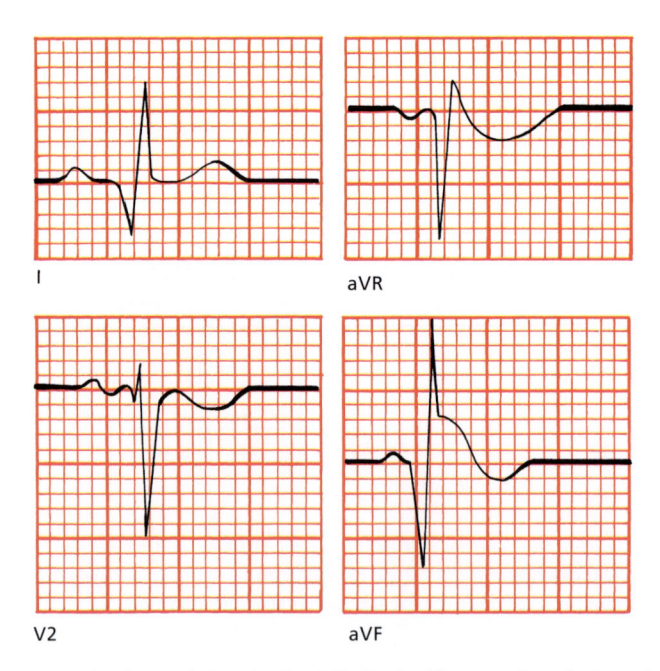

I   aVR

V2   aVF

Respostas: as ondas Q nas derivações I e aVF são significantes. A onda Q na derivação V2 é muito superficial e estreita para se qualificar (não confundir a pequena onda Q com a grande onda S). A onda Q na derivação aVR é imensa, mas ondas Q em aVR nunca são significantes.

Isquemia e infarto do miocárdio | **249**

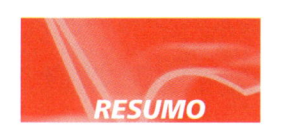

RESUMO

As alterações do ECG de um IMEST em evolução

1. Agudamente, a onda T torna-se apiculada e, depois, inverte-se. As alterações da onda T refletem isquemia miocárdica. Se ocorrer um infarto verdadeiro, a onda T permanece invertida por meses ou anos.
2. Agudamente, o segmento ST eleva-se e mescla-se com a onda T. A elevação do segmento ST reflete lesão miocárdica. Se ocorrer um infarto, o segmento ST geralmente retorna à linha de base dentro de algumas horas.
3. Novas ondas Q aparecem dentro de horas ou dias. Elas significam infarto do miocárdio. Na maioria dos casos, elas persistem por toda a vida do paciente.

Diagnosticar um IMEST precocemente na sua evolução é uma das coisas mais importantes que você pode fazer. A terapia está amplamente disponível e, se for fornecida nas primeiras horas de início do evento, pode impedir que o infarto se complete e melhorar a sobrevida. *Fármacos trombolíticos* podem fazer a lise do trombo dentro da artéria coronária e restaurar o fluxo sanguíneo antes que ocorra a morte miocárdica. Em hospitais com capacidade para realizar cateterismo e angioplastia, a *angioplastia* de emergência dentro das primeiras horas – idealmente, dentro de 90 minutos – após o início de um infarto oferece uma sobrevida superior à trombólise isolada, tanto no acompanhamento imediato quanto em longo prazo.

Quando a angioplastia for realizada com sucesso, a colocação de *stents* revestidos com fármacos antiproliferativos para prevenir a reoclusão (que geralmente ocorre como resultado de proliferação celular) no local da lesão original previne a reestenose. A administração de terapia oral dupla antiplaquetária e anticoagulantes intravenosos (p. ex., bivalirudina) tem melhorado ainda mais a evolução dos pacientes.

Qualquer que seja a intervenção escolhida, a chave para a terapia bem-sucedida é o tempo: você deve intervir rapidamente. Vidas de pacientes são salvas a cada dia por provedores de saúde alertas e bem-informados. O reconhecimento das alterações agudas de um infarto do miocárdio em evolução no ECG é uma habilidade diagnóstica essencial.

Localização do infarto

A região do miocárdio que sofre o infarto depende de qual artéria coronária se oclui e da extensão do fluxo sanguíneo colateral. Há dois sistemas principais de suprimento sanguíneo para o miocárdio, um suprindo o lado direito do coração e outro suprindo o lado esquerdo.

A *artéria coronária direita* corre entre o átrio direito e o ventrículo direito e, depois, se dirige para a superfície posterior do coração. Na maioria dos indivíduos, ela fornece um ramo descendente que supre o nó atrioventricular (AV).

A *artéria coronária esquerda principal* (tronco da coronária esquerda) se divide em *artéria descendente anterior esquerda* (*ADA*) e *artéria circunflexa esquerda* (*ACx*). A ADA corre entre os dois ventrículos e supre a parede anterior do coração e a maior parte do septo interventricular. A artéria circunflexa corre entre o átrio esquerdo e o ventrículo esquerdo e supre a parede lateral do ventrículo esquerdo. Em cerca de 10% da população, ela fornece um ramo que supre o nó AV.

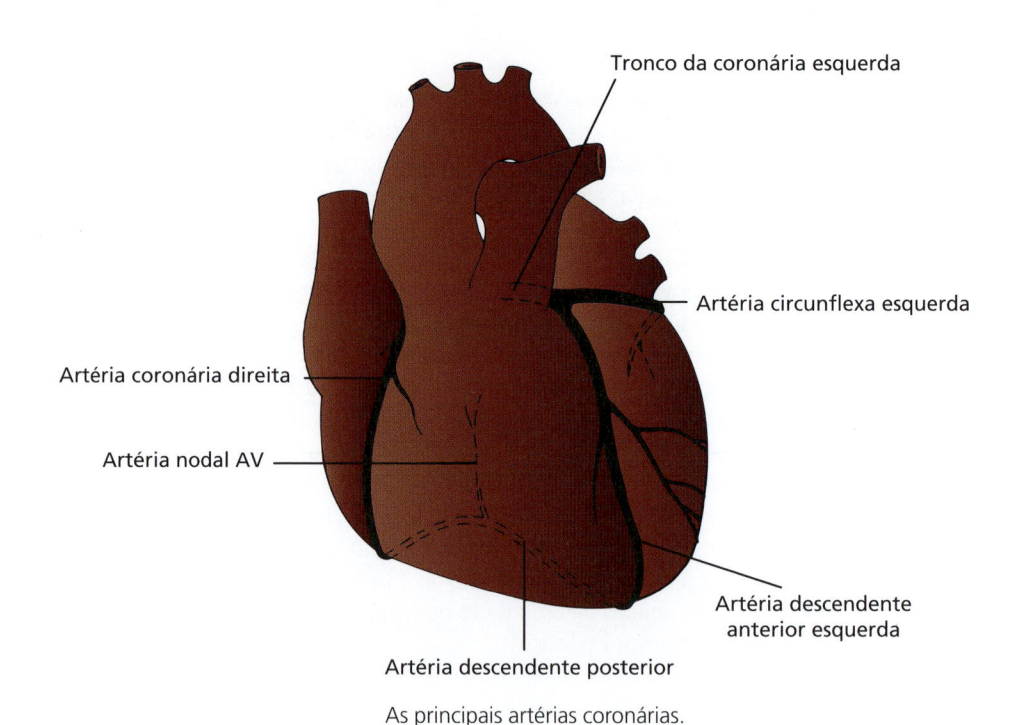

As principais artérias coronárias.

Isquemia e infarto do miocárdio | **251**

A localização de um infarto é importante, uma vez que o prognóstico e as implicações terapêuticas são determinados, em parte, pela área do coração que foi afetada.

Os infartos podem ser agrupados em várias categorias anatômicas gerais. Essas categorias incluem infartos *inferiores*, *laterais*, *anteriores* e *posteriores*. Combinações também podem ser vistas, como os infartos *anterolaterais* e os *inferoposteriores*.

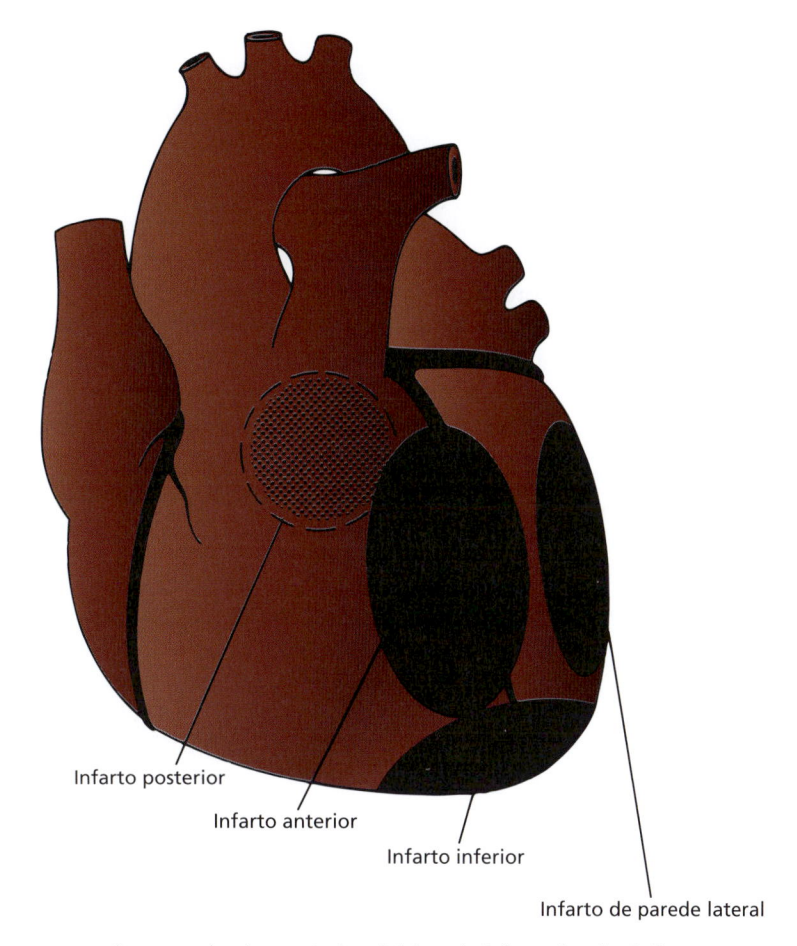

Infarto posterior
Infarto anterior
Infarto inferior
Infarto de parede lateral

Os quatro locais anatômicos básicos do infarto do miocárdio.

Quase todos os infartos do miocárdio envolvem o ventrículo esquerdo. Isso não deve surpreender, pois o ventrículo esquerdo é a câmara mais musculosa e é solicitada a fazer a maior parte do trabalho. Ela é, portanto, mais vulnerável a um suprimento sanguíneo comprometido.

As alterações eletrocardiográficas características do infarto ocorrem apenas nas derivações que ficam sobre ou próximo do local do infarto:

1. O *infarto inferior* envolve a superfície diafragmática do coração. Ele frequentemente é causado pela oclusão da *artéria coronária direita* ou de seu ramo descendente. As alterações eletrocardiográficas características do infarto podem ser vistas nas derivações inferiores II, III e aVF.

2. O *infarto lateral* envolve a parede lateral esquerda do coração. Ele frequentemente é devido à oclusão da *artéria circunflexa esquerda*. As alterações ocorrerão nas derivações laterais esquerdas I, aVL, V5 e V6.

3. O *infarto anterior* envolve a superfície anterior do ventrículo esquerdo e geralmente é causado por oclusão da *ADA esquerda*. Qualquer uma das derivações precordiais (V1-V6) pode mostrar alterações. A oclusão do *tronco da artéria coronária* causará, caracteristicamente, um extenso *infarto anterolateral*, com alterações nas derivações precordiais mais as derivações I e aVL.

4. O *infarto posterior* envolve a superfície posterior do coração e geralmente é causado por oclusão da *artéria coronária direita*. Os infartos posteriores raramente ocorrem de forma isolada, mas, em geral, acompanham um infarto inferior ou, menos comumente, um infarto lateral. Não há derivações sobrejacentes à parede posterior. O diagnóstico deve, portanto, ser feito buscando-se as alterações recíprocas nas derivações anteriores, como, por exemplo, uma onda R alta nas derivações V1, V2 ou V3.

Nota: a anatomia coronária pode variar acentuadamente entre indivíduos, e os vasos precisos envolvidos nem sempre são o que parecem no ECG.

Infartos inferiores

Normalmente, os infartos inferiores resultam de oclusão da artéria coronária direita ou de seu ramo descendente. As alterações ocorrem nas derivações II, III e aVF. Alterações recíprocas podem ser vistas nas derivações anterior e lateral esquerda.

De modo surpreendente, talvez, a inversão da onda T na derivação aVL, uma derivação lateral, seja uma alteração particularmente comum durante um infarto inferior. Essa é uma alteração recíproca e pode ser o primeiro sinal de um infarto inferior, aparecendo antes da elevação do segmento ST inferior e da inversão da onda T que associamos a um infarto agudo inferior. ECGs seriados logo – geralmente em minutos – mostrarão as alterações inferiores esperadas.

Embora, na maioria dos infartos, ondas Q significantes persistam por toda a vida do paciente, isso não é necessariamente verdadeiro nos infartos inferiores. Dentro de 6 meses, até 50% desses pacientes não terão mais os critérios de ondas Q significantes. A presença de pequenas ondas Q inferiormente pode, portanto, sugerir um infarto inferior antigo. Contudo, lembre-se de que pequenas ondas Q em uma única derivação inferior, particularmente na derivação III, também podem ser vistas em corações normais. A história clínica do paciente deve ser o seu guia.

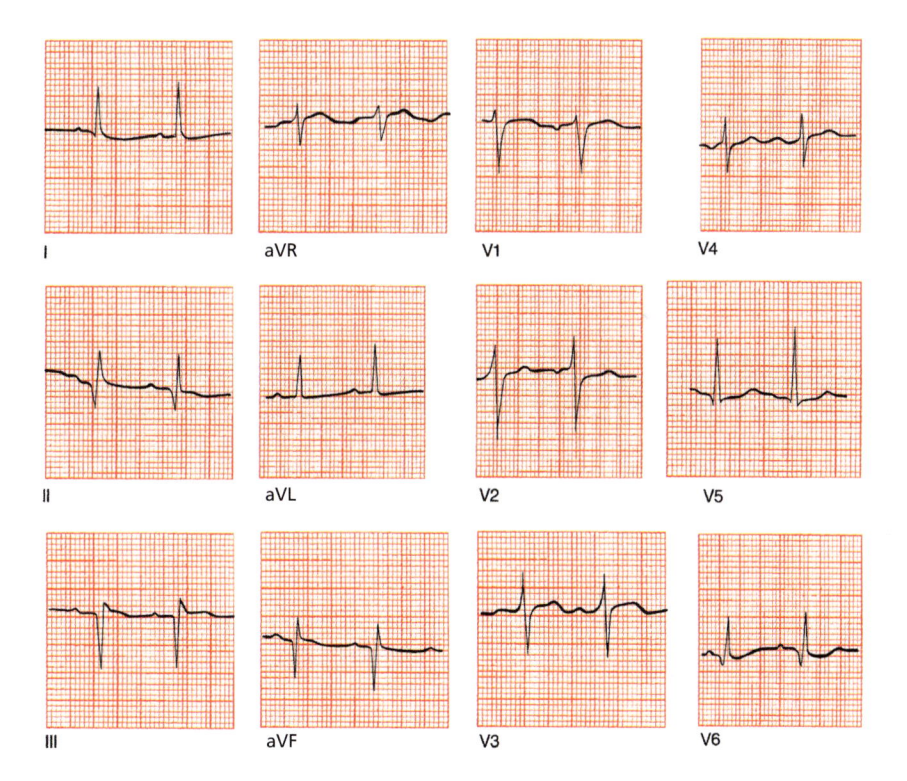

Um infarto inferior com evolução completa. Ondas Q profundas podem ser vistas nas derivações II, III e aVF.

Infarto lateral

O infarto lateral pode resultar da oclusão da ACx esquerda. As alterações podem ser vistas nas derivações I, aVL, V5 e V6. As alterações recíprocas podem ser vistas nas derivações inferiores.

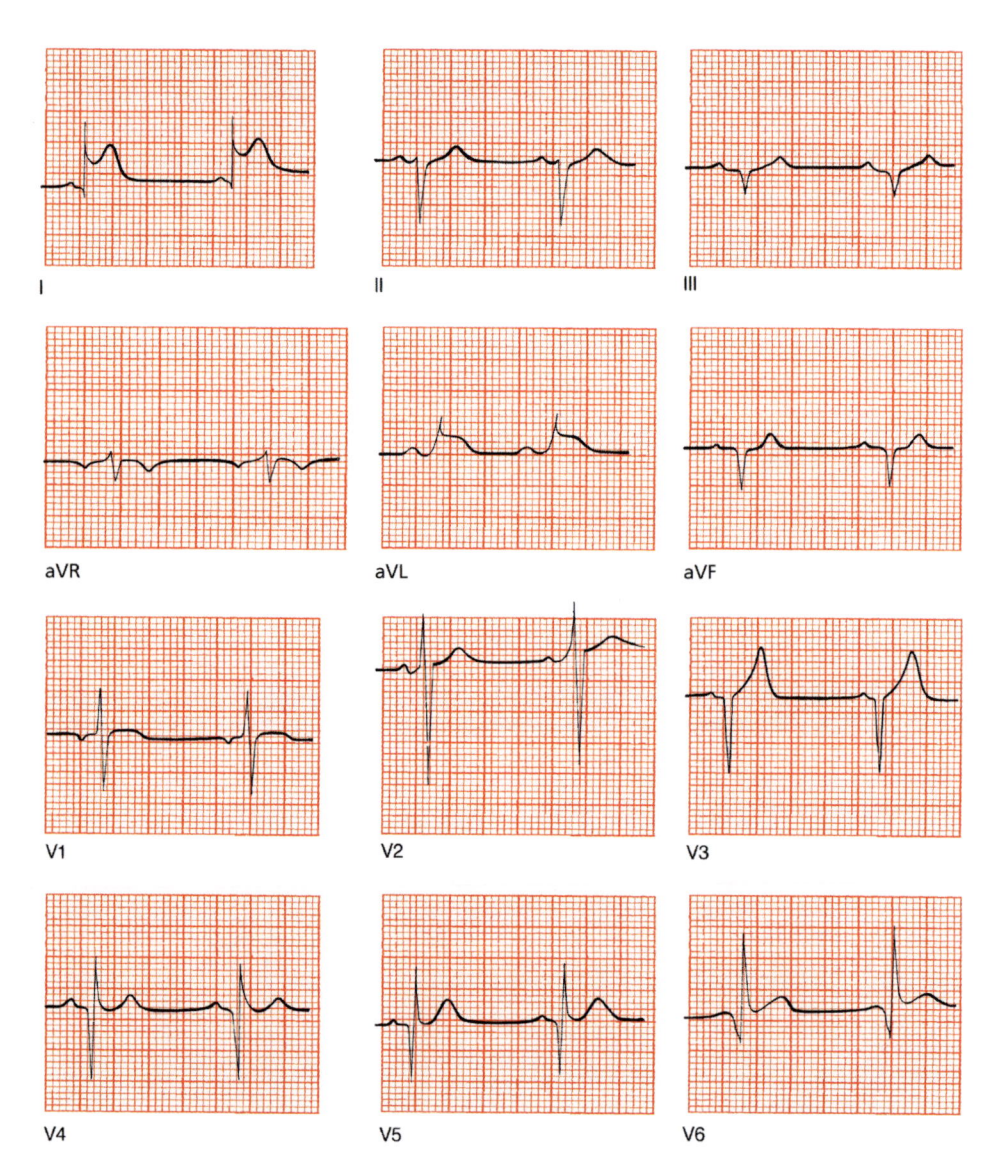

I

II

III

aVR

aVL

aVF

V1

V2

V3

V4

V5

V6

Um infarto agudo de parede lateral. A elevação de ST pode ser vista nas derivações I, aVL, V5 e V6. Observe, também, as ondas Q profundas nas derivações II, III e aVF, significando um infarto inferior prévio. Você notou as ondas Q profundas nas derivações de V3 a V6? Elas são o resultado de um infarto que afetou outra porção do ventrículo esquerdo e que ocorreu anos antes.

Infarto anterior

O infarto anterior resulta, mais frequentemente, da oclusão da ADA esquerda. As alterações são vistas nas derivações precordiais (V1-V6). Se o tronco da coronária esquerda for ocluído, pode ocorrer um infarto anterolateral, com alterações nas derivações precordiais e nas derivações I e aVL. As alterações recíprocas, quando presentes, são vistas inferiormente.

A perda das forças elétricas anteriores no IMEST anterior nem sempre está associada à formação de ondas Q. Em alguns pacientes, pode haver apenas a perda ou a diminuição do padrão normal da progressão da onda R nas precordiais. Como você já sabe, em circunstâncias normais, as derivações precordiais mostram um aumento progressivo da altura de cada onda R sucessiva à medida que se move de V1 para V5. Em corações normais, a amplitude da onda R deve aumentar pelo menos 1 mm por derivação à medida que você progride de V1 para V4 (e, com frequência, V5); a amplitude da onda R deve, normalmente, exceder a amplitude da onda S até a derivação V4. Esse padrão pode desaparecer no infarto anterior, e o resultado é denominado *progressão anômala da onda R*. Um critério simples para o diagnóstico de progressão anômala da onda R é a onda R em V3 não ser maior do que 3 mm. Mesmo na ausência de ondas Q significantes, a progressão anômala da onda R pode significar um infarto anterior.

> A progressão anômala de R não é específica para o diagnóstico de infarto anterior. Ela também pode ser vista na hipertrofia ventricular direita ou esquerda, no bloqueio fascicular anterior esquerdo, em pacientes com doença pulmonar crônica, em pacientes obesos, em idosos e – talvez mais frequentemente – na colocação imprópria dos eletrodos na parede torácica. Ela pode até ser uma variante normal.

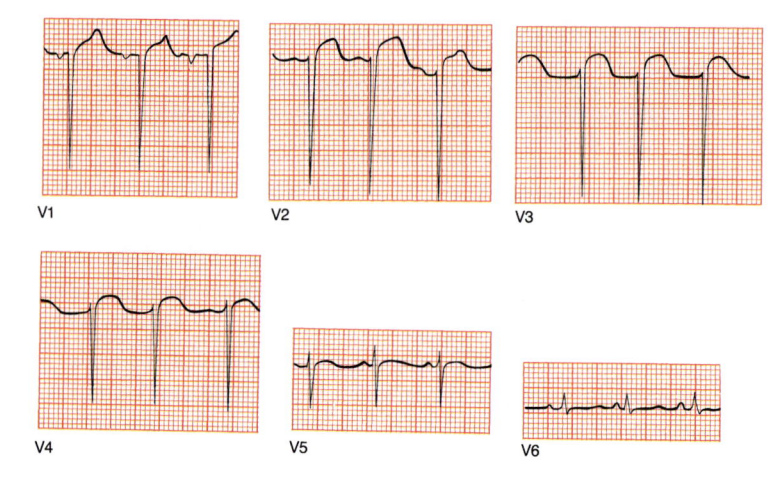

Um infarto anterior com progressão anômala de R nas derivações precordiais.

> IMESTs anteriores podem ter consequências clínicas catastróficas, uma vez que comprometem a maior parte do miocárdio ventricular esquerdo. Reconhecê-los precocemente é fundamental para os seus pacientes. Portanto, é importante apontar dois tipos especiais de anormalidades das ondas T que podem anunciar a oclusão da artéria descendente anterior esquerda e um infarto do miocárdio anterior:
>
> 1. **Ondas T de Winter:** em um paciente com dor torácica, a depressão de ST com uma subida rápida levando a uma onda T alta, simétrica e hiperaguda nas derivações precordiais pode ser o primeiro sinal de um infarto anterior. Essas ondas T apiculadas são chamadas de ondas T de de Winter e devem ser consideradas tão preocupantes para a presença de oclusão da artéria descendente anterior quanto a elevação do segmento ST. Aproximadamente 2% das oclusões agudas de ADA apresentam ondas T de de Winter, em vez de elevação do segmento ST.
>
> (Continua)

(Continuação)

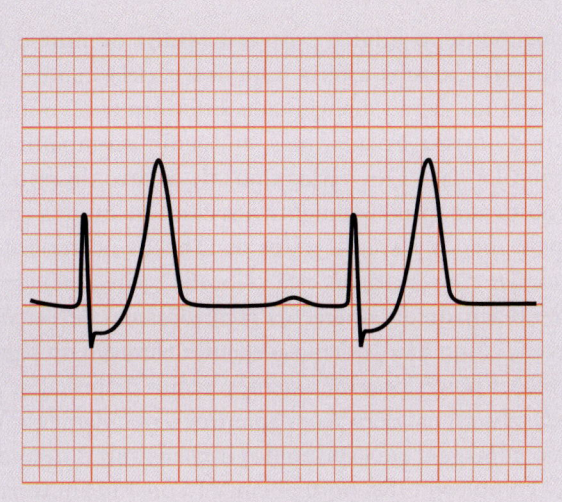

Ondas T de Winter.

2. **Ondas de Wellens:** ondas T profundamente invertidas ou bifásicas nas derivações V2, V3 e, às vezes, V4 predizem uma oclusão proximal da artéria descendente anterior e são causa de preocupação. Essa é mais uma situação subaguda do que a situação mais aguda das ondas de de Winter. Quando você vir ondas T bifásicas nas derivações V2, V3 ou V4, uma indicação de que estas podem ser ondas de Wellens é que a porção vertical da onda T ocorre primeiro, seguida pela inversão da porção terminal. Pode ou não haver elevação do segmento ST.

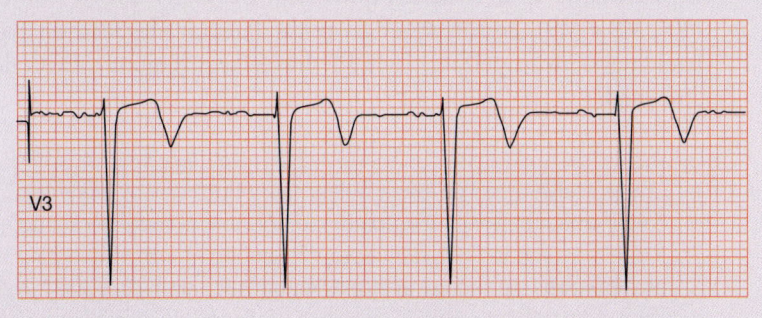

V3

Ondas de Wellens

Infarto posterior

Normalmente, o infarto posterior resulta de uma oclusão da artéria coronária direita, a mesma artéria responsável pela maior parte dos infartos inferiores. Portanto, como mencionado anteriormente, o infarto posterior raramente ocorre de forma isolada, mas, em geral, acompanha os infartos inferiores e, às vezes, laterais. Dos vários tipos de infarto do miocárdio, este é o mais mal diagnosticado, principalmente nos casos incomuns em que ocorre isoladamente (pelo menos 10% de todos os infartos posteriores). Como nenhuma das derivações convencionais está colocada sobre a parede posterior, o diagnóstico requer o achado das alterações recíprocas nas derivações anteriores. Em outras palavras, como não podemos procurar elevação do segmento ST e ondas Q em derivações posteriores inexistentes, temos de procurar *depressão do segmento ST* e *ondas R altas* nas derivações anteriores, notadamente V1. Os infartos posteriores são a imagem em espelho dos infartos anteriores no ECG.

O complexo QRS normal em V1 consiste em uma onda R pequena e uma onda S profunda; portanto, a presença de uma onda R alta, particularmente com depressão do segmento ST associada, deve ser fácil de detectar. Em condições clínicas adequadas, a presença de uma onda R de maior amplitude do que a onda S correspondente na derivação V1 é altamente sugestiva de infarto posterior.

Como na maioria dos infartos posteriores você também verá evidências de um infarto inferior, a imagem completa do ECG geralmente mostrará evidências nítidas de elevação do segmento ST inferior.

Há uma outra forma de reconhecer um infarto posterior. É muito simples colocar eletrodos sobre as costas do paciente para olhar as forças elétricas posteriores. Quando isso é feito (e, infelizmente, é feito raras vezes), a capacidade do ECG de diagnosticar um infarto do miocárdio posterior aumenta muito. Esse ECG de 15 derivações, que inclui três derivações V colocadas nas costas (V7, V8 e V9), com frequência pode detectar elevação do segmento ST em pacientes com suspeita de IMEST posterior nos quais o ECG de 12 derivações é normal.

> Uma ressalva antes de deixarmos o tema dos infartos posteriores. Você irá recordar que a presença de uma grande onda R excedendo a amplitude da onda S que a acompanha na derivação V1 também é um critério para o diagnóstico de hipertrofia ventricular direita. O diagnóstico de hipertrofia ventricular direita, contudo, também requer a presença de desvio do eixo para a direita, que não está presente no infarto posterior.

Infartos do ventrículo direito

Como o ventrículo esquerdo é tão mais poderoso do que o ventrículo direito, ele demanda muito mais do seu suprimento sanguíneo e, portanto, é muito mais suscetível a um infarto quando o suprimento sanguíneo está comprometido. Todavia, infartos do ventrículo direito também ocorrem, quase sempre acompanhando infartos inferiores. O que você verá, geralmente, são as alterações esperadas para um infarto inferior (i.e., elevação de ST, etc., nas derivações II, III e aVF), com alterações na onda T e elevação do segmento ST na derivação anterior mais à direita, V1. Se também houver elevação de ST em V2, será de menor magnitude do que em V1, e, com frequência, V2 mostrará depressão de ST. Nas derivações dos membros, um indício de que um infarto inferior é acompanhado de um IMEST do ventrículo direito é que a elevação do ST na derivação III é maior do que na derivação II (por quê? – porque a derivação III fica muito à direita da derivação II).

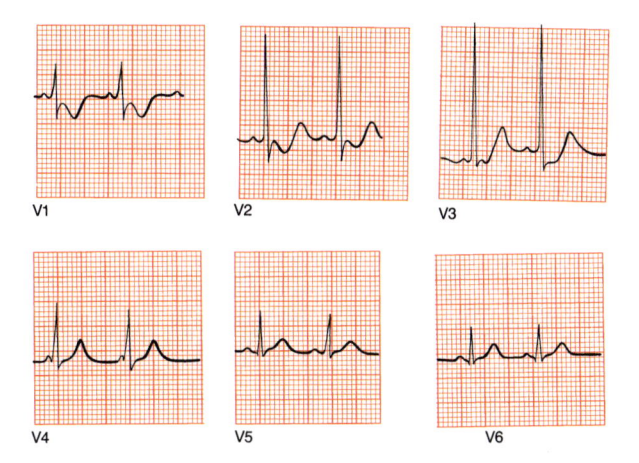

Um infarto posterior. Na derivação V1, a onda R alta é maior do que a onda S. Há, também, depressão de ST e inversão da onda T nas derivações V1 e V2.

Outra maneira de reconhecer um infarto do ventrículo direito é colocar eletrodos sobre a parede torácica direita, conforme mostrado na figura a seguir. Como esses eletrodos irão se localizar sobre o coração direito, eles podem mostrar as características do infarto.

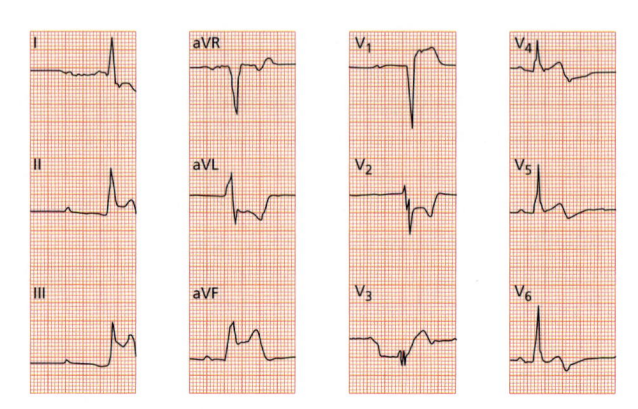

Um IMEST inferior em evolução com um IMEST de ventrículo direito. Observe as alterações inferiores, com a elevação de ST maior na derivação III do que na derivação II, mais a elevação de ST em V1 e a depressão de ST em V2.

Faz alguma diferença clinicamente se um infarto da parede inferior do ventrículo esquerdo é ou não acompanhado de infarto do ventrículo direito? Sim, de fato, faz diferença. Pacientes com infarto do ventrículo direito são "sensíveis à pré-carga", ou seja, necessitam de grandes volumes de líquidos para manter um débito cardíaco e pressão arterial adequados e podem se tornar extremamente hipotensos se forem tratados com nitratos, como a nitroglicerina, que são vasodilatadores.

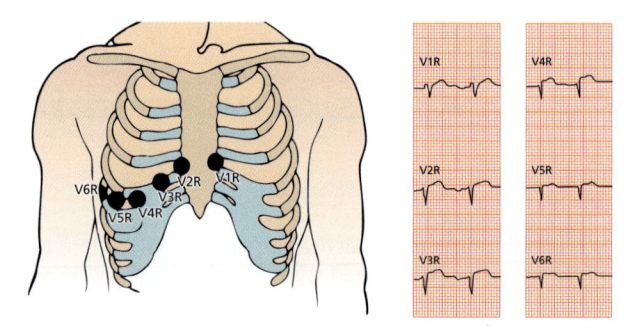

A figura à *esquerda* mostra o alinhamento adequado das derivações do ventrículo direito. O traçado à *direita* mostra o ECG resultante em um paciente com IMEST do ventrículo direito; a elevação do segmento ST é mais evidente nas derivações V3R até V6R.

Isquemia e infarto do miocárdio | **261**

Onde é o infarto? É agudo?

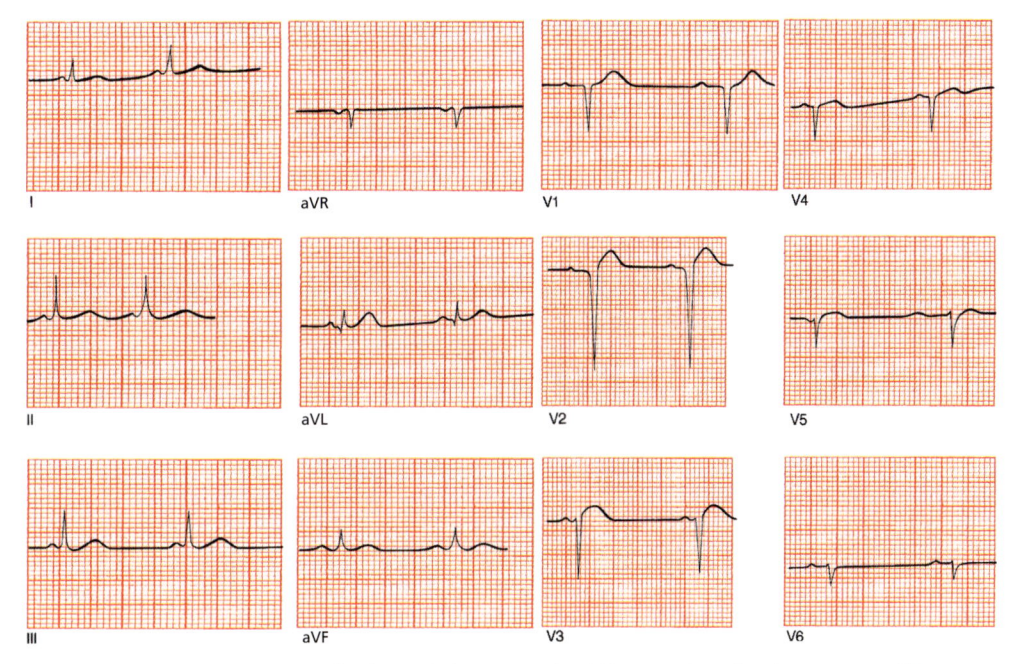

Este é um exemplo de um infarto anterior. Há uma elevação do segmento ST nas derivações V2 e V3, bem como uma progressão anômala de R.

Onde é o infarto? É agudo?

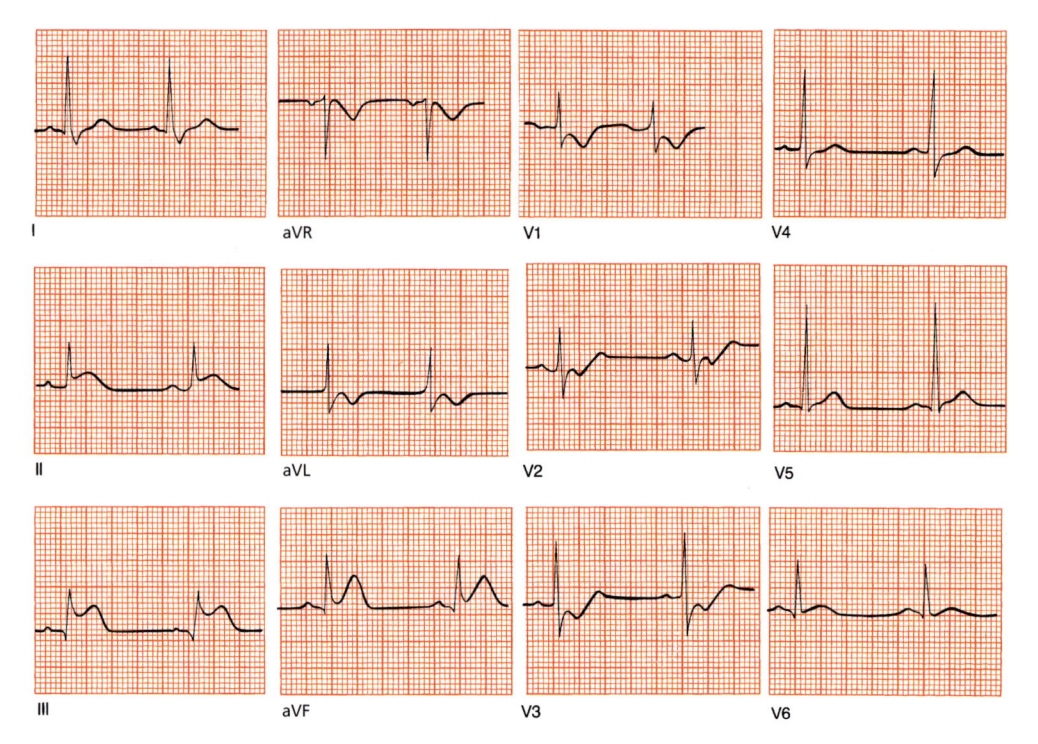

O traçado mostra um infarto agudo inferior e posterior (lembra-se de como dissemos que a maioria dos infartos posteriores são acompanhados de evidência de infarto inferior?). A elevação do segmento ST com ondas T apiculadas pode ser vista nas derivações II, III e aVF, indicando um infarto inferior agudo. Há, também, evidência de envolvimento da parede posterior, com ondas R altas, depressão do segmento ST e inversão da onda T na derivação V1.

Infarto do miocárdio sem elevação de ST

Nem todos os infartos do miocárdio estão associados à elevação do segmento ST. Esses infartos, ou IMSESTs, também não levam ao aparecimento de ondas Q profundas. Mais frequentemente, eles são causados por uma trombose não oclusiva de uma artéria coronária importante ou pela oclusão completa de um pequeno ramo de uma das artérias maiores. Ao contrário dos IMESTs, esses infartos envolvem menos do que a espessura total do músculo cardíaco e não podem ser localizados em uma região particular do coração suprida por uma única artéria coronária. **As únicas alterações do ECG vistas nos IMSESTs são a inversão da onda T e a depressão do segmento ST (*não elevação*).**

Os IMSESTs são, na verdade, mais comuns do que os IMESTs. Eles se comportam como pequenos infartos incompletos e têm uma taxa de mortalidade inicial mais baixa, mas um risco maior de reinfarto e morte do que os IMESTs. Inicialmente eles são tratados de forma clínica, porém os cardiologistas muitas vezes assumem uma postura mais diligente com esses pacientes, em particular aqueles com alto risco de reinfarto e morte, muitas vezes enviando-os para angiografia coronária e procedendo à revascularização imediatamente.

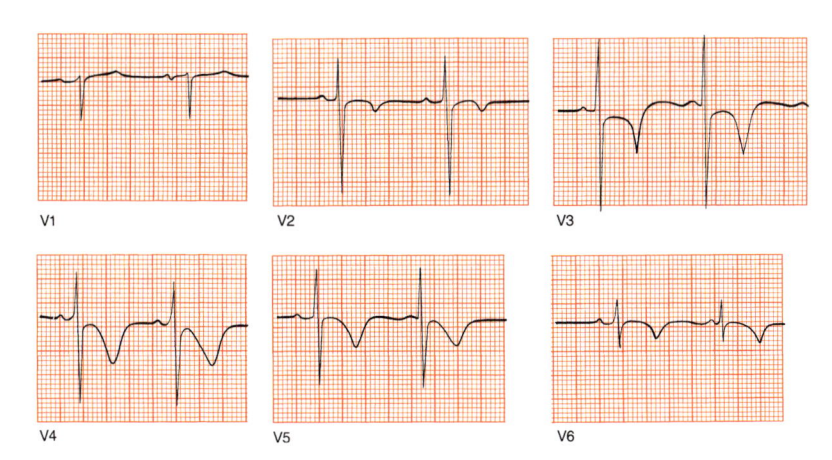

Um IMSEST. A depressão do segmento ST é mais proeminente nas derivações V2, V3 e V4, e a inversão da onda T pode ser vista nas derivações de V2 a V6. Esse paciente nunca desenvolveu ondas Q, mas suas enzimas cardíacas elevaram-se, confirmando a ocorrência de um infarto.

Miocardiopatia de takotsubo

A miocardiopatia de takotsubo é uma condição que pode simular um IMEST agudo no ECG, com inversão de onda T e elevação do segmento ST. Até 2% dos pacientes, a maioria mulheres pós-menopausa sob forte estresse emocional (p. ex., decorrente da morte de um ente querido ou após a presença em uma partida de futebol do neto), que têm alterações eletrocardiográficas que parecem ser um infarto agudo são diagnosticados com essa condição. As alterações do ECG refletem o abaulamento do ventrículo esquerdo, e a condição, portanto, também foi denominada *síndrome do abaulamento apical*. O nome "takotsubo" surgiu porque o ventrículo abaulado lembrou a um dos investigadores a forma de uma armadilha de polvo, para a qual o termo japonês é takotsubo.

Como a causa geralmente é estresse psicológico ou emocional, a síndrome também é denominada *síndrome do coração partido*.[1] O mecanismo patológico não é bem compreendido. Uma das principais teorias sugere um estado de estimulação excessiva por catecolaminas. Pode ou não haver aterosclerose subjacente, porém, em qualquer caso, a aterosclerose não é responsável por essa síndrome. Na maioria dos pacientes, as artérias coronárias estão perfeitamente normais. Como a miocardiopatia de takotsubo também foi encontrada comumente em pessoas com enxaqueca e síndrome de Raynaud, a disfunção vasomotora generalizada pode ter um papel na gênese da síndrome.

Os níveis de troponina podem estar elevados, embora raramente tão altos quanto no infarto agudo, e não há evidência de doença arterial coronária subjacente significativa quando o paciente é submetido a um cateterismo. Até 50% desses pacientes podem desenvolver insuficiência cardíaca transitória e até mesmo entrar em choque. Em geral, os pacientes melhoram no decorrer de várias semanas, mas pode haver recorrências.

---

[1] Na verdade, gatilhos físicos, como insuficiência respiratória aguda ou cirurgia, são fatores precipitantes mais comuns do que o estresse emocional.

Isquemia e infarto do miocárdio

Não há um critério eletrocardiográfico que possa distinguir de modo confiável a miocardiopatia de takotsubo de um IMEST causado por oclusão arterial. A distinção é feita no laboratório de cateterismo; pacientes com miocardiopatia de takotsubo não apresentarão as artérias coronárias ocluídas vistas no IMEST.

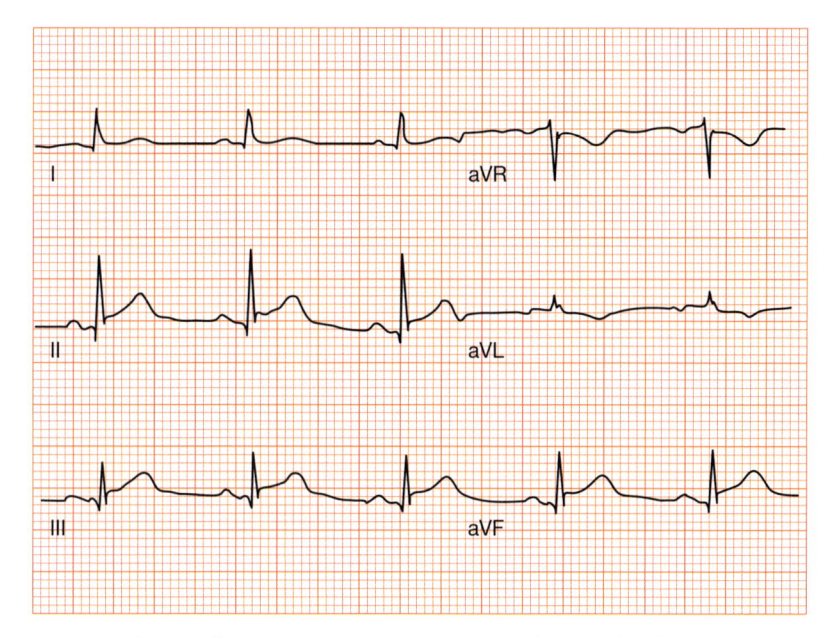

Derivações dos membros em um paciente com miocardiopatia de takotsubo. A elevação do segmento ST parece com um IMEST de parede inferior típico.

A miocardiopatia de takotsubo é um dos vários distúrbios que foram agrupados sob o título infarto do miocárdio com artérias coronárias normais (MINOCA, do inglês *myocardial infarction with normal coronary arteries*; sim, você sabia que tinha que haver um acrônimo!). Além da miocardiopatia de takotsubo, outras causas incluem doença da artéria coronária de pequenos vasos, vasospasmo coronariano, dissecção espontânea da artéria coronária e miocardite.

Angina sem infarto

Um ECG feito durante um episódio de angina, quer seja estável, quer seja instável, mostrará inversão da onda T e, com frequência, depressão do segmento ST. Entre os episódios, o ECG geralmente é normal.

Como os ECGs de pacientes com IMSEST normalmente também mostram essas alterações, como é possível determinar se um paciente está apresentando um episódio de angina sem infarto ou está em evolução de um IMSEST? A resposta é simples: meça as enzimas cardíacas. Se elas estiverem substancialmente elevadas, o paciente está tendo um IMSEST; se estiverem normais, um infarto é altamente improvável.

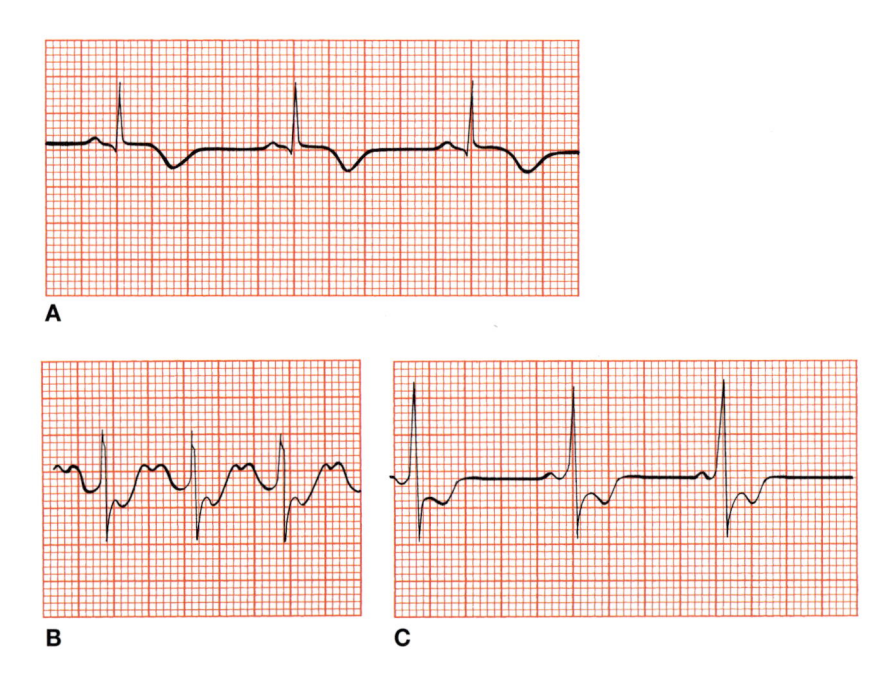

Três exemplos de alterações do ECG que podem acompanhar angina sem infarto: (A) inversão da onda T; (B) depressão do segmento ST; e (C) depressão do segmento ST com inversão da onda T (o segmento ST e as ondas T fundem-se suavemente).

Angina de Prinzmetal

Há um tipo de angina que é associada à *elevação* do segmento ST (sim, eu sei – nada é tão fácil quanto parece). Enquanto a angina típica geralmente é desencadeada pelo exercício e é o resultado de doença cardiovascular aterosclerótica progressiva, a angina de Prinzmetal pode ocorrer a qualquer momento e resulta de espasmo da artéria coronária na ausência de doença arterial coronariana significativa. Presumivelmente, a elevação do segmento ST reflete lesão transmural reversível. Os contornos dos segmentos ST frequentemente não terão o aspecto arredondado, convexo, de um infarto verdadeiro, e os segmentos ST retornarão rapidamente à linha de base quando o paciente receber medicação antianginosa (p. ex., nitroglicerina).

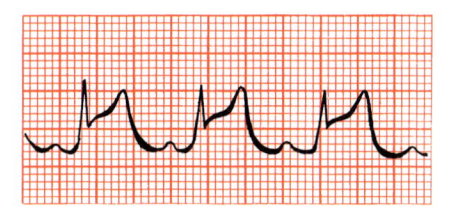

Angina de Prinzmetal, com elevação do segmento ST.

Classificação das diferentes síndromes isquêmicas

Você está tendo dificuldade para lembrar o que as várias síndromes e sintomas isquêmicos fazem com o ECG? As alterações da onda T não são muito úteis, já que qualquer tipo de isquemia pode causar inversão da onda T. O principal é focar nos segmentos ST e medir as enzimas cardíacas. Saber se as ondas Q evoluem ou não geralmente não é útil no cenário agudo. A tabela a seguir deve ajudá-lo a colocar seus pensamentos em ordem.

Sintoma ou síndrome	Alterações no segmento ST	Enzimas cardíacas
Angina estável sem infarto	Depressão de ST	Normais[1]
Angina instável sem infarto	Depressão de ST	Normais[1]
IMEST	Elevação de ST	Elevadas
IMSEST	Depressão de ST	Elevadas
Miocardiopatia de takotsubo	Elevação de ST	Elevadas[2]
Angina de Prinzmetal	Elevação de ST	Normais

[1]As anginas estável e instável são distinguidas pela história clínica, como descrito anteriormente.
[2]Os pacientes com frequência têm de ser submetidos a cateterismo cardíaco para distinguir esse quadro de um infarto.

Reconhecer segmentos ST elevados é fundamental para diagnosticar rapidamente um IMEST, mas é importante lembrar-se de que, como mencionamos ao discutir a elevação do ponto J e a repolarização precoce, há outros fatores que podem elevar o segmento ST. O contexto clínico é sempre útil para eliminá-los, mas há características complementares no ECG que também podem ser úteis (p. ex., a presença de alterações recíprocas). Discutiremos muitas dessas outras entidades confusas no próximo capítulo, então não se preocupe se você não reconhecer tudo na lista a seguir. Por enquanto, basta dar uma boa olhada para começar a colocar esse diagnóstico diferencial na cabeça.

Causas de elevação do segmento ST

- Um IMEST em evolução.
- Angina de Prinzmetal.
- Elevação do ponto J/repolarização precoce.
- Miocardiopatia de takotsubo.
- Pericardite aguda.
- Miocardite aguda.
- Embolia pulmonar.
- Padrão de Brugada.
- Hipotermia (ondas de Osborne).
- Aneurisma ventricular.
- Catástrofes do sistema nervoso central (SNC).
- Pós-cardioversão.
- Bloqueio do ramo esquerdo.
- Hipertrofia ventricular esquerda.
- Ritmos de marca-passo.

Há, também, várias causas de depressão do segmento ST, mas você vai ficar feliz em saber que não são tantas.

Causas de depressão do segmento ST

- Anginas estável e instável sem infarto.
- IMSEST.
- Taquicardias supraventriculares – depressão do segmento ST nessa condição não implica doença isquêmica coexistente.
- Vista normalmente nas derivações V1-V3 com bloqueio de ramo direito.
- Hipopotassemia.

Limitações do ECG no diagnóstico do infarto

Como o quadro eletrocardiográfico de um infarto do miocárdio em evolução inclui, geralmente, alterações da onda T, alterações do segmento ST e o aparecimento de ondas Q, qualquer condição cardíaca subjacente que mascare tais efeitos por distorcer as ondas T, o segmento ST e o complexo QRS tornará o diagnóstico eletrocardiográfico de um infarto extremamente difícil. Já discutimos várias dessas condições, incluindo Wolf-Parkinson-White (WPW), hipertrofia ventricular esquerda e bloqueio de ramo esquerdo, que podem distorcer o ECG de tal forma que o reconhecimento de um infarto pelos critérios já discutidos se torna bastante problemático. O bloqueio de ramo direito é menos preocupante, pois a maioria dos infartos envolve o ventrículo esquerdo.

Vários critérios e algoritmos foram desenvolvidos e testados para auxiliar a avaliação eletrocardiográfica do infarto do miocárdio em pacientes com bloqueio de ramo esquerdo. Estamos nos aprofundando um pouco nessa parte, mas, se você estiver interessado, aqui estão os pontos críticos: em um paciente com bloqueio de ramo esquerdo, a presença de (1) elevação do segmento ST de pelo menos 1 mm em qualquer derivação com uma onda R predominante ou (2) depressão do segmento ST de pelo menos 1 mm nas derivações V1 a V3, se houver ondas S profundas, é fortemente sugestiva de um infarto em evolução.

Um ponto importante que você não deve negligenciar: o aparecimento de um novo bloqueio de ramo esquerdo pode significar infarto e deve ser tratado com a mesma atenção urgente de um IMEST.

> Em pacientes com síndrome de WPW, as ondas delta frequentemente são negativas nas derivações inferiores (II, III e aVF). Isso porque as ondas delta podem parecer com ondas Q. O intervalo PR curto é o único indício remanescente que pode distinguir o WPW de um infarto no ECG.

Teste de esforço

O teste de esforço é um método não invasivo de avaliar a presença e a gravidade da doença das artérias coronárias. Ele não é isento de falhas (os resultados falsos-negativos e falsos-positivos são abundantes), mas pode ser útil em pacientes que têm aterosclerose subjacente confirmada ou suspeitada, de modo a determinar se o coração, quando submetido a um esforço, mostra evidência de fluxo sanguíneo inadequado para partes do miocárdio.

O teste de esforço geralmente é realizado ao se fazer o paciente caminhar em uma esteira rolante, embora as bicicletas estacionárias tenham sido usadas de forma igualmente eficaz. O paciente é ligado a um monitor de ECG, e o ritmo é registrado continuamente durante o teste. Um ECG completo de 12 derivações em geral é feito a cada minuto e no pico do exercício. A cada intervalo de alguns minutos, a velocidade e o ângulo de inclinação da esteira são aumentados até que: (1) o paciente não possa continuar por algum motivo; (2) a frequência cardíaca máxima do paciente seja atingida; (3) ocorram sintomas, como dor torácica; ou (4) alterações significativas sejam vistas no ECG.

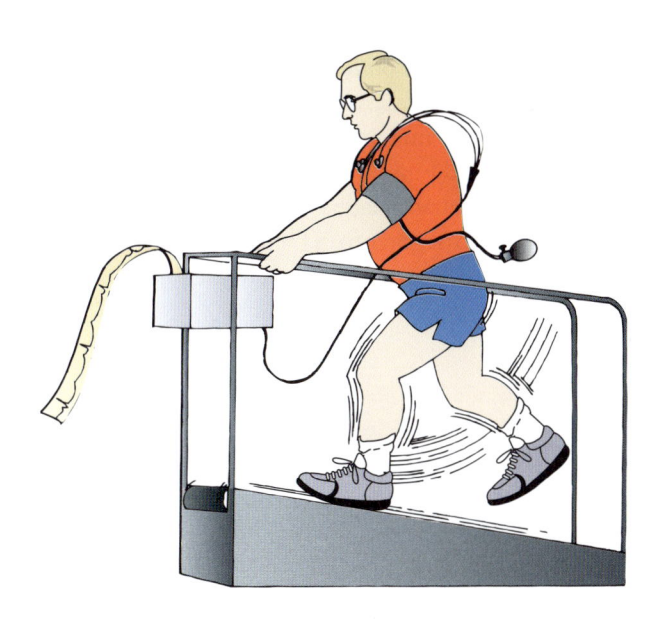

A fisiologia do teste de esforço é simples. O protocolo de esforço graduado produz um aumento seguro e gradual da frequência cardíaca e da pressão sistólica do paciente. O produto da pressão sistólica do paciente multiplicado pela sua frequência cardíaca, denominado *duplo produto*, é uma boa medida do consumo de oxigênio miocárdico. Se as demandas cardíacas de oxigênio excederem o consumo, podem ocorrer alterações eletrocardiográficas e, às vezes, sintomas de isquemia miocárdica.

A doença arterial coronariana significativa de uma ou várias artérias coronárias limita o fluxo coronariano para o miocárdio e, por conseguinte, limita o consumo de oxigênio. Embora o ECG de repouso possa ser normal, as demandas aumentadas do exercício podem evidenciar a doença coronariana subclínica.

No teste de esforço positivo para doença coronariana, o ECG revelará *depressão do segmento ST*. As alterações da onda T são muito inespecíficas para ter qualquer significado nessa condição.

Há uma rica literatura questionando precisamente o que constitui uma depressão significativa do segmento ST durante um teste de esforço. Em geral, é reconhecido que uma depressão do segmento ST maior do que 1 mm, que é horizontal ou descendente, e persista por mais de 0,08 segundo após o ponto J é sugestiva de doença coronariana. Se uma depressão de 2 mm for usada como critério, o número de resultados falsos-positivos é reduzido significativamente, mas o número de resultados falsos-negativos aumenta. Ocasionalmente, segmentos ST ascendentes podem significar doença arterial coronariana, porém o número de resultados falsos-positivos é muito alto.

Você pode estar imaginando: e se eu observar elevação do segmento ST durante um teste de esforço? Felizmente, essa é uma ocorrência muito rara, pois indica alta probabilidade de placa instável e infarto iminente. Se você observar elevação do segmento ST em qualquer derivação que não seja a aVR durante um teste de estresse, leve seu paciente diretamente ao laboratório de cateterismo!

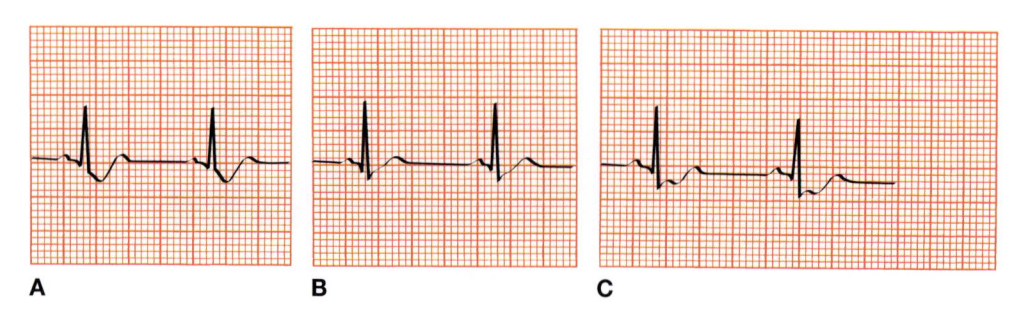

A   B   C

O segmento ST durante um teste de esforço. (*A*) Depressão descendente do segmento ST. (*B*) Depressão ascendente de ST. (*C*) Depressão horizontal de ST. Apenas *A* e *C* são altamente sugestivas de doença da artéria coronária.

Quanto mais cedo no teste ocorrer a depressão do segmento ST – particularmente se as alterações persistem por vários minutos no período de recuperação –, maior será a probabilidade da presença de doença das artérias coronárias, e maior será a possibilidade de envolvimento do tronco da artéria coronária esquerda ou de várias artérias coronárias. Em contrapartida, a rápida resolução das alterações do segmento ST na conclusão do teste é um indicador prognóstico promissor. O aparecimento de sintomas (p. ex., dor torácica ou tontura) e a queda da pressão arterial são sinais prognósticos particularmente ruins, de modo que o teste deve ser suspenso imediatamente e outras investigações devem ser iniciadas.

A incidência de resultados falsos-positivos e falsos-negativos depende da população de pacientes sendo testada. Um teste positivo em um indivíduo jovem, saudável, sem sintomas e sem fatores de risco de doença coronária provavelmente é um teste falso. Por outro lado, um teste positivo em um homem idoso com dor torácica, um infarto prévio e hipertensão é muito mais provável de ser um resultado verdadeiramente positivo. Contudo, em ninguém um teste negativo exclui totalmente a possibilidade de doença coronariana obstrutiva.

Você também deve se lembrar, do início deste capítulo, de que as placas pequenas podem ser mais instáveis e sujeitas à ruptura do que as grandes. Muitas dessas placas, na verdade, não são tecnicamente "pequenas", mas crescem para dentro da parede do vaso sanguíneo, em vez de no lúmen, e, portanto, não obstruem muito o fluxo sanguíneo. O teste de esforço só encontrará placas que ocluam pelo menos 70% do lúmen, ou seja, grandes o suficiente para obstruir significativamente o fluxo sanguíneo. Pacientes que "descartam" doença arterial coronariana significativa por teste de estresse ainda podem estar em risco, e essa é provavelmente a principal razão que limita a sua utilidade. Um teste de estresse negativo em alguém com histórico preocupante de doença arterial coronariana, portanto, exige testes adicionais. Uma opção é a angiotomografia, que é mais eficiente para visualizar a placa em sua totalidade, pelo menos nas grandes artérias coronárias.

A

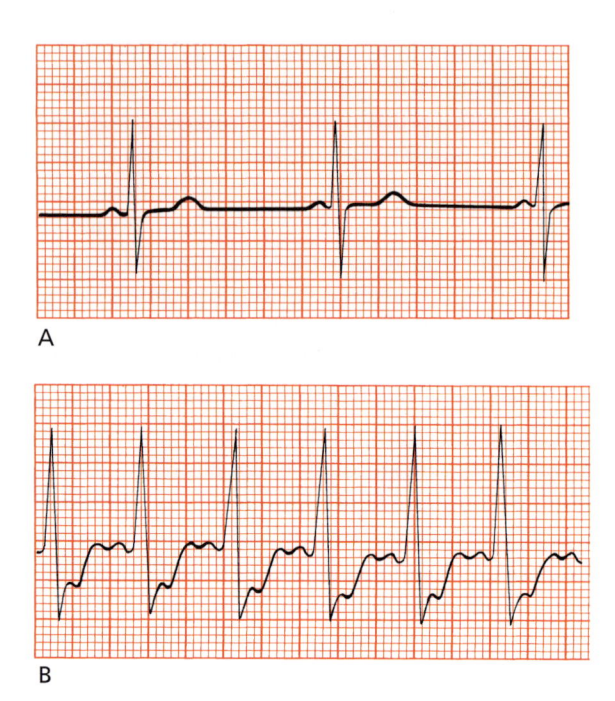

B

(A) Um ECG de repouso de um paciente. (B) A mesma derivação no mesmo paciente após 12 minutos de um teste de esforço. Observe a proeminente depressão do segmento ST associada à frequência cardíaca aumentada.

As indicações para o teste de esforço incluem as seguintes:

1. O diagnóstico diferencial de dor torácica em alguém cujo ECG basal é normal.
2. A avaliação de um paciente que recentemente teve um infarto, de modo a avaliar o prognóstico e a necessidade de outros testes invasivos, como cateterismo cardíaco.
3. A avaliação de indivíduos com mais de 40 anos que têm fatores de risco de doença coronariana, particularmente diabetes melito, doença vascular periférica, história de infarto do miocárdio prévio ou uma história familiar de doença cardíaca prematura.
4. Suspeita de isquemia silenciosa, como em pacientes sem dor torácica, mas que se queixam de dispneia, fadiga ou palpitações aos esforços.

As contraindicações ao teste de esforço incluem qualquer doença sistêmica aguda, estenose aórtica grave, insuficiência cardíaca congestiva descompensada, hipertensão grave, angina de repouso e presença de arritmia significativa.

A mortalidade por esse procedimento é muito baixa, porém um equipamento de reanimação deve sempre estar disponível.

A sensibilidade e a especificidade do teste de esforço podem ser aumentadas (1) pela realização de um **ecocardiograma** antes e depois do procedimento, buscando alterações induzidas pelo esforço na motilidade parietal que possam indicar que o miocárdio está em perigo, ou (2) pela aplicação, no paciente, de **substâncias de contraste radioativo** durante o teste, registrando as imagens do coração. Neste último procedimento, denominado **cintilografia miocárdica**, o miocárdio extrai o radiomarcador da circulação coronária, mas as regiões com fluxo sanguíneo comprometido serão incapazes de extrair o radiomarcador. As imagens são capturadas em repouso e durante o esforço. Em um teste normal, a cintilografia miocárdica revelará uma captação uniforme do isótopo pelo ventrículo esquerdo em repouso e durante o esforço; mas, em um paciente com estenose coronária, pode ser visto um grande defeito de perfusão.

Em pacientes que são incapazes de se exercitar, há alternativas ao teste de esforço tradicional. Estas incluem o **teste de esforço com adenosina** e o **teste de esforço com dobutamina**.

A adenosina, administrada por via intravenosa, produz uma vasodilatação coronária transitória, aumentando o fluxo sanguíneo coronariano em até 400%. Todavia, os vasos com estenose significativa já estão maximamente dilatados em repouso e não são capazes de se dilatar mais, de modo que o território do coração que eles suprem não mostrará aumento do fluxo coronariano. Em geral, não há alterações diagnósticas no ECG durante esse teste.

O teste de esforço com a dobutamina simula o teste com o exercício. A dobutamina é um fármaco adrenérgico, administrado em doses incrementais durante vários minutos. Em pacientes com doença das artérias coronárias, podem ser vistas alterações no ECG exatamente como as que são induzidas pelo exercício, e anormalidades transitórias da motilidade da parede serão vistas no ecocardiograma simultâneo.

(Continua)

(Continuação)

O teste de esforço não é a única forma não invasiva de avaliar a circulação coronária e a extensão de qualquer aterosclerose subjacente. O *escore de cálcio da artéria coronária* utiliza *tomografia computadorizada rápida* do coração. Ele pode fornecer uma medida da carga aterosclerótica global do paciente, mas não prevê com segurança o grau de bloqueio em qualquer local específico. É mais útil para ajudar a estabelecer o risco de um futuro evento coronariano e orientar a tomada de decisão sobre o início da terapia preventiva (p. ex., o paciente deve ser tratado com uma estatina para diminuir os níveis de colesterol LDL?). A *angiotomografia*, já mencionada, e a *angiorressonância magnética*, que podem identificar vasos coronarianos estenosados sem serem invasivas como o cateterismo cardíaco, também estão sendo cada vez mais utilizadas.

Isquemia e infarto do miocárdio | **277**

CASO 10

Joan L. é uma executiva de 62 anos. Ela está em uma importante viagem de negócios e passa a noite em um hotel na cidade. Pela manhã, ela acorda com falta de ar e uma forte opressão torácica, que se irradia para o queixo e o braço esquerdo. Ela se levanta da cama e toma Pepto-Bismol, mas a dor não desaparece. Sentindo-se tonta e com náuseas, ela sente-se e liga para a recepção. Seus sintomas são relatados pelo telefone ao médico do hotel, que imediatamente solicita uma ambulância para levá-la a uma unidade de emergência. Ela chega ao hospital apenas 2 horas após o início dos sintomas, que continuam sem ceder apesar dos três comprimidos de nitroglicerina sublinguais administrados durante a viagem de ambulância.

Na unidade de emergência, o ECG de 12 derivações revela o seguinte:

Ela está tendo um infarto? Em caso positivo, você pode dizer se é agudo e qual região do coração está sendo afetada?

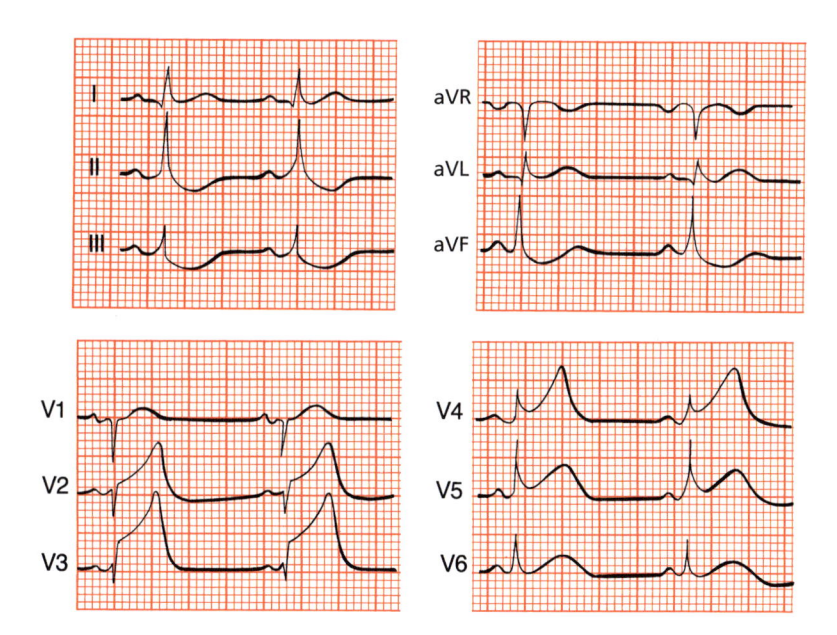

O ECG mostra elevação do segmento ST nas derivações V2 a V5. Não há ondas Q. Joan está na vigência de um IMEST agudo de parede anterior.

A ida imediata de Joan para a unidade de emergência, o segmento ST elevado e a ausência de ondas Q no ECG significam que ela é uma excelente candidata para terapia trombolítica ou angioplastia coronária aguda. Infelizmente, ela informa que apenas 1 mês atrás ela teve um leve acidente vascular encefálico (AVE) hemorrágico, que a deixou com paresia no braço e na perna esquerdos, tornando o risco da terapia trombolítica proibitivo. Além disso, a angioplastia aguda não está disponível nesse pequeno hospital comunitário, e o centro médico de maior porte mais próximo está a várias horas de distância. Portanto, fazendo o melhor possível naquelas circunstâncias, o médico admitiu Joan na unidade de cuidados intensivos (UCI) para ser monitorada. A dor foi controlada com morfina e nitroglicerina intravenosa. Também é administrado ácido acetilsalicílico, mas todos os outros medicamentos anticoagulantes são evitados, devido à história de AVE. A primeira dosagem de troponina se mostra elevada.

Durante a primeira noite de internação, uma das enfermeiras observa batimentos peculiares no ECG:

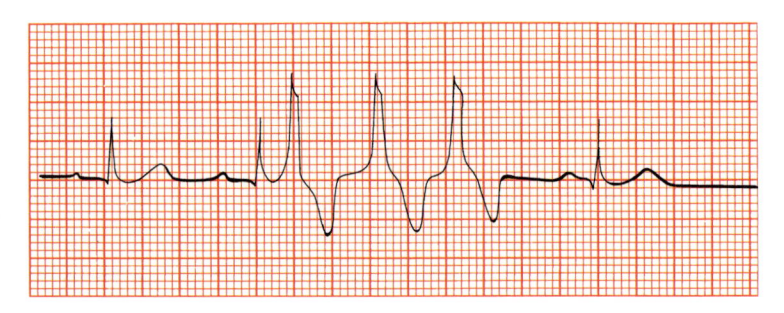

O que são eles?

> O ritmo sinusal normal da paciente está sendo interrompido por uma série de três contrações ventriculares prematuras (CVPs) consecutivas. Na vigência de um infarto agudo, isso é preocupante. Os médicos decidem iniciar a terapia com um betabloqueador, para reduzir a estimulação simpática ao coração.

Isquemia e infarto do miocárdio | **279**

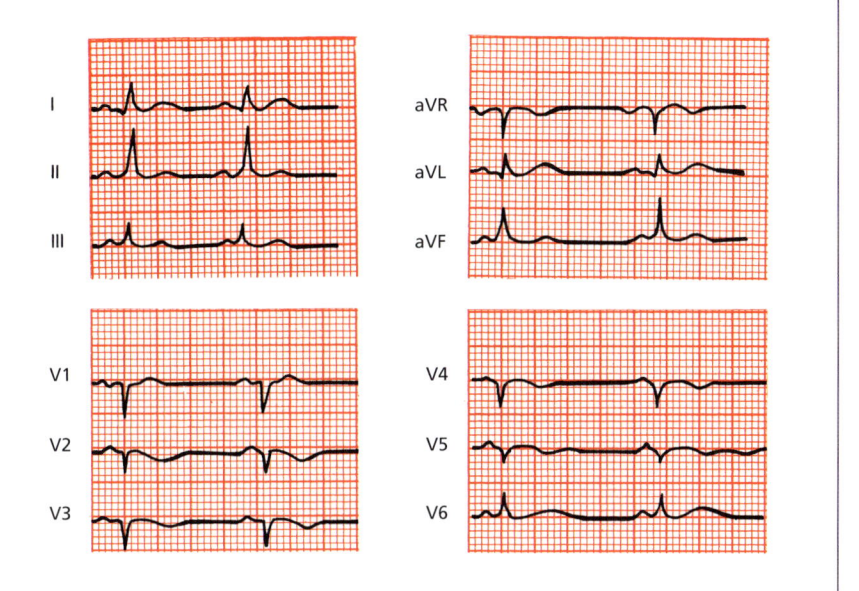

Na manhã seguinte, o ECG de Joan está assim. O que mudou?

> O ECG de Joan mostra que toda a ectopia ventricular foi suprimida. Ele também mostra novas ondas Q nas derivações anteriores, consistentes com uma evolução completa de um infarto anterior.

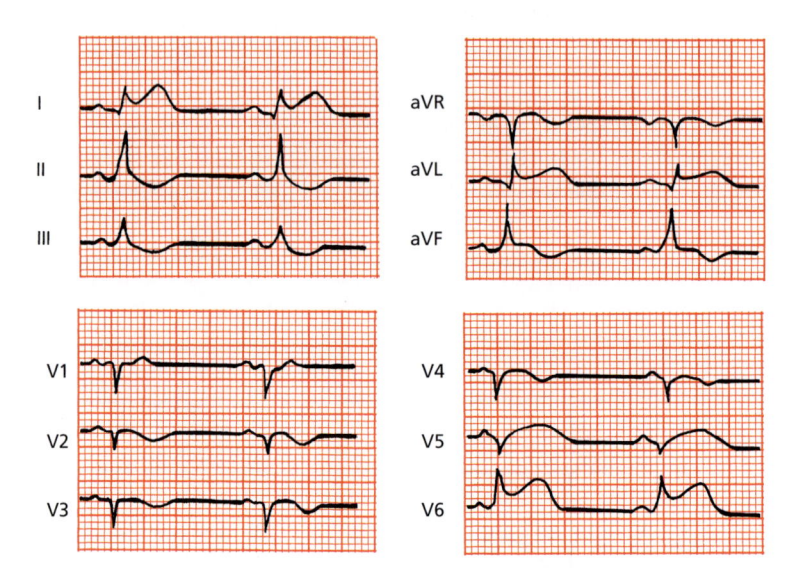

Mais tarde, Joan começa a ter dor torácica. Um novo ECG é feito. O que mudou?

> Joan está estendendo o seu infarto. Novas elevações de ST podem ser vistas nas derivações laterais esquerdas.

Algumas horas depois, ela queixa-se de tontura, e outro ECG é feito. Agora, o que você vê?

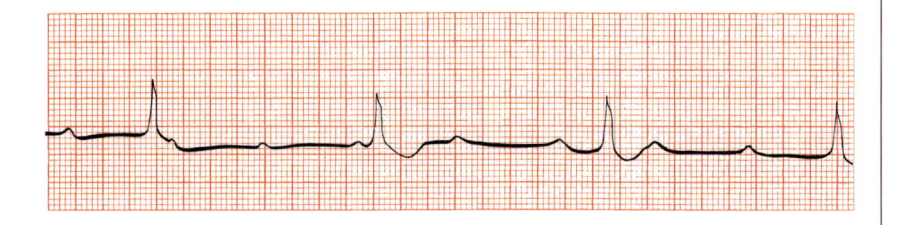

> Joan está apresentando um bloqueio AV de terceiro grau. Bloqueios de condução graves podem se desenvolver durante infartos anteriores. A tontura é causada por débito cardíaco inadequado diante de um ritmo de escape ventricular de aproximadamente 35 batimentos por minuto (bpm). A inserção de um marca-passo é mandatória.

Um marca-passo é colocado sem dificuldade, e Joan não apresenta mais complicação alguma durante a sua permanência hospitalar. Uma semana depois, deambulando e sem dor, ela recebe alta. Na manhã após o seu retorno para casa, ela novamente acorda com falta de ar e é levada à unidade de emergência. Lá, ela recebe o diagnóstico de insuficiência cardíaca congestiva. Um ecocardiograma revela uma diminuição acentuada da função ventricular esquerda como resultado do grande infarto do miocárdio. Ela é tratada no hospital e recebe alta 3 dias depois. Não ocorre problema adicional, e ela retorna para sua vida normal em casa e no trabalho.

> Esse caso é muito típico do tipo de situações que você vê repetidamente nos hospitais pelo país. Ele enfatiza como o ECG é fundamental no diagnóstico e no manejo de pacientes com infarto agudo do miocárdio. Com Joan, um ECG confirmou a suspeita inicial de que ela estava tendo um infarto. Na UCI, a monitoração eletrocardiográfica permitiu o diagnóstico da extensão do infarto e dos distúrbios de ritmo e de condução associados e orientou as principais decisões terapêuticas. Por fim, devemos enfatizar que, embora Joan tenha sido tratada com sucesso no pequeno hospital local, sempre que possível, os pacientes devem ser tratados em hospitais com acesso a laboratórios de cateterismo.

CASO 11

Sam S., um florista de 45 anos, é encaminhado para avaliação pré-operatória antes de uma colecistectomia eletiva. Sua história clínica não tem nada importante, e seu exame físico é normal. Ele não faz uso de medicações. O cirurgião solicitou um ECG pré-operatório e exames laboratoriais. Você passa para o próximo paciente, e o técnico de enfermagem coleta o sangue de Sam e faz um ECG antes de liberá-lo para casa.

Mais tarde, antes de ir embora, você olha o ECG do paciente. Vamos analisar apenas as derivações precordiais. O que você vê?

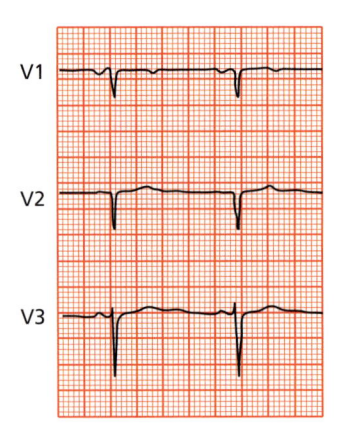

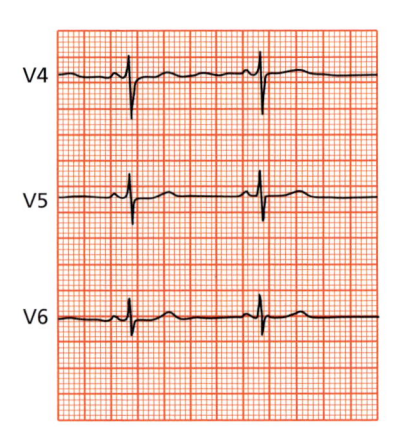

Observe a onda Q (na verdade, uma onda QS) em V2 e uma progressão anômala da onda R. Parece que Sam pode ter tido um infarto do miocárdio anterior em algum momento no passado.

Isquemia e infarto do miocárdio | **283**

Você telefona para Sam na floricultura (ele trabalha até tarde, como você), e ele afirma que está bem e que nunca teve um episódio de dor torácica em toda a sua vida. Todavia, você fica preocupado e pede que ele volte no dia seguinte. Quando ele volta, você repete o ECG, e dessa vez você mesmo faz o ECG. O que você vê?

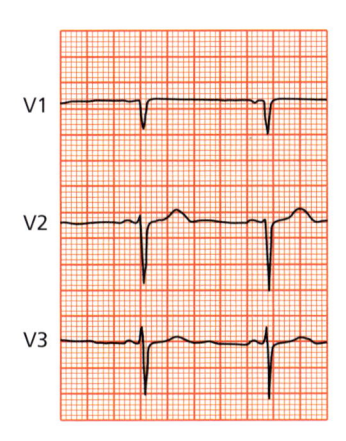

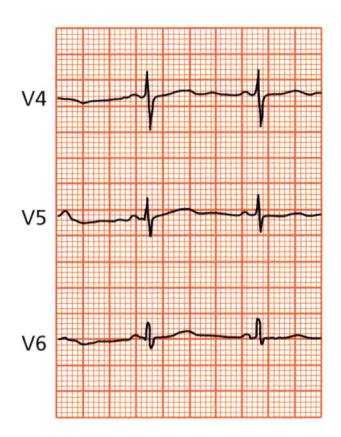

Você dá um suspiro de alívio; a onda Q desapareceu magicamente; o que inicialmente parecia uma onda Q na derivação V2 acaba sendo uma pequena onda R seguida de uma onda S profunda, um complexo QRS normal! Ou *talvez não tão magicamente*. Como você suspeitava, o primeiro ECG estava errado, nesse caso, um erro comum de colocação de eletrodos. A fixação das derivações V1 e V2 muito altas na parede torácica (em direção à cabeça) é comum e pode causar precisamente esse tipo de confusão. Com esse erro na colocação dos eletrodos, a visão do coração pode ser alterada o suficiente para que, durante o estágio inicial da despolarização ventricular, a corrente pareça estar se afastando dos eletrodos, gerando ondas Q. Nas mãos de alguém menos astuto, esse erro poderia ter repercussões importantes, levando ao atraso da cirurgia do paciente e a exames desnecessários (p. ex., teste de esforço ou mesmo cateterismo cardíaco).

Final feliz: Sam teve sua vesícula removida sem complicações e está de volta ao trabalho se sentindo muito bem!

7 Toques finais

Neste capítulo, você aprenderá:

1 Que o eletrocardiograma (ECG) pode ser alterado por uma enorme variedade de outros distúrbios cardíacos e não cardíacos, os quais o ECG ajuda a diagnosticar. Discutiremos os mais importantes, bem como várias outras condições nas quais o papel do ECG é, talvez, mais controverso:

   a. Distúrbios eletrolíticos, especialmente anormalidades do potássio e do cálcio.
   b. Hipotermia.
   c. Efeitos digitálicos, tanto terapêuticos quanto tóxicos.
   d. Fármacos que prolongam o intervalo QT e uma cartilha útil sobre o intervalo QT em geral.
   e. Outros distúrbios cardíacos – pericardite, miocardiopatia, miocardite e defeito do septo atrial.
   f. Distúrbios pulmonares.
   g. Doenças do sistema nervoso central (SNC).
   h. Distúrbios do sono.
   i. Morte súbita cardíaca em pessoas sem doença arterial coronariana.
   j. No coração do atleta, quais são os achados normais e quais são as causas de preocupação?
   k. Rastreamento de atletas jovens antes da participação em esportes – você deve solicitar um ECG?
   l. O papel do ECG na avaliação pré-operatória.

2 Sobre o caso de Amos T., cujo ECG mostrou ser fundamental para descobrir uma condição não cardíaca emergente e potencialmente fatal, e o caso de Ursula U., que quase morreu devido a algumas medicações muito comuns.

Algumas observações iniciais

Há inúmeras medicações, distúrbios eletrolíticos e outros distúrbios cardíacos e não cardíacos que podem alterar substancialmente o padrão normal do ECG. Nem sempre está claro *por que* o ECG é tão sensível a uma gama de condições aparentemente tão ampla, mas ele é, e você precisa saber a respeito disso.

Em alguns desses momentos, o ECG pode realmente ser o indicador mais sensível de uma catástrofe iminente, ou pelo menos o primeiro e mais eficiente indício de que algo grave pode estar acontecendo. Muitas dessas condições também serão consideradas em seu diagnóstico diferencial ao confrontar anormalidades específicas no ECG, muitas das quais já discutimos. Então, considerando tudo, você precisa conhecer essas questões. A recompensa para você – e especialmente para seus pacientes – pode ser enorme.

Concluiremos este capítulo explorando os prós e contras da obtenção de rotina de um ECG de 12 derivações antes da participação em esportes e antes de cirurgia. As diretrizes continuam a evoluir, mas um consenso está surgindo.

Distúrbios eletrolíticos

Alterações nos níveis séricos do potássio e do cálcio, tanto elevados quanto baixos, são comuns e podem alterar profundamente o ECG.

Hiperpotassemia

A hiperpotassemia é um grande imitador. Ela pode simular quase tudo no ECG. Isso não deveria lhe surpreender, uma vez que o potássio é tão essencial para a atividade elétrica de todas as células cardíacas.

Na sua apresentação mais clássica, porém não a única, a hiperpotassemia produz uma evolução progressiva de alterações no ECG, que podem culminar em fibrilação ventricular e morte. *A presença de quaisquer alterações eletrocardiográficas é uma medida mais confiável de toxicidade clinicamente significativa por potássio do que o próprio nível sérico do potássio.*

À medida que o nível de potássio começa a subir, as ondas T em todo o ECG de 12 derivações começam a se apicular. Esse efeito pode, facilmente, ser confundido com as ondas T apiculadas de um infarto agudo do miocárdio. Uma diferença é que as alterações em um infarto são confinadas às derivações que ficam sobre a área do infarto, ao passo que, na hiperpotassemia, as alterações são difusas, vistas em quase todas as derivações.

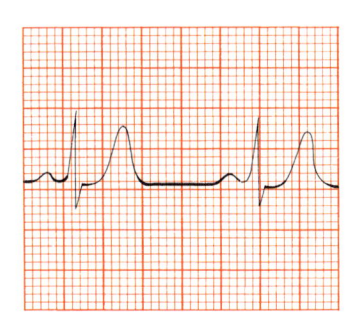

As ondas T apiculadas da hiperpotassemia.

Com um maior aumento do potássio sérico, o intervalo PR torna-se prolongado, e a onda P achata-se gradualmente e, depois, desaparece.

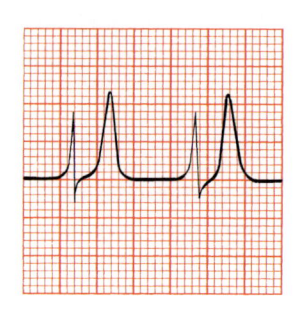

À medida que o nível de potássio se eleva, as ondas P não são mais visíveis. As ondas T se tornam ainda mais apiculadas.

Finalmente, o complexo QRS alarga-se até que se mescla com a onda T, formando uma onda de padrão senoidal. Já vimos várias causas de um complexo QRS alargado, portanto, para ajudá-lo a defini-las, aqui está uma pérola do ECG: a presença de um *eixo para a direita* (um complexo QRS negativo na derivação I, um QRS positivo em aVF) pode ser um indício importante de que os complexos QRS largos são resultado de hiperpotassemia (ver quadro a seguir).

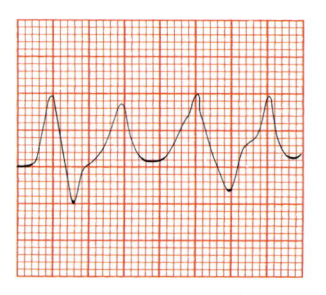

A hiperpotassemia progressiva leva ao padrão senoidal clássico. Os complexos QRS alargados e as ondas T apiculadas são quase indistinguíveis.

A hiperpotassemia é apenas uma das causas do *desvio do eixo para a direita*; vimos várias outras. Aqui, as causas estão em uma lista prática, que deve se mostrar útil sempre que você observar um desvio do eixo para a direita e estiver refletindo sobre as possibilidades diagnósticas:
- Hipertrofia ventricular direita (Capítulo 2).
- Bloqueio fascicular posterior esquerdo (Capítulo 4).

(Continua)

> (Continuação)
> - Doença pulmonar crônica e aguda (consultar mais adiante neste capítulo).
> - Hiperpotassemia.
> - Ectopia ventricular/taquicardia ventricular (o eixo pode ser para a direita, dependendo do local de origem da arritmia).
> - Um infarto do miocárdio lateral antigo (você sabe por quê – as forças elétricas se afastam da parede lateral esquerda e, portanto, apontam para a direita).
> - Certos medicamentos, particularmente bloqueadores dos canais de sódio (que serão abordados mais adiante neste capítulo).
> - Eletrodos mal posicionados (infelizmente, muito comum).
> - Dextrocardia com *situs inversus.*

Os bloqueios de condução – bloqueios AV de alto grau e bloqueios de ramo – também podem aparecer à medida que o potássio sérico aumenta. Assistolia ou fibrilação ventricular podem eventualmente se desenvolver.

É importante observar que, enquanto essas alterações frequentemente ocorrem na ordem descrita conforme o potássio sérico se eleva, elas nem sempre o fazem. A progressão para fibrilação ventricular pode ocorrer muito subitamente. **Qualquer alteração no ECG devido à hiperpotassemia implica atenção clínica imediata!**

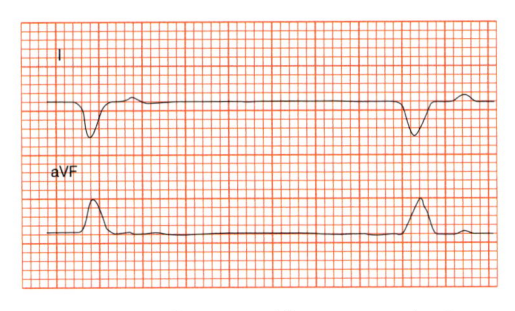

As derivações I e aVF em um paciente com hiperpotassemia. Os complexos QRS são amplos, e há desvio do eixo para a direita. O ritmo é de escape juncional lento.

Hipopotassemia

Na hipopotassemia, o ECG pode, mais uma vez, ser uma medida mais eficiente da gravidade da toxicidade do que o nível do potássio sérico. Três alterações podem ser vistas, ocorrendo sem uma ordem específica:

- Depressão do segmento ST.
- Achatamento da onda T com prolongamento do intervalo QT.
- Aparecimento da onda U.

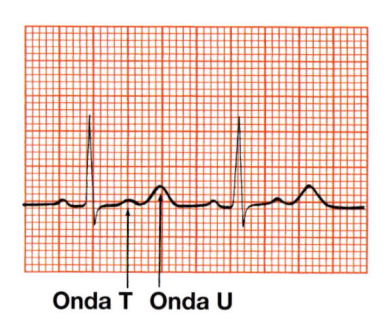

Onda T   Onda U

Hipopotassemia. As ondas U são ainda mais proeminentes do que as ondas T. Também pode ser vista uma discreta depressão do segmento ST.

Ainda não discutimos as ondas U. A curta, mas implacável, progressão alfabética das ondas de ECG tem essa surpresa adicional reservada para nós. O termo *onda U* é atribuído a uma onda que aparece após a onda T no ciclo cardíaco. Ela pode ser normal ou patológica. Ela geralmente tem o mesmo eixo que a onda T e, muitas vezes, é mais bem visualizada nas derivações V2 e V3. O seu significado fisiológico preciso não é bem compreendido. Às vezes, as ondas U podem ser surpreendentemente difíceis de reconhecer; à primeira vista, você pode pensar que está vendo uma onda T bifásica. Embora as ondas U sejam o sinal mais característico da hipopotassemia, elas não são, por si só, diagnósticas. Outras condições podem produzir ondas U proeminentes (p. ex., doenças do SNC e certos fármacos antiarrítmicos), e ondas U podem, às vezes, ser vistas em pacientes com corações normais e níveis séricos de potássio normais, em geral quando a frequência cardíaca cai abaixo de 60 a 65 batimentos por minuto (bpm).

Raramente, a hipopotassemia grave pode causar elevação do segmento ST. Sempre que você vir elevação ou depressão do segmento ST em um ECG, seu primeiro instinto deve ser suspeitar de alguma forma de isquemia cardíaca, mas sempre mantenha a hipopotassemia em seu diagnóstico diferencial.

A hipopotassemia grave também pode causar prolongamento do intervalo QT, bem como taquiarritmias supraventricular e ventricular.

Distúrbios do cálcio

Alterações no cálcio sérico afetam primariamente o intervalo QT.

A hipocalcemia o prolonga; a hipercalcemia o encurta. Você se lembra de uma arritmia potencialmente fatal associada a um intervalo QT prolongado?

Torsade de pointes, uma variante de taquicardia ventricular, pode ocorrer em pacientes com intervalos QT prolongados.

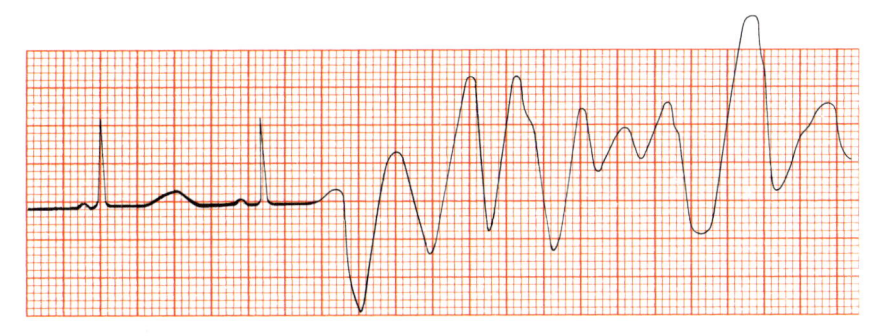

Hipocalcemia. O intervalo QT está prolongado. Uma contração ventricular prematura (CVP) cai sobre a onda T prolongada e desencadeia um surto de *torsade de pointes*.

Outros distúrbios eletrolíticos também podem prolongar o intervalo QT. Estes incluem hipopotassemia (já discutido) e hipomagnesemia. Ainda não terminamos com o intervalo QT; fique atento!

Hipotermia

Você não diagnostica hipotermia com um ECG, você o faz com um termômetro. Todavia, as alterações no ECG associadas a uma temperatura corporal muito baixa podem simular outras condições cardíacas, então é importante saber reconhecê-las.

À medida que a temperatura corporal cai abaixo do normal, ocorrem várias alterações no ECG:

1. Tudo fica mais lento. A bradicardia sinusal é comum, e todos os segmentos e intervalos – PR, QRS, QT, etc. – se tornam prolongados.

2. Um tipo de elevação do segmento ST distinto e praticamente diagnóstico pode ser visto. Ele consiste em uma ascensão abrupta exatamente no ponto J e, depois, um mergulho igualmente súbito de volta à linha de base. A configuração resultante é denominada *onda J* ou *onda de Osborne*. As ondas J desaparecerão à medida que o paciente for reaquecido. A elevação do segmento ST pode ser dramática, como mostrado adiante, e, às vezes, pode ser confundida com síndrome coronariana aguda.

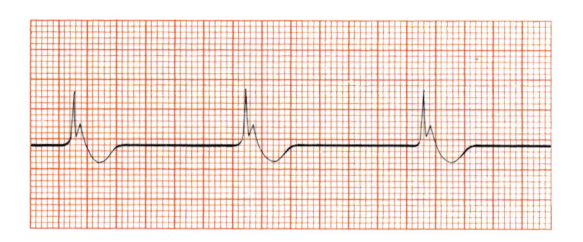

Hipotermia. As ondas de Osborne são muito proeminentes.

3. Várias arritmias podem aparecer, não apenas bradicardia sinusal, mas também um ritmo juncional lento ou uma fibrilação atrial lenta.

4. Um artefato por tremor muscular pode complicar o traçado. Um artefato similar pode ser visto em pacientes com doença de Parkinson. Como mostrado adiante, o tremor muscular que causa artefato pode imitar a fibrilação atrial ou o *flutter* atrial.

Tremores ocorrem em frequências diferentes. Enquanto o tremor da hipotermia pode ocorrer em quase qualquer frequência, o tremor da doença de Parkinson pode ser facilmente confundido com o *flutter* atrial, pois ambos tendem a ciclar a cerca de 5 Hz, ou 300 vezes por minuto.

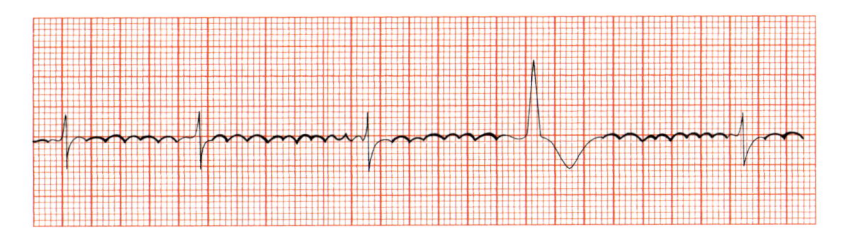

Um artefato por tremor muscular lembra um *flutter* atrial.

Fármacos

Digitálicos

Não usamos mais os digitálicos com tanta frequência, mas os livros de ECG adoram esse tema, pois ele pode proporcionar situações interessantes com o ECG. Vamos manter essa gloriosa tradição. Há duas categorias distintas de alterações eletrocardiográficas causadas pelos digitálicos: aquelas associadas a níveis sanguíneos *terapêuticos* do fármaco e aquelas observadas nos níveis sanguíneos *tóxicos*.

Alterações do ECG associadas a níveis sanguíneos terapêuticos

Os níveis terapêuticos dos digitálicos produzem alterações características no segmento ST e na onda T. Essas alterações são conhecidas como *efeito digitálico* e consistem em depressão de ST e achatamento ou inversão da onda T. O segmento ST deprimido tem um descenso muito gradual, emergindo quase imperceptivelmente da onda R precedente. O aspecto distinto geralmente permite a diferenciação entre o efeito digitálico e a depressão mais simétrica do segmento ST que ocorre na isquemia; a diferenciação da hipertrofia ventricular com anormalidades de repolarização pode, às vezes, ser mais problemática, especialmente porque os digitálicos ainda são usados, com frequência, em pacientes com insuficiência cardíaca congestiva, que geralmente têm hipertrofia ventricular.

Em geral, o efeito digitálico é mais proeminente nas derivações com ondas R altas. *Lembre-se*: o efeito digitálico é normal e previsível e não exige a suspensão do fármaco.

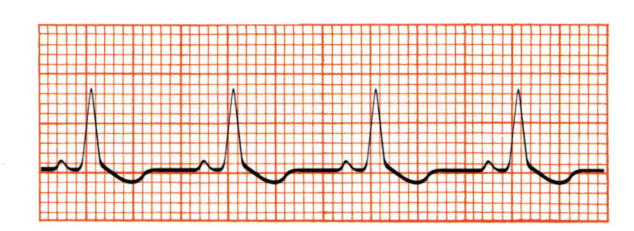

O efeito digitálico, com depressão assimétrica do segmento ST.

Alterações do ECG associadas a níveis sanguíneos tóxicos

As *manifestações tóxicas* dos digitálicos, por outro lado, podem requerer intervenção clínica. A intoxicação digitálica pode produzir bloqueios de condução e taquiarritmias, isolados ou em combinação.

Supressão do nó sinusal

Mesmo com níveis sanguíneos terapêuticos dos digitálicos, o nó sinusal pode ser desacelerado, particularmente em pacientes com síndrome do nó sinusal (página 170). Em níveis tóxicos, pode ocorrer bloqueio de saída sinusal ou supressão completa do nó sinusal.

Bloqueios de condução

O digitálico reduz a condução pelo nó atrioventricular (AV) e, portanto, pode causar bloqueio AV de primeiro, segundo e até mesmo terceiro graus.

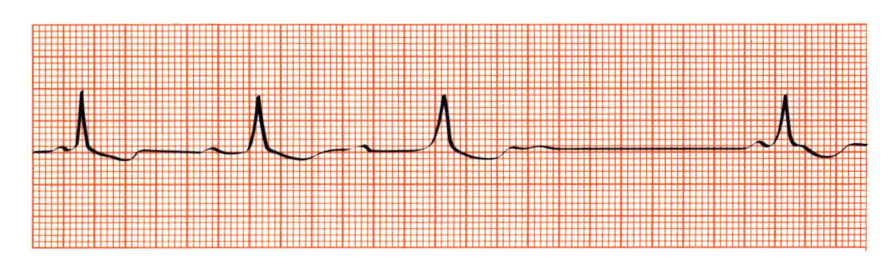

Bloqueio AV de segundo grau Mobitz tipo I (Wenckebach) causado por intoxicação digitálica.

A capacidade do digitálico de desacelerar a condução AV tornou-o um fármaco útil no tratamento da taquicardia supraventricular. Por exemplo, tal medicamento pode reduzir a frequência ventricular em pacientes com fibrilação atrial; contudo, a capacidade do digitálico de diminuir a frequência cardíaca, mais bem apreciada quando os pacientes estão sentados ou deitados calmamente para registro do ECG, comumente é perdida durante o esforço. Os betabloqueadores, como o atenolol ou o metoprolol, têm efeito similar sobre a condução AV e podem controlar a frequência com maior eficiência quando há aumento do tônus adrenérgico (p. ex., durante exercício ou estresse).

Taquiarritmias

Como os digitálicos aumentam o comportamento automático de todas as células condutoras cardíacas, levando-as a agir mais como marca-passo, não há nenhuma taquiarritmia que esses fármacos não possam causar. A taquicardia atrial paroxística (TAP) e as CVPs são as mais comuns, os ritmos juncionais são relativamente comuns e a fibrilação e o *flutter* atriais são os menos comuns.

Combinações

A combinação de TAP com bloqueio AV de segundo grau é o distúrbio de ritmo mais característico da intoxicação digitálica. O bloqueio de condução geralmente é 2:1, mas pode variar de forma imprevisível. Os digitálicos são a causa mais comum, mas não a única, de TAP com bloqueio.

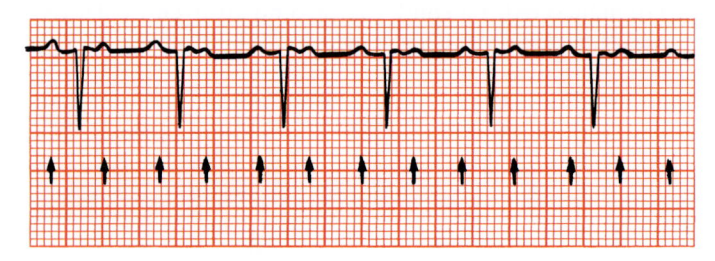

TAP com bloqueio 2:1. As *setas* apontam para cada onda P.

Bloqueadores dos canais de sódio

Os canais de sódio são importantes na condução nervosa, então qualquer evento que interfira com a sua função pode alterar o ECG. Os bloqueadores de canais de sódio usados mais comumente são os antidepressivos tricíclicos (p. ex., amitriptilina e nortriptilina), mas muitos fármacos antiarrítmicos (p. ex., sotalol, amiodarona, dofetilida e dronedarona), cocaína e hiperpotassemia também podem bloquear os canais de sódio. Os achados no ECG podem incluir taquicardia, um complexo QRS amplo, um eixo para a direita, um longo intervalo QT e – por essa você não esperava – uma onda R alta nas derivações mais à direita (aVR e V1).

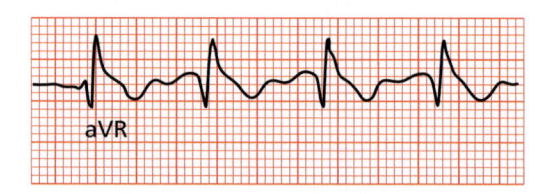

Derivação aVR em um paciente com superdosagem de amitriptilina. A derivação aVR normalmente tem uma deflexão negativa profunda, ao passo que, aqui, você pode ver uma onda R alta. Observe também o complexo QRS alargado e o intervalo QT prolongado.

> A derivação aVR recebeu pouca atenção neste livro até agora. Não é de admirar – fica bem à direita, longe de onde está a maior parte da ação. No entanto, existem circunstâncias em que ela pode ser útil. Você pode, por exemplo, ver a elevação do segmento ST na derivação aVR quando o coração direito é afetado por isquemia global (como um grande infarto devido à obstrução do tronco da artéria coronária esquerda) ou por uma embolia pulmonar maciça. Os bloqueadores dos canais de sódio também podem fazer isso, além de produzir uma onda R alta, assim como hipopotassemia grave em aVR e V1.

Medicações que prolongam o intervalo QT

Já vimos que a hipocalcemia, a hipomagnesemia e a hipopotassemia grave podem prolongar o intervalo QT. Muitas medicações também podem prolongar o intervalo QT e aumentar o risco de taquiarritmias ventriculares importantes. Como já citamos anteriormente, medicações que bloqueiam os canais de sódio podem prolongar o intervalo QT, incluindo vários antidepressivos e medicamentos antiarrítmicos. Estes últimos são usados para tratar arritmias, mas, devido ao aumento do intervalo QT, eles podem, paradoxalmente, aumentar o risco de taquiarritmias ventriculares graves. O intervalo QT deve ser monitorado cuidadosamente em todos os pacientes em uso dessas medicações, especialmente se mais de uma substância está sendo usada ao mesmo tempo, e o fármaco deve ser suspenso se ocorrer prolongamento substancial.

Outras medicações de uso comum podem prolongar o intervalo QT. Para a maioria delas, especialmente nas doses convencionais, o risco de uma arritmia potencialmente fatal é muito pequeno. Entre elas, encontramos as seguintes:

- *Antibióticos*: macrolídios (p. ex., eritromicina, claritromicina, azitromicina) e fluoroquinolonas (p. ex., levofloxacino e ciprofloxacino).
- *Antifúngicos* (p. ex., cetoconazol).
- *Anti-histamínicos não sedativos* (p. ex., astemizol, terfenadina).
- *Fármacos psicotrópicos*: antipsicóticos (p. ex., haloperidol, fenotiazinas), inibidores seletivos da recaptação da serotonina (p. ex., citalopram, fluoxetina) e metadona.
- *Algumas medicações gastrintestinais, fármacos antineoplásicos e diuréticos* (estes últimos causam hipopotassemia e hipomagnesemia).

O risco de *torsade de pointes* aumenta em pacientes que tomam mais de um desses medicamentos. O risco também aumenta quando o metabolismo do paciente está comprometido, levando a níveis sanguíneos mais altos. O suco de toranja, por exemplo, inibe a atividade do sistema enzimático do citocromo P-450, que é responsável pela metabolização de muitos desses fármacos, e os níveis séricos mais elevados resultantes desses fármacos podem levar ao prolongamento do intervalo QT.

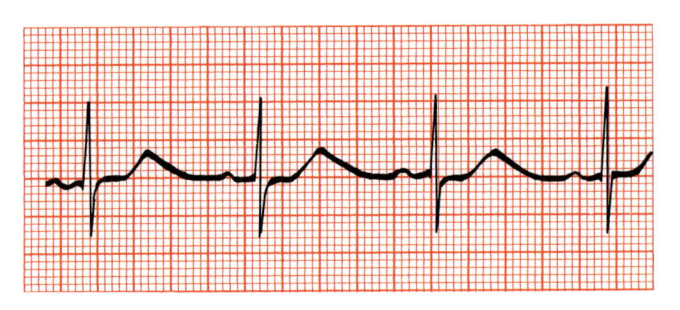

O intervalo QT prolongado neste traçado determinou a redução da dose de sotalol do paciente.

Mais sobre o intervalo QT

Vários *distúrbios hereditários da repolarização cardíaca* associados a intervalos QT longos foram identificados e ligados a anormalidades cromossômicas específicas. A causa em quase metade dos indivíduos com genótipo identificado é uma de várias mutações em um gene que codifica as subunidades formadoras de poros nos canais de membrana, que geram uma lenta corrente de K^+ sensível aos adrenérgicos. Todos os indivíduos nessas famílias devem ser rastreados com ECGs de repouso e de esforço para a presença de defeitos genéticos. Se for encontrada anormalidade, é recomendado o uso de betabloqueadores e, às vezes, a colocação de desfibriladores implantáveis, devido ao risco significativamente aumentado de morte súbita por uma arritmia letal, especialmente quando o paciente está na infância ou no início da idade adulta. Esses pacientes também precisam evitar esportes de competição (embora exercícios modestos sem "picos de adrenalina" possam ser encorajados e orientados pelos resultados do teste de esforço) e nunca devem tomar fármacos que possam prolongar o intervalo QT.

Como medir acuradamente o intervalo QT

Como o intervalo QT varia com a frequência cardíaca, o *intervalo QT corrigido* (*QTc*) é usado para avaliar o prolongamento absoluto do QT. O QTc é ajustado para as diferenças na frequência cardíaca, dividindo-se o intervalo QT pela raiz quadrada do intervalo R-R, ou seja, a raiz quadrada de um ciclo cardíaco:

$$QTc = \frac{QT}{\sqrt{RR}}$$

O QTc não deve exceder 500 ms durante a terapia com qualquer medicação que possa prolongar o intervalo QT (550 ms se houver um bloqueio de ramo subjacente); a adesão a essa regra reduzirá o risco de arritmia ventricular. A fórmula para a determinação do QTc é mais acurada com frequências cardíacas entre 50 e 120 bpm; nos extremos da frequência cardíaca, a sua utilidade é limitada.

Causas de um intervalo QTc prolongado
- Hipocalcemia.
- Hipomagnesemia.
- Hipopotassemia (grave).
- Distúrbios congênitos.
- Medicações (discutido anteriormente).
- Hipotermia.
- Isquemia cardíaca.

O intervalo QT pode ser muito curto? A resposta é sim. Um intervalo QT curto geralmente é definido – nem todos concordam com esse número preciso – como um intervalo QT < 360 ms. A síndrome do QT curto congênito é muito menos comum do que a sua compatriota mais longa. Pode ser causada por qualquer número de "canalopatias" hereditárias. A maioria dos pacientes parece não ter complicações, mas há um risco aumentado de arritmias atriais e ventriculares. O diagnóstico diferencial de intervalo QT curto inclui hiperpotassemia e hipercalcemia.

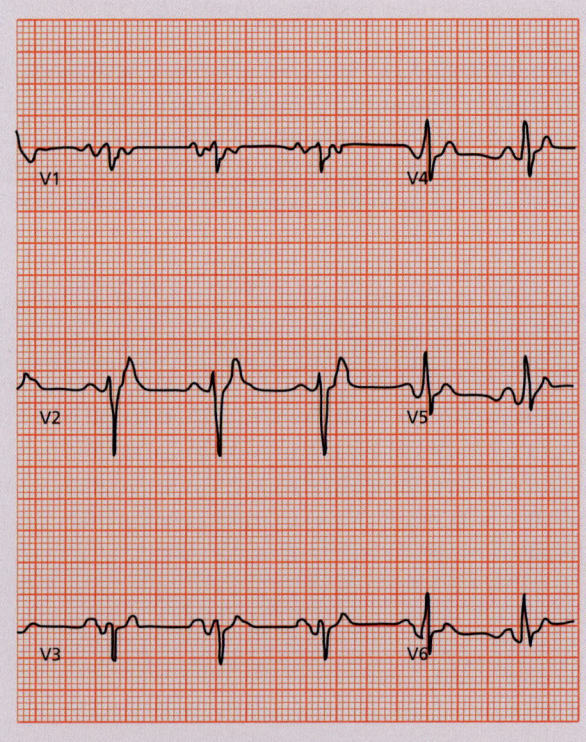

Um exemplo de intervalo QT curto.

Outros distúrbios cardíacos

Pericardite

A pericardite aguda – uma inflamação do revestimento externo do coração – pode causar elevação do segmento ST e achatamento ou inversão da onda T. Essas alterações podem, facilmente, ser confundidas com um infarto em evolução, assim como o quadro clínico. Certas características no ECG podem ser úteis para diferenciar pericardite de infarto.

1. As alterações do segmento ST e da onda T na pericardite tendem a ser difusas, envolvendo muito mais derivações do que o efeito localizado do infarto. O segmento ST é normalmente côncavo para cima (em forma de sela), ao contrário da elevação do ST observada em um infarto. Com o infarto do miocárdio com elevação do segmento ST (IMEST), você também pode ver depressão ST recíproca; você não verá isso com a pericardite. E uma dica final: se a elevação do segmento ST for maior na derivação III do que na derivação II, provavelmente você está lidando com um IMEST, e não com uma pericardite aguda.

2. Na pericardite, a inversão da onda T geralmente ocorre apenas *após* os segmentos ST terem retornado à linha de base. No infarto, a inversão da onda T geralmente precede a normalização dos segmentos ST.

3. Na pericardite, não ocorre formação de onda Q.

O intervalo PR, com frequência, está deprimido, geralmente em muitas derivações (além de aVR). Todavia, não confie excessivamente nesse critério. Ele não é específico para pericardite e pode, às vezes, ser visto com um IMEST. Apenas quando se convencer de que o paciente não tem um IMEST você deve verificar o intervalo PR para determinar se o seu paciente pode ter pericardite.

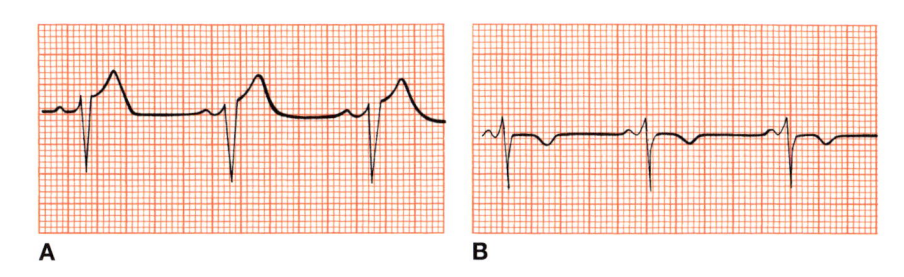

A **B**

(*A*) A derivação V3 mostra elevação do segmento ST na pericardite aguda. (*B*) A mesma derivação alguns dias mais tarde mostra que os segmentos ST retornaram à linha de base e as ondas T se inverteram. Não há ondas Q.

Outro indício para a presença de pericardite é o que foi denominado *sinal de Spodick*. Este se refere à inclinação descendente do segmento TP, estendendo-se do final da onda T ao início da onda P. Se observar isso em um paciente que você suspeita que possa ter pericardite aguda e você praticamente descartou um IMEST, o paciente provavelmente tem pericardite.

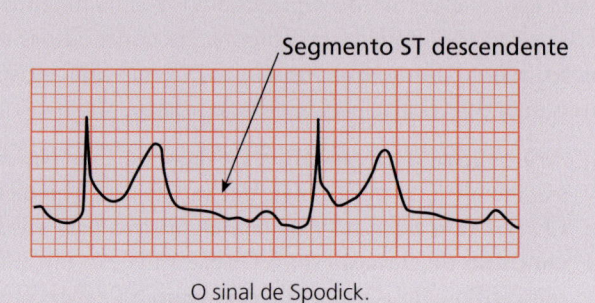

Segmento ST descendente

O sinal de Spodick.

O ECG é apenas uma parte do quebra-cabeça ao diferenciar a dor torácica da pericardite da dor torácica da isquemia cardíaca. Reconhecer a apresentação clínica da pericardite é essencial. Se o seu paciente for um adulto jovem sem fatores de risco para doença isquêmica do coração, então a pericardite é mais provável, mas tenha cuidado – lembre-se de que mais de 100 mil infartos do miocárdio são diagnosticados a cada ano nos Estados Unidos em pacientes com idades entre 29 e 44 anos.

Ao contrário da angina, a dor da pericardite aguda geralmente é penetrante, exacerbada pela inspiração e pela tosse e sentida difusamente por toda a parede torácica anterior, muitas vezes irradiando para a parte superior das costas. A dor geralmente diminui quando o paciente se senta inclinado para a frente. Ao exame, você pode ouvir um atrito pericárdico sobre a borda esternal esquerda.

Alguns pacientes com pericardite desenvolverão *derrame pericárdico*. Há inúmeras outras causas, como trauma torácico, câncer, doenças autoimunes, insuficiência renal e hipotireoidismo. A formação de um derrame pericárdico substancial atenua a potência elétrica do coração, resultando em baixa voltagem em todas as derivações. As alterações do segmento ST e das ondas T da pericardite ainda podem ser evidentes.

Como definimos a baixa voltagem? Por enquanto, isso não deveria ser surpresa, mas existem critérios. Os mais sensíveis são: (1) a soma da voltagem total de QRS nas derivações I, II e III é < 15 mm; ou (2) a soma da voltagem total de QRS nas derivações V1, V2 e V3 é < 30 mm. Critérios mais específicos são:

(1) a voltagem do QRS em todas as derivações dos membros é < 5 mm; ou
(2) a voltagem do QRS em todas as derivações precordiais é < 10 mm.

> Um derrame pericárdico não é a única causa de baixa voltagem. Qualquer ocorrência que atenue a capacidade dos eletrodos de superfície de detectar a eletricidade gerada pelo coração pode ser responsável, como, por exemplo, os pulmões expandidos cheios de ar da doença pulmonar crônica, um pneumotórax, um grande derrame pleural ou a adiposidade acentuada de um paciente muito obeso. Do mesmo modo, qualquer ocorrência que reduza a capacidade do coração de gerar uma voltagem normal pode ser responsável, como, por exemplo, doenças infiltrativas do coração (como a amiloidose), hipotireoidismo grave e miocardiopatia terminal causada por múltiplos infartos.

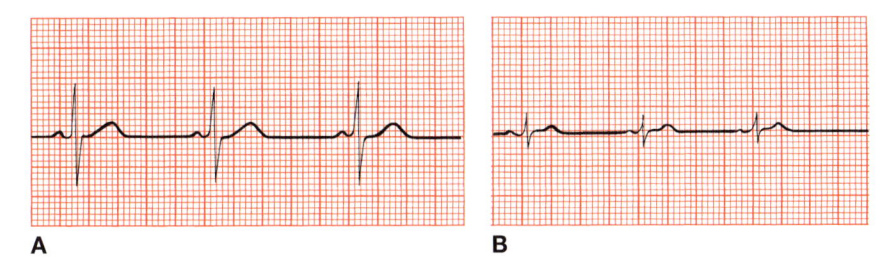

Derivação I antes (A) e depois (B) do desenvolvimento de derrame pericárdico. A voltagem diminuída é a única alteração significativa.

Se um derrame for suficientemente grande, o coração pode, na verdade, girar livremente dentro do saco cheio de fluido, o que produz o fenômeno de *alternância elétrica*, no qual o eixo elétrico do coração varia a cada batimento. Isso pode afetar não apenas o eixo do complexo QRS, mas também o das ondas P e T. Um eixo variável é reconhecido mais facilmente no ECG pela amplitude variável de cada onda, batimento a batimento.

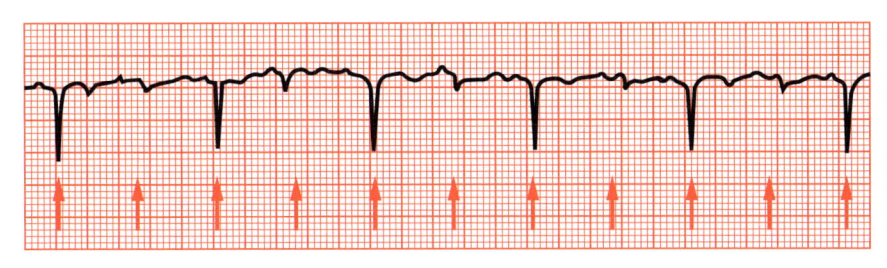

Alternância elétrica. As *setas* apontam para cada complexo QRS.

Miocardiopatia hipertrófica obstrutiva

Já discutimos a miocardiopatia hipertrófica obstrutiva (MCHO), também conhecida como estenose subaórtica hipertrófica idiopática (ESHI), no caso de Tom L. (página 100). Alguns pacientes com MCHO têm ECGs normais, mas a hipertrofia ventricular esquerda e o desvio do eixo para a esquerda são comuns. Às vezes, podem ser vistas ondas Q profundas, estreitas e agudizadas na parede lateral e na parede inferior. Estas não representam infarto.

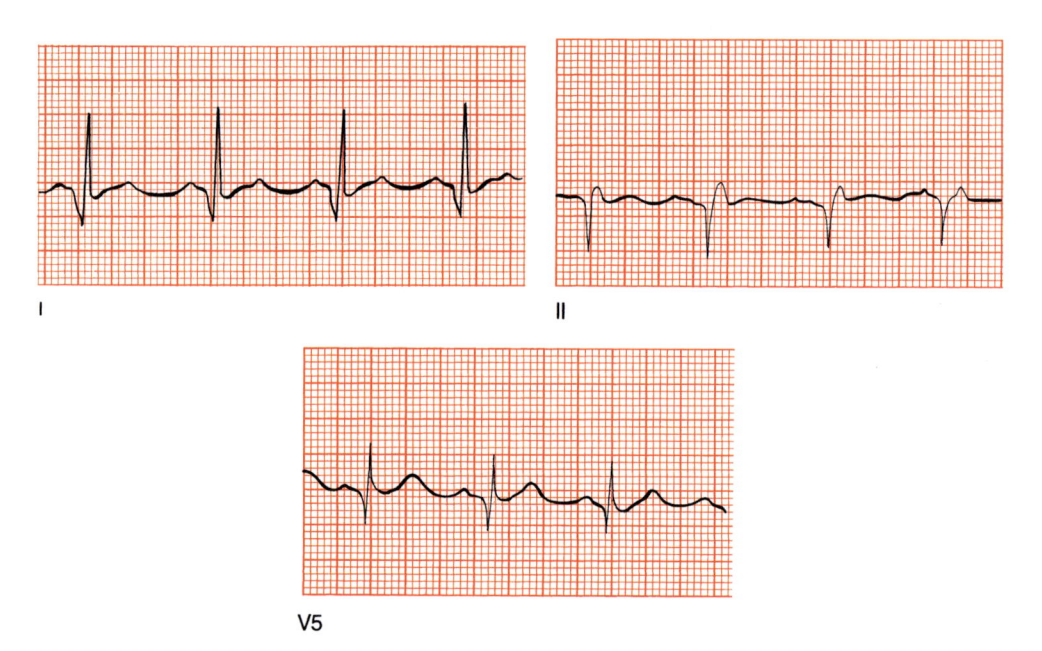

Miocardiopatia hipertrófica obstrutiva. Ondas Q significativas podem ser vistas nas derivações lateral e inferior.

Miocardite

Qualquer processo inflamatório difuso envolvendo o miocárdio pode produzir inúmeras alterações no ECG. As mais comuns são os bloqueios de condução, especialmente bloqueios de ramo e hemibloqueios.

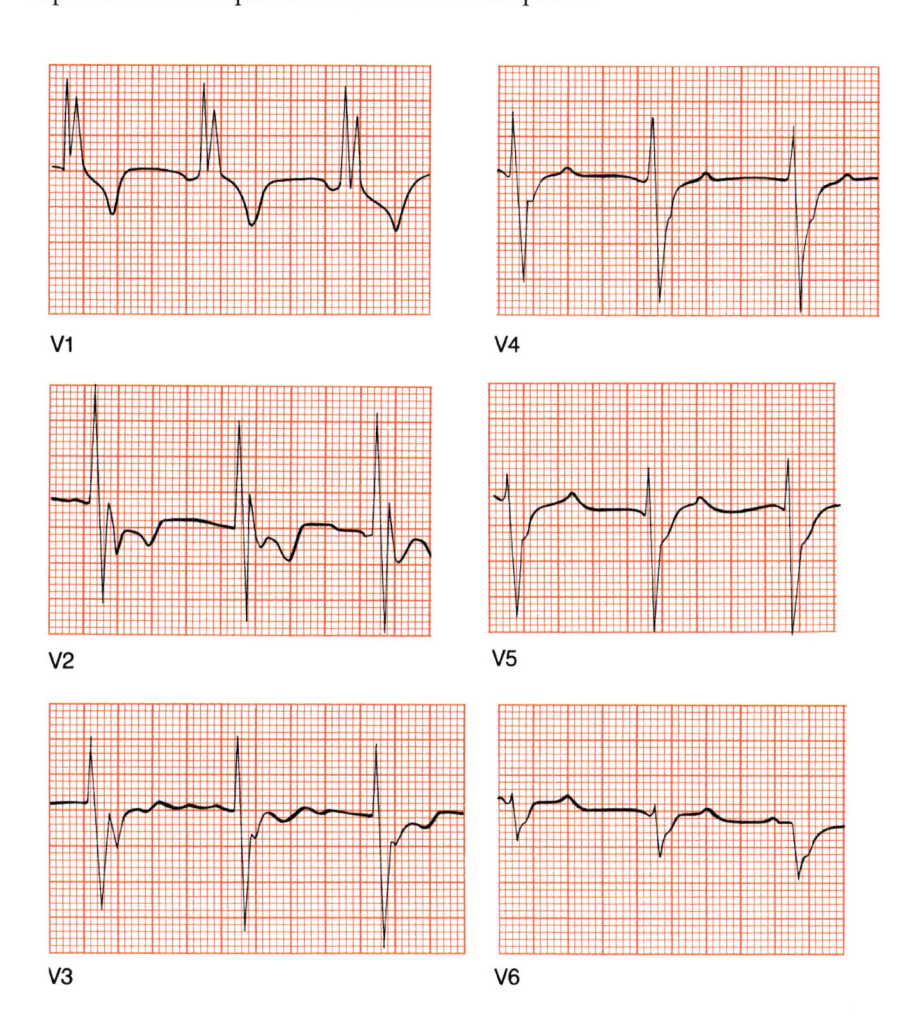

V1

V4

V2

V5

V3

V6

Bloqueio de ramo direito em um paciente com miocardite ativa após uma infecção viral.

Defeito do septo atrial

Um defeito do septo atrial (DSA) é uma pequena abertura entre os átrios esquerdo e direito. Muitas vezes, é diagnosticado pela primeira vez na idade adulta. Os sintomas surgem do desvio prolongado de sangue do átrio esquerdo de alta pressão para o átrio direito, e geralmente incluem fadiga e falta de ar. As complicações incluem arritmias atriais, hipertensão pulmonar e embolização paradoxal, na qual um êmbolo de uma trombose venosa profunda nas extremidades viaja para o coração, é desviado para o lado esquerdo do coração por meio do DSA e entra na circulação sistêmica, onde pode causar um acidente vascular encefálico (AVE). O fechamento do DSA é indicado em pacientes com sintomas ou evidências de aumento do coração direito.

O ECG pode ser normal. No entanto, com o aumento do átrio direito e do ventrículo direito, você pode ver bloqueio AV de primeiro grau, taquiarritmias atriais, bloqueio incompleto do ramo direito e, com o DSA *secundum* mais comum, desvio do eixo para a direita (você pode ver desvio do eixo para a esquerda com DSA *primum*). O achado mais característico, no entanto, é o que foi denominado *padrão de crochetagem*, um pequeno entalhe nos complexos QRS nas derivações inferiores. Essa alteração pode ocorrer precoce ou tardiamente no complexo QRS. Curiosamente, o tamanho do entalhe é proporcional ao tamanho do DSA e ao tamanho do *shunt*. A crochetagem também pode ser observada em pacientes com forame oval patente e, às vezes, em corações perfeitamente normais.

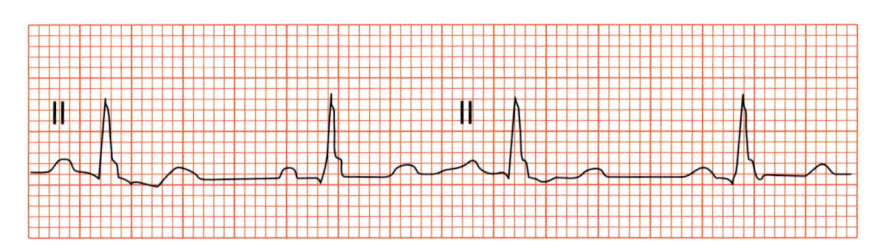

O pequeno entalhe na porção terminal desses complexos QRS é o padrão de crochetagem de um defeito do septo atrial.

Distúrbios pulmonares

Doença pulmonar obstrutiva crônica

O ECG de um paciente com enfisema de longa duração pode mostrar baixa voltagem, desvio do eixo para a direita e progressão anômala de R nas derivações precordiais. A baixa voltagem é causada pelo efeito de atenuação do grande volume residual de ar retido nos pulmões. O desvio do eixo para a direita é causado pelos pulmões expandidos, que forçam o coração para uma posição vertical ou mesmo orientada para a direita, bem como por hipertrofia por sobrecarga pressórica pela hipertensão pulmonar.

A doença pulmonar obstrutiva crônica (DPOC) pode levar ao *cor pulmonale* crônico e à insuficiência cardíaca congestiva direita. O ECG pode, então, mostrar aumento do átrio direito (*P pulmonale*) e hipertrofia ventricular direita com anormalidades de repolarização.

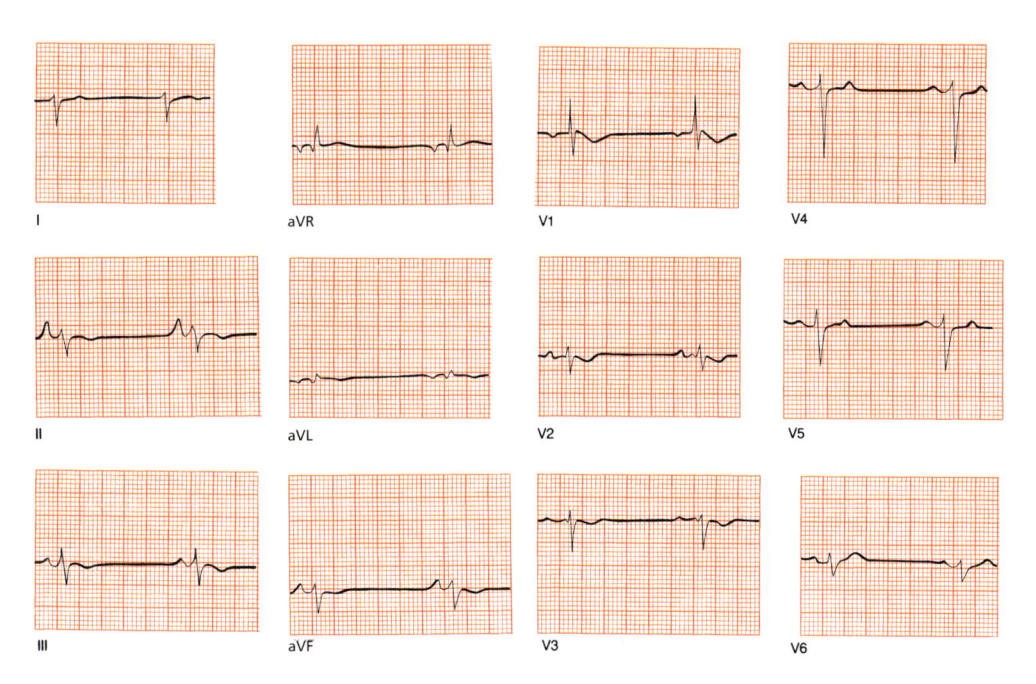

DPOC. Observe a baixa voltagem, o desvio extremo do eixo para a direita, o aumento atrial direito (na derivação II) e os critérios precordiais de hipertrofia ventricular direita.

Embolia pulmonar aguda

Uma embolia pulmonar maciça súbita pode alterar profundamente o ECG. Os achados podem incluir os seguintes:

1. Um padrão de hipertrofia ventricular direita com alterações de repolarização, presumivelmente devido à dilatação ventricular direita, embora o ventrículo direito demore a aumentar; então, os critérios de hipertrofia ventricular direita podem não ser vistos agudamente.
2. Bloqueio de ramo direito.
3. Uma grande onda S na derivação I e uma onda Q profunda na derivação III. Isso é denominado *padrão S1Q3*. A onda T na derivação III também pode ser invertida (padrão S1Q3T3). Ao contrário do infarto inferior, no qual as ondas Q são vistas geralmente em pelo menos duas derivações inferiores, na embolia pulmonar aguda, as ondas Q geralmente são limitadas à derivação III.

   Nota: embora esse seja o padrão clássico do ECG na embolia pulmonar, ele está presente em apenas uma minoria de pacientes.
4. Inversão da onda T pode ser vista nas derivações precordiais direitas.
5. Inúmeras arritmias podem ser produzidas; as mais comuns são a taquicardia sinusal e a fibrilação atrial.

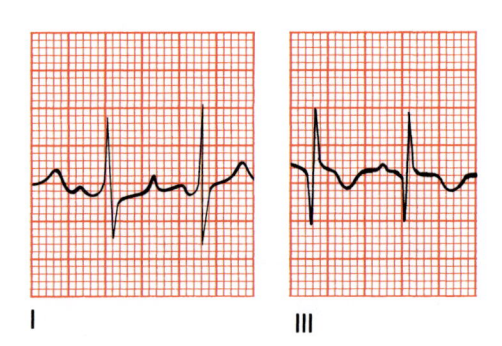

I   III

O padrão S1Q3T3 de uma embolia pulmonar maciça.

O ECG em uma embolia pulmonar não maciça é normal na maioria dos pacientes, ou pode mostrar apenas uma taquicardia sinusal.

Doença do sistema nervoso central

Os eventos graves que ocorrem no SNC, como a hemorragia subaracnóidea ou o infarto cerebral, podem produzir inversão difusa da onda T e ondas U proeminentes. Normalmente, as ondas T são muito profundas e muito largas, e seu contorno em geral é simétrico (ao contrário das ondas T assimétricas invertidas da repolarização secundária, associadas à hipertrofia ventricular). Comumente, também é vista bradicardia sinusal. Acredita-se que essas alterações sejam devidas ao envolvimento do sistema nervoso autônomo.

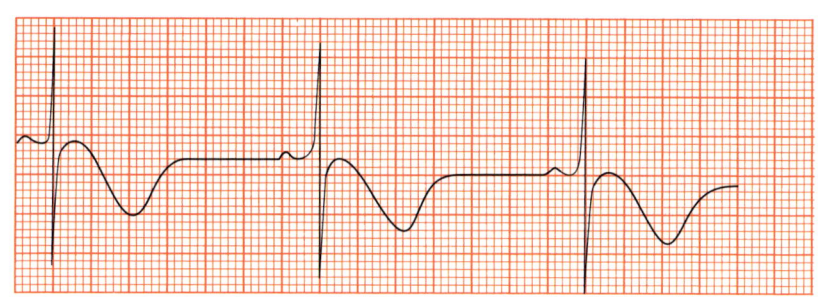

V4

Ondas T largas, invertidas e profundas na derivação V4 em um paciente com um sangramento no SNC.

Distúrbios do sono

Sentimos cansaço durante o dia, e, com frequência, a causa é simples – nós não dormimos o suficiente. Todavia, algumas pessoas com sonolência diurna têm um de vários distúrbios do sono, como apneia do sono ou síndrome das pernas inquietas.

Pacientes com apneia do sono têm maior risco de arritmias atriais e ventriculares (é uma das principais causas de fibrilação atrial) e bloqueio cardíaco, bem como angina noturna, infarto do miocárdio, hipertensões pulmonar e sistêmica e insuficiência cardíaca direita. O sono interrompido causa hipóxia transitória e função autonômica alterada, que provavelmente estão por trás desses problemas.

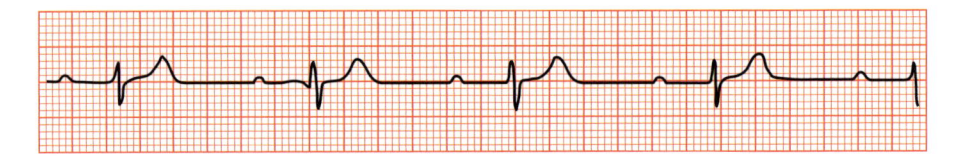

Parte de um registro de ritmo obtido durante o sono em um paciente com apneia do sono. Observe a bradicardia sinusal (cerca de 50 bpm) e o bloqueio AV de primeiro grau (intervalo PR prolongado).

O parceiro de quarto do paciente geralmente é a primeira pessoa a suspeitar do distúrbio e se queixa constantemente dos seus roncos incessantes. A maioria das pessoas que ronca não tem apneia do sono; aqueles com apneia do sono normalmente mostram períodos de apneia que duram vários segundos (com frequência, ocorrendo muitas vezes no período de 1 hora), interrompidos por episódios de despertar acompanhados de roncos altos e, às vezes, respiração frenética.

O diagnóstico é feito pelo monitoramento do sono do paciente, seja em casa, seja em um laboratório do sono. O tratamento de escolha para indivíduos obesos, que têm risco muito maior de apneia do sono, é a perda de peso. Se isso falhar, e para todos os outros, a pressão positiva contínua nas vias aéreas (CPAP, do inglês *continuous positive airway pressure*) ou vários aparelhos orais ou procedimentos cirúrgicos nas vias aéreas superiores podem ser eficazes e diminuir os riscos de arritmias, doença isquêmica do coração e hipertensão.

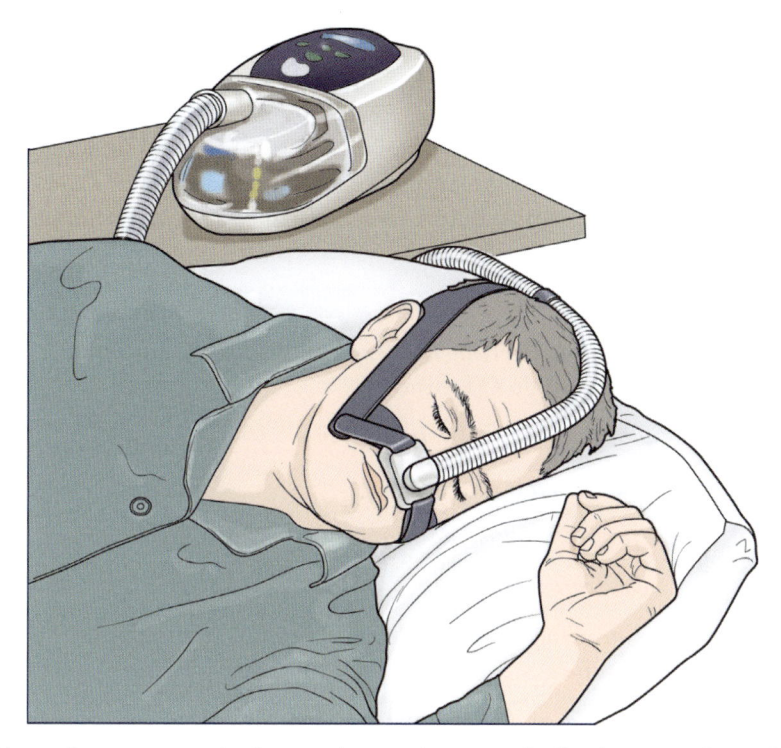

Um paciente com apneia do sono dorme calmamente (e silenciosamente!) usando esse aparelho de CPAP.

Morte súbita cardíaca

A causa mais comum de morte súbita cardíaca é, de longe, a aterosclerose subjacente (doença arterial coronariana), que desencadeia infarto e/ou arritmia. Todavia, também há outras causas, algumas das quais já foram discutidas aqui. Estas incluem:

- *Miocardiopatia hipertrófica.*
- *Síndrome do intervalo QT longo,* adquirida ou congênita (e, muito raramente, síndrome do QT curto).
- *Síndrome de Wolff-Parkinson-White.*
- *Miocardite viral.*
- *Doenças infiltrativas do miocárdio* (p. ex., amiloidose e sarcoidose).
- *Doença cardíaca valvar.*
- *Uso de drogas ilícitas* (especialmente estimulantes, como cocaína e anfetaminas).
- *Commotio cordis,* no qual um trauma intenso no tórax causa fibrilação ventricular.
- *Origem anômala das artérias coronárias,* na qual a constrição da artéria coronária pelos tecidos circunjacentes – exacerbada pelo aumento da contração miocárdica do exercício – pode causar fibrilação ventricular.
- *Síndrome de Brugada.*
- *Miocardiopatia arritmogênica do ventrículo direito.*

O **padrão de Brugada** (denominado **síndrome de Brugada** quando as alterações do ECG são acompanhadas de sintomas) ocorre em corações estruturalmente normais e, dessa forma, lembra as síndromes de QT longo. Ele é herdado como um traço autossômico dominante, sendo mais comum em homens (sobretudo naqueles na terceira e quarta décadas) do que em mulheres. Em alguns pacientes, é causado por uma mutação genética que afeta os canais de sódio dependentes de voltagem durante a repolarização. O padrão de Brugada pode ser identificado por um conjunto específico de anormalidades no ECG: (1) um padrão que lembra o bloqueio de ramo direito, com um descenso lento e prolongado do componente R' do complexo QRS; (2) inversão da onda T nas derivações V1 e/ou V2; e (3) elevação do segmento ST nas derivações V1, V2 e V3. A elevação do segmento ST em geral é côncava e descende em uma onda T invertida, um padrão conhecido como arqueamento.

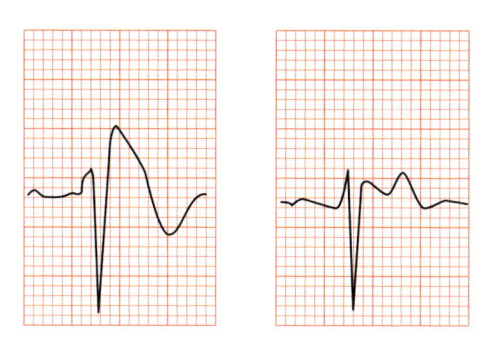

Dois exemplos de padrão de Brugada na derivação V1. Observe o aspecto de bloqueio de ramo direito e as ondas T invertidas em V1. A elevação do segmento ST pode parecer arqueada (primeira figura) ou em sela (segunda figura).

A importância do padrão de Brugada está na sua propensão a causar arritmias ventriculares, que podem provocar morte súbita. A mais típica dessas arritmias é uma taquicardia ventricular polimórfica rápida, que se parece com *torsade de pointes*. A morte súbita é mais provável de ocorrer durante o sono ou quando o paciente tem febre. Os desfibriladores cardíacos implantáveis são um componente crítico do manejo. Todos os membros da família de um paciente afetado devem ser rastreados para a presença dessa condição.

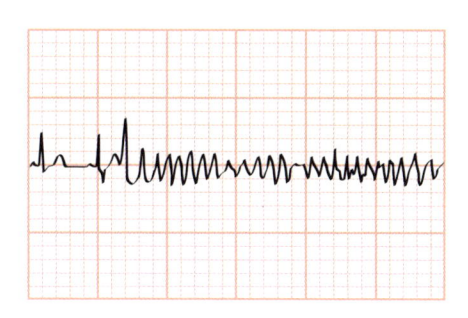

Taquicardia ventricular polimórfica com complexos QRS incomumente estreitos em um paciente com síndrome de Brugada.

Miocardiopatia arritmogênica do ventrículo direito (MAVD) é um distúrbio hereditário caracterizado por infiltração fibrogordurosa do miocárdio do ventrículo direito. Ela tem sido cada vez mais reconhecida como uma causa importante de arritmias ventriculares e morte súbita. As mutações genéticas que causam MAVD afetam as proteínas desmossomais que estão envolvidas na adesão celular e, assim, comprometem o fluxo da corrente elétrica entre as células.

A característica mais comum no ECG é a inversão da onda T nas derivações V1 a V3, mas esse achado – assim como a maioria dos eventos relacionados com a onda T – não é muito específico. A alteração mais característica no ECG – embora presente em apenas 30% dos pacientes com essa condição – é uma pequena deflexão positiva ao final do complexo QRS, denominada onda épsilon (por quê? Porque ela se parece com a letra grega épsilon – ε – deitada de lado).

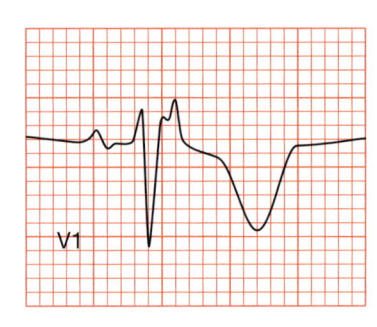

A onda épsilon é o pequeno entalhe na porção terminal do complexo QRS na derivação V1.

> O ECG é uma ferramenta fundamental na avaliação de qualquer jovem após um episódio inexplicável de parada cardíaca súbita (da qual, é claro, ele foi ressuscitado com sucesso) ou perda de consciência (síncope). Você pode ter sorte e detectar uma arritmia subjacente, mas, mesmo que o ECG mostre um ritmo sinusal normal, você pode ver evidências de uma condição cardíaca congênita, induzida por drogas ou outro tipo de substância que predisponha a uma arritmia potencialmente letal. As condições predisponentes congênitas mais comuns que podem ser vistas no ECG são miocardiopatia hipertrófica, síndrome do QT longo, Wolff-Parkinson-White, padrão de Brugada e miocardiopatia arritmogênica do ventrículo direito.

O coração do atleta

Maratonistas e outros atletas envolvidos em treinamento de resistência, que demanda máxima capacidade aeróbica, podem desenvolver alterações no ECG bastante preocupantes se você não estiver familiarizado com elas, mas que são, de fato, benignas. Essas alterações podem incluir as seguintes:

1. Uma bradicardia sinusal de repouso, às vezes abaixo de 30 bpm. Em vez de ser uma causa de preocupação, essa profunda bradicardia sinusal é um testemunho da eficiência de seus sistemas cardiovasculares.
2. Alterações inespecíficas do segmento ST e da onda T. Normalmente, essas alterações consistem em elevação do segmento ST nas derivações precordiais com achatamento ou inversão da onda T. A inversão da onda T nas derivações V1 a V4 é especialmente comum em atletas autoidentificados como afro-americanos.
3. Critérios para hipertrofia ventricular esquerda e, às vezes, hipertrofia ventricular direita.
4. Bloqueio incompleto de ramo direito.
5. Várias arritmias, inclusive ritmos juncionais e marca-passo atrial migratório.
6. Bloqueio AV de primeiro grau ou de Wenckebach.
7. Um complexo QRS entalhado na derivação V1.

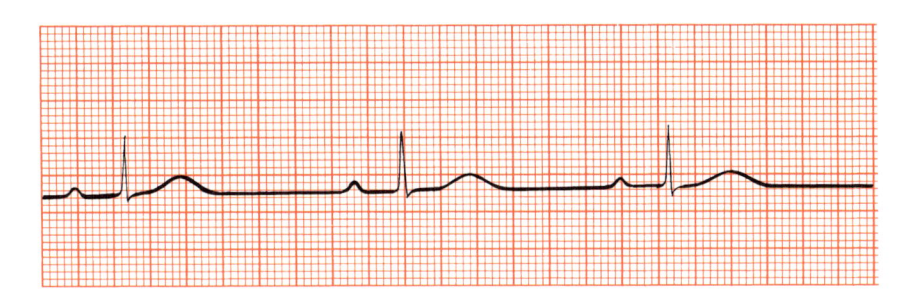

Bradicardia sinusal e bloqueio AV de primeiro grau em um triatleta.

Nenhuma dessas condições é causa de preocupação, tampouco requer tratamento. Vários atletas de resistência, submetidos a um ECG de rotina, têm sido admitidos à unidade de terapia intensiva (UTI) devido ao desconhecimento sobre essas alterações.

Rastreamento de atletas para prática de esportes

Durante o exercício, os atletas têm risco elevado de morte súbita se comparados com populações de não atletas pareadas por idade. Felizmente, o número de casos de morte súbita em atletas jovens é muito baixo, estimado em 1 em cada 50 mil a 300 mil atletas. As causas mais comuns são distúrbios do músculo cardíaco e arritmias ventriculares súbitas. Isso levanta uma questão óbvia: os atletas jovens devem ser rastreados para anormalidades congênitas do coração antes da sua participação em práticas esportivas?

Essa é uma área muito controversa, repleta de debates acalorados e discordâncias. Para indivíduos jovens com sintomas preocupantes – tontura, síncope, dor no peito, dispneia e palpitações – ou histórico familiar de doença cardíaca congênita, uma avaliação completa, com histórico, exame físico, ECG e testes adicionais (p. ex., um ecocardiograma, teste de esforço ou monitor ambulatorial), é apropriado. Contudo, a maioria dos jovens atletas não tem histórico familiar de problemas e se sente bem. Nesses jovens, há pouca evidência de que a triagem pré-prática faça muita diferença. Os falsos-positivos são comuns; por exemplo, uma pequena porcentagem de atletas jovens terá pelo menos uma anormalidade em seu ECG, como inversões inespecíficas da onda T, bloqueio AV de primeiro grau ou elevação do ponto J. Mesmo a presença de uma anormalidade insignificante pode levar a testes dispendiosos e desnecessários, ansiedade no paciente e nos familiares e desqualificação inútil de outras atividades atléticas. A maioria dos falsos-positivos, no entanto, resultou de ECGs que são lidos e interpretados por profissionais de saúde com treinamento inadequado, um problema que você resolveu lendo este livro!

Achados que demandam maior investigação incluem os seguintes:

- Inversão da onda T além da derivação V2 em atletas brancos ou além de V4 em atletas afro-americanos ou caribenhos.
- Inversão da onda T nas derivações laterais.
- Depressão do segmento ST em qualquer derivação.
- Qualquer um dos achados descritos na seção anterior sobre morte súbita cardíaca, como evidência de miocardiopatia hipertrófica, síndrome de QT longo, síndrome de WPW, padrão de Brugada ou miocardiopatia arritmogênica do ventrículo direito.

A avaliação começa com uma história detalhada, história familiar, exame físico e ecocardiograma e pode incluir testagem genética e uma ressonância magnética (RM) cardíaca, que pode detectar algumas anormalidades que o ecocardiograma pode não ver.

A avaliação pré-operatória

O risco geral de um procedimento cirúrgico depende do procedimento específico, do tipo de anestesia, da experiência do cirurgião e da equipe do hospital e da saúde geral do paciente. As complicações perioperatórias mais graves são de natureza cardíaca ou pulmonar, as primeiras incluindo episódios isquêmicos e arritmias. Em um esforço para reduzir os riscos, muitos cirurgiões solicitam avaliações pré-operatórias do médico do paciente. No entanto, para a maioria dos pacientes, há pouca evidência para apoiar essa prática.

Todos os pacientes, não importa quão frágil seja seu estado cardíaco, podem passar por procedimentos cirúrgicos de baixo risco (p. ex., cirurgia de catarata, cirurgia dermatológica e procedimentos ambulatoriais, como muitos procedimentos artroscópicos) sem qualquer avaliação. No outro extremo, os pacientes que necessitam de cirurgia urgente devem ir direto para a sala de cirurgia, sem nenhuma pausa para avaliação pré-operatória.

Mas e os pacientes que podem ter um ou mais fatores de risco para uma complicação cardíaca (p. ex., história de doença isquêmica do coração ou diabetes) que estão sendo submetidos a um procedimento com risco intermediário (p. ex., cirurgia abdominal) ou alto (cirurgia cardíaca ou vascular)? Em geral, um ECG de 12 derivações é recomendado para (1) qualquer pessoa submetida à cirurgia de risco intermediário ou alto, (2) que tenha um do(s) fator(es) de risco cardíaco subjacente significativo(s), ou (3) que tenha histórico de doença arterial coronariana, arritmia ou outro distúrbio cardiovascular subjacente. Um teste de esforço pode ser apropriado para pacientes de alto risco submetidos a procedimentos de alto risco, mas apenas se o teste levar a uma mudança no manejo. Quem é considerado de alto risco? Pacientes com capacidade funcional limitada (< 4 METS, que é o limite para subir um lance de escada ou fazer trabalhos domésticos vigorosos) ou que tenham múltiplos fatores de risco cardiovascular. No entanto, para todos os demais, as informações obtidas do teste de estresse não foram consistentemente comprovadas para levar a intervenções pré-operatórias que melhoram os resultados cirúrgicos.

Lembre-se de que nenhum paciente tem risco cirúrgico zero. Portanto, nunca é apropriado "liberar" um paciente para cirurgia; em vez disso, deve-se afirmar que, com base em qualquer avaliação realizada, *não há contraindicações para o procedimento planejado e o estado cardiovascular está otimizado* (i.e., a pressão arterial, o estado respiratório e a frequência e o ritmo cardíacos estão o mais estabilizados possível).

RESUMO

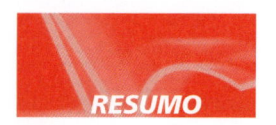

Condições variadas

Distúrbios eletrolíticos

- *Hiperpotassemia*: o grande imitador. Evolução de (1) ondas T apiculadas, (2) prolongamento de PR e achatamento de onda P e (3) alargamento do QRS. Finalmente, os complexos QRS e as ondas T mesclam-se para formar uma onda senoidal, podendo ocorrer fibrilação ventricular.
- *Hipopotassemia*: depressão de ST, achatamento da onda T, ondas U. Quando grave, intervalo QT prolongado.
- *Hipocalcemia*: prolongamento do intervalo QT.
- *Hipercalcemia*: encurtamento do intervalo QT.

Diagnóstico diferencial do intervalo QT prolongado

- Hipocalcemia.
- Hipomagnesemia.
- Hipopotassemia grave.
- Distúrbios cardíacos congênitos.
- Muitas medicações (ver página 297).
- Hipotermia.

Diagnóstico diferencial do intervalo QT encurtado

- Hipercalcemia.
- Hiperpotassemia.
- Distúrbios cardíacos congênitos.

Hipotermia

- Ondas de Osborne, intervalos prolongados, bradicardia sinusal, ritmos juncionais lentos e fibrilação atrial lenta. Esteja ciente da presença de artefatos por tremores musculares.

Fármacos

- *Digitálicos*: os *níveis terapêuticos* estão associados a alterações do segmento ST e da onda T nas derivações com ondas R altas; os *níveis tóxicos* estão associados a taquiarritmias e bloqueios de condução; TAP com bloqueio é a mais característica.
- *Medicamentos antiarrítmicos (e vários outros)*: intervalo QT prolongado.

Outros distúrbios cardíacos

- *Pericardite*: alterações difusas do segmento ST e da onda T, depressão de PR. Um grande derrame pode causar baixa voltagem difusa e alternância elétrica.
- *Miocardiopatia hipertrófica*: hipertrofia ventricular, desvio do eixo para a esquerda, ondas Q inferiores e laterais.
- *Miocardite*: bloqueios de condução.
- *Defeito do septo atrial*: bloqueio AV de primeiro grau, taquiarritmias atriais, bloqueio incompleto do ramo direito, desvio do eixo para a direita, crochetagem do complexo QRS.

Distúrbios pulmonares

- *DPOC*: baixa voltagem, desvio de eixo para a direita, progressão anômala de R. O *cor pulmonale* crônico pode produzir *P pulmonale* e hipertrofia ventricular direita com anormalidades de repolarização.
- *Embolia pulmonar aguda*: hipertrofia ventricular direita com anormalidade de repolarização, bloqueio de ramo direito, S1Q3 ou S1Q3T3. Taquicardia sinusal e fibrilação atrial são as arritmias mais comuns.

Doenças do SNC

- Inversão difusa da onda T com ondas T normalmente largas e profundas; ondas U.

Distúrbios do sono

- A apneia do sono predispõe a arritmias (especialmente fibrilação atrial), bloqueio cardíaco, doença cardíaca isquêmica, hipertensões sistêmica e pulmonar e insuficiência cardíaca direita.

Causas de parada cardíaca súbita ou morte

- Doença arterial coronariana.
- Miocardiopatia hipertrófica.
- Síndrome do QT longo.
- Síndrome de WPW.
- Pericardite/miocardite viral.
- Doenças miocárdicas infiltrativas.
- Doença cardíaca valvar.
- Uso de drogas (especialmente estimulantes).
- Trauma (*commotio cordis*).
- Origem anômala das artérias coronárias.

- Síndrome de Brugada: padrão de bloqueio de ramo direito com elevação de ST em V1 a V3.
- Miocardiopatia arritmogênica do ventrículo direito: pode ser vista uma onda épsilon na porção terminal do QRS.

Coração do atleta

- Achados não patológicos podem incluir bradicardia sinusal, ritmos juncionais e um marca-passo atrial migratório, alterações inespecíficas do segmento ST e da onda T, hipertrofias ventriculares esquerda e direita, bloqueio incompleto de ramo direito, bloqueio AV de primeiro grau ou Wenckebach e complexo QRS entalhado na derivação V1.

Rastreamento de atletas para participação em esportes

Os achados que demandam maior investigação incluem:
- Inversão da onda T além da derivação V2 em atletas brancos ou além da V4 em atletas afro-americanos ou caribenhos.
- Inversão da onda T nas derivações laterais.
- Depressão do segmento ST em qualquer derivação.
- Evidência de uma condição cardíaca congênita, como miocardiopatia hipertrófica, síndrome do QT longo, síndrome de Wolff-Parkinson-White, síndrome de Brugada ou miocardiopatia arritmogênica do ventrículo direito.

CASO 12

Amos T., um estudante universitário de 25 anos, é trazido de ambulância à unidade de emergência, apertando o peito e não parecendo bem. Os sinais vitais mostram pressão arterial de 90/40 mmHg e pulso irregular. O registro de ritmo mostra o traçado a seguir.

Você reconhece essa arritmia?

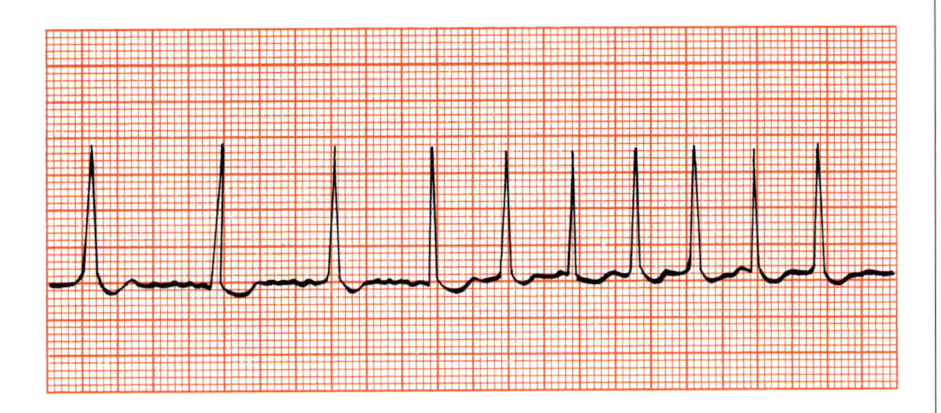

> O paciente está em fibrilação atrial. Não há onda P, a linha de base é ondulada, e os complexos QRS aparecem irregularmente e são estreitos.

Medidas apropriadas são tomadas, e Amos é convertido para ritmo sinusal, embora a frequência permaneça acelerada em 100 bpm. A pressão arterial se eleva para 130/60 mmHg. A despeito de uma conversão bem-sucedida da arritmia, ele ainda se queixa de forte dor torácica e dispneia. O médico da unidade de emergência quer encaminhá-lo para o laboratório de cateterismo para avaliar a presença de síndrome coronariana aguda, mas você insiste em fazer um ECG de 12 derivações primeiro – o que não é um pedido irracional, uma vez que os sinais vitais, exceto pela taquicardia, estão razoavelmente estáveis. Então, é obtido um ECG, apresentado a seguir.

Você agora concorda com a avaliação do médico da unidade de emergência?

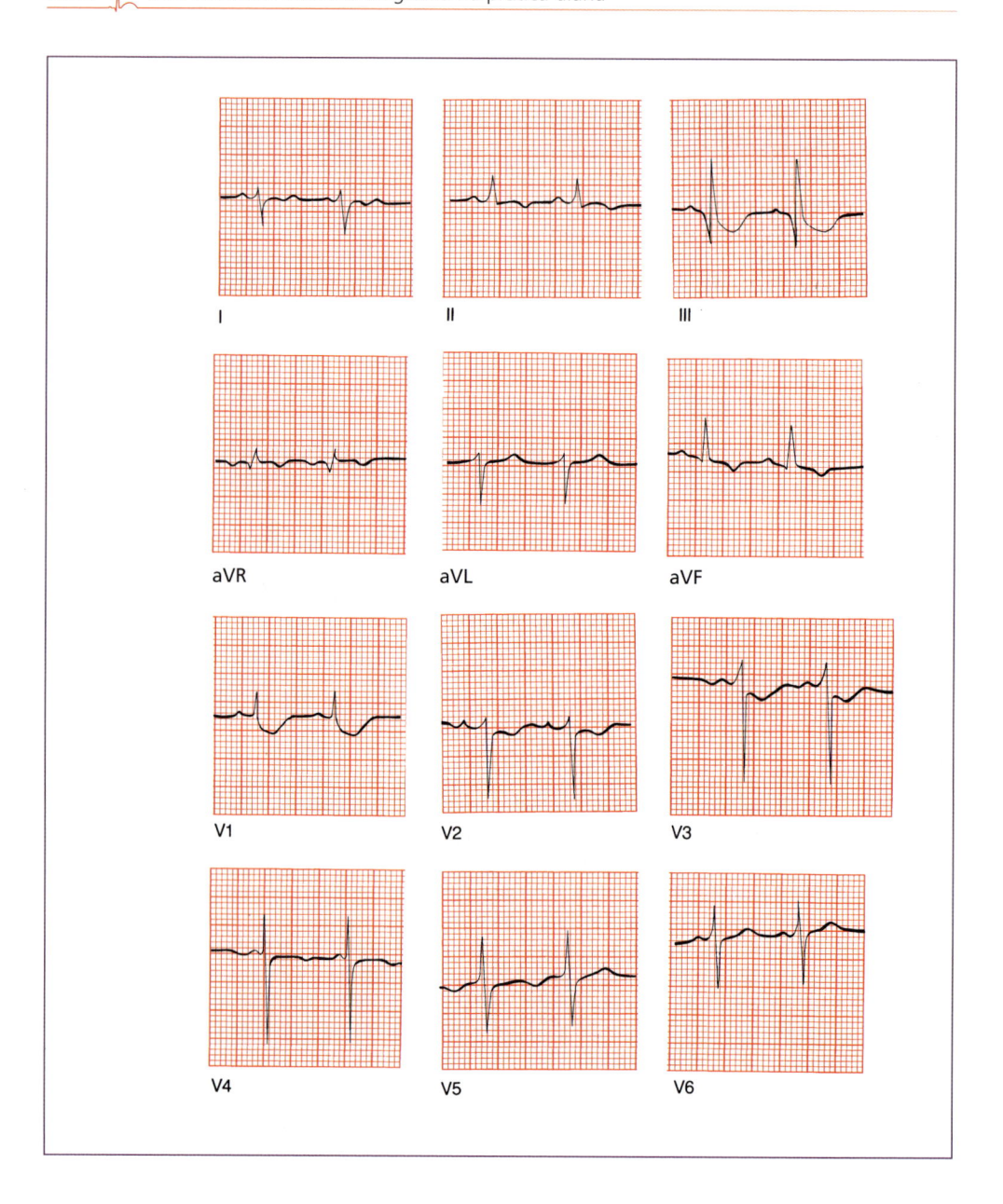

ECG essencial: eletrocardiograma na prática diária

É claro que você não concorda. Espero que você tenha observado algumas das seguintes características:

1. O paciente agora apresenta uma frequência cardíaca de 100 bpm.
2. Um padrão de hipertrofia ventricular direita com anormalidades de repolarização está presente.
3. Uma onda Q profunda é vista na derivação III, e uma onda S profunda é vista na derivação I, o clássico padrão S1Q3T3 da embolia pulmonar aguda.

> Você agora começa a pular e a gritar que o paciente tem uma embolia pulmonar aguda? Não. Você começa a pular e a gritar que o paciente *pode* ter uma embolia pulmonar. Esses achados do ECG são sugestivos, mas dificilmente conclusivos. Você fez o seu trabalho bem-feito apenas levantando a hipótese diagnóstica; agora, devem ser tomadas as medidas diagnósticas apropriadas.
>
> Amos é colocado em heparina enquanto espera uma tomografia computadorizada (TC) torácica. Isso é feito dentro de 1 hora, e o diagnóstico de embolia pulmonar é confirmado. Amos permanece no hospital por vários dias em uso de heparina e tem alta em uso de anticoagulantes orais. Não há recorrência da embolia pulmonar.
>
> A propósito, se estiver imaginando por que Amos desenvolveu embolia pulmonar, você deveria saber que ele tem uma história familiar muito forte de tromboflebite venosa profunda, e uma investigação hematológica cuidadosa observou que ele tinha uma deficiência hereditária de proteína S, um inibidor normal da cascata de coagulação. Agora, tente encontrar isso em outros livros de ECG!

CASO 13

Úrsula U. foi vista recentemente no hospital local devido a uma pielonefrite (infecção do trato urinário envolvendo os rins) e teve alta em uso do antibiótico trimetoprima-sulfametoxazol. Ela busca o acompanhamento de rotina com você. Ela é relativamente nova na cidade e uma paciente nova na sua clínica. A infecção parece estar respondendo bem ao antibiótico, mas você observa que a pressão arterial está um pouco elevada, em 145/95. Ela lhe diz que está em uso de medicação anti-hipertensiva, lisinopril, um inibidor da enzima de conversão da angiotensina, mas não tem ido ao médico desde que a medicação foi prescrita. Algo chama a sua atenção e você faz um ECG. Aqui estão os traçados apenas das derivações aumentadas dos membros. O que você vê?

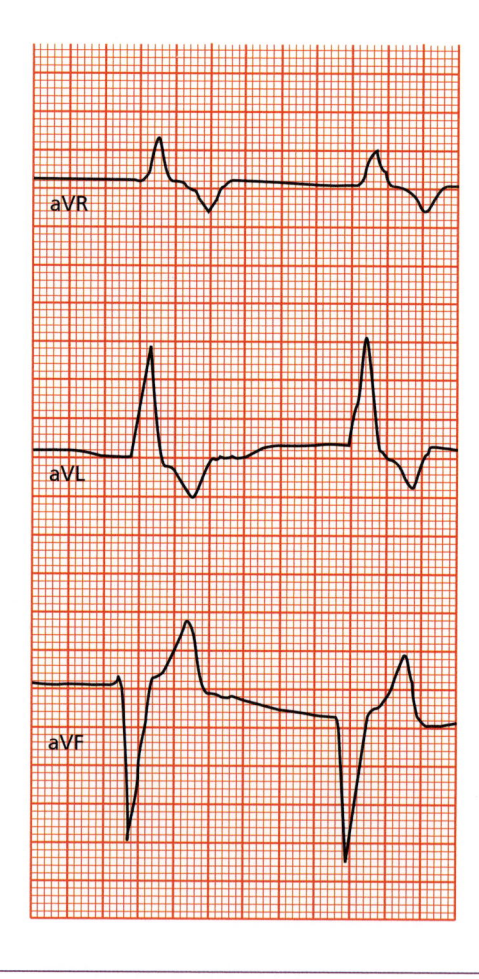

O ECG se parece com algo espantoso. Contudo, analise o ECG lentamente: os complexos QRS são claramente bastante alargados e não há ondas P visíveis. Embora os complexos QRS e as ondas T sejam distintas, eles certamente parecem estar se fundindo em uma única configuração (observe particularmente a derivação aVR). Isso poderia ser algum tipo de ritmo idioventricular (ver página 152)? Bem, talvez, mas o contexto clínico fala a favor de outra interpretação. Tanto trimetoprima-sulfametoxazol quanto lisinopril podem causar hiperpotassemia, que, em geral, é leve, porém, quando tais fármacos são combinados, eles podem causar elevações graves e potencialmente fatais no potássio sérico. E isso é o que você vê aqui – manifestações eletrocardiográficas graves de hiperpotassemia.

Devido ao risco de fibrilação ventricular nessa situação, você encaminha Úrsula diretamente para a unidade de emergência, onde ela é tratada intensivamente para hiperpotassemia, suspendendo as medicações que ela usava, permanecendo monitorada na UTI até que o ECG retorne ao normal. Eventualmente, ela tem alta em uso de um antibiótico diferente e de uma outra classe de anti-hipertensivos. Ela evolui muito bem e declara que você é o melhor clínico que ela já conheceu e que irá lhe indicar para todos os seus novos amigos.

8 Juntando tudo

Neste capítulo, você aprenderá:

1. Um método simples para incorporar tudo o que você aprendeu em uma análise passo a passo de qualquer eletrocardiograma (ECG).

2. Que tudo que é bom acaba, e nós nos despedimos relutantemente de você com um adeus carinhoso!

Algumas observações iniciais

E, realmente, isso é tudo.

Bem, talvez nem tudo. O que precisamos agora é de um modo de organizar todas essas informações, uma simples abordagem metódica que possa ser aplicada a todo e qualquer ECG. É importante que cada ECG seja abordado de forma ordenada, particularmente enquanto você ainda é inexperiente no assunto, de modo que nada importante seja negligenciado. À medida que você lê mais e mais ECGs, o que inicialmente poderia parecer forçado e mecânico trará grandes dividendos e logo parecerá muito natural.

Duas advertências:

1. *Conheça o seu paciente.* É verdade que o ECG pode ser lido com razoável acurácia em um quartinho de fundos em total isolamento, mas a força dessa ferramenta realmente aparece quando é integrada em uma avaliação clínica ampla do seu paciente.

2. *Leia ECGs.* Depois, leia mais alguns. Leia-os em qualquer lugar que você os encontre – nos livros, nas revistas, nos prontuários dos pacientes, na parede dos banheiros. E leia outros livros; este pode ser o único livro de ECG que você pode precisar, mas ele não deve ser o único que você pode *querer* ler. Há muitos livros notáveis, cada um com algo especial a oferecer.

Há tantas abordagens à leitura dos ECGs quanto há cardiologistas. Ao final, todos chegam a um método que funciona de forma ideal para si. O método em 9 etapas mostrado a seguir provavelmente não é melhor nem pior do que a maioria dos outros.

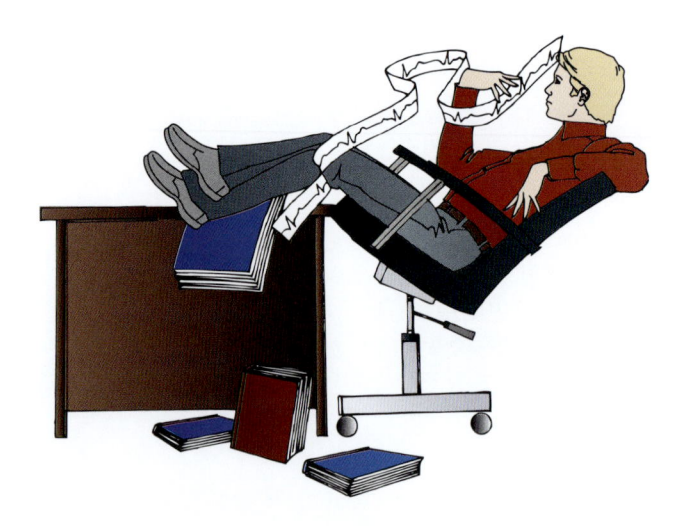

O método de leitura de ECG em 9 etapas

Antes de começar, verifique se a marca de padronização no papel do ECG tem 10 mm de altura, de modo que 10 mm = 1 mV. Também verifique se a velocidade do papel está correta.

1. *Frequência cardíaca:* determine a frequência cardíaca.
2. *Intervalos:* meça o comprimento dos intervalos PR e QT e a largura dos complexos QRS.
3. *Eixos:* os eixos das ondas P, complexos QRS e ondas T são normais ou há desvio de eixo?
4. *Ritmo:* sempre faça as quatro perguntas:
    a. Há ondas P *normais* presentes?
    b. Os complexos QRS são largos ou estreitos?
    c. Qual é a relação entre as ondas P e os complexos QRS?
    d. O ritmo é regular ou irregular?
5. *Bloqueios de condução*:
    a. Bloqueio atrioventricular (AV): aplique os critérios do Capítulo 4.
    b. Bloqueio de ramo ou hemibloqueio: aplique os critérios do Capítulo 4.
6. *Pré-excitação:* aplique os critérios do Capítulo 5.
7. *Dilatação e hipertrofia:* aplique os critérios para dilatação atrial e hipertrofia ventricular do Capítulo 3.
8. *Doença arterial coronariana:* procure as ondas Q e as alterações no segmento ST e na onda T descritas no Capítulo 6. Lembre-se de que nem todas essas alterações refletem doença arterial coronariana; conheça o diagnóstico diferencial.
9. *Outras condições:* há algum evento no ECG que sugira qualquer uma das condições cardíacas ou não cardíacas discutidas no Capítulo 7? Você está totalmente perdido? Nunca hesite em pedir ajuda.

As páginas seguintes servem como auxílios de memória. Em edições anteriores deste livro, eu sugeri que você recortasse e colasse essas páginas naquele livrinho preto de pérolas médicas que todos parecem carregar por aí. Mas quem ainda carrega um livrinho preto? Portanto, se você ainda não pensou nisso, tire uma foto dessas páginas com o seu *smartphone* e as arquive para um fácil acesso. Por outro lado, pensando um pouco mais no assunto, recorte as páginas de qualquer maneira; o exercício lhe fará bem após sentar-se e encarar fixamente este livro por tanto tempo.

O capítulo final contém alguns exemplos de ECG para você testar os seus conhecimentos. Alguns são fáceis, outros não. E se você ainda está pensando, "Isso é realmente tudo?", a resposta – lembrando que as informações só se tornam conhecimento com sabedoria e experiência – é "Sim!".

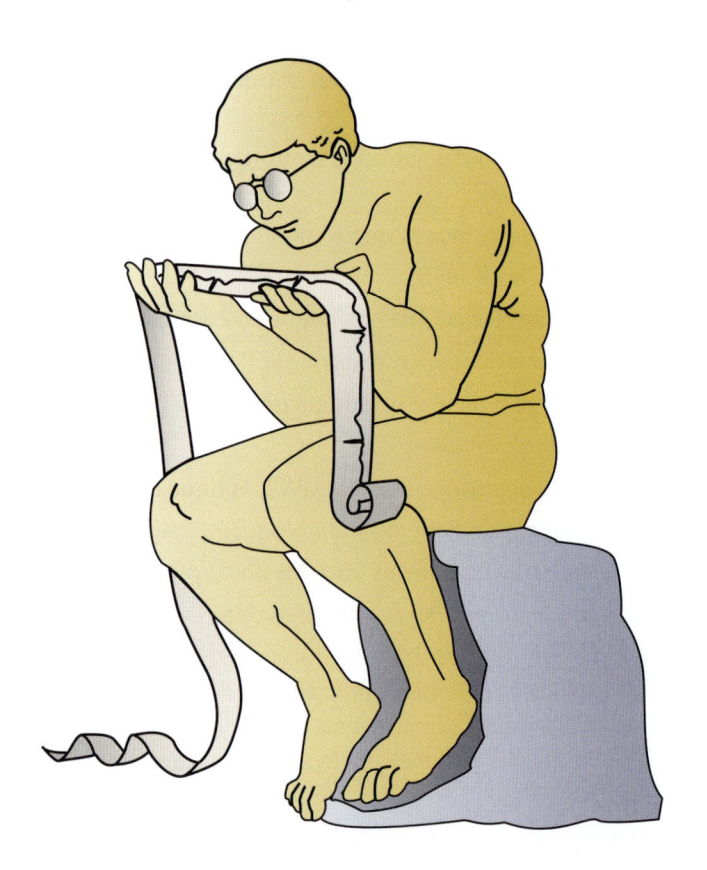

Gráficos de revisão

- As 12 derivações.
- Derivações anteriores: V2, V3 e V4.
- Derivações inferiores: II, III e aVF.
- Derivações laterais esquerdas: I, aVL, V5 e V6.
- Derivações direitas: aVR e V1.

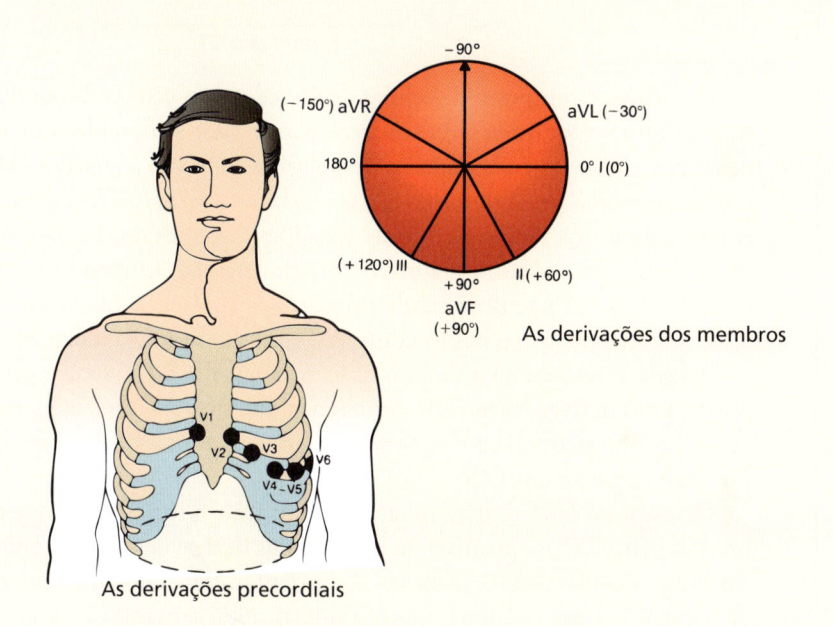

As derivações dos membros

As derivações precordiais

(Continua)

(Continuação)

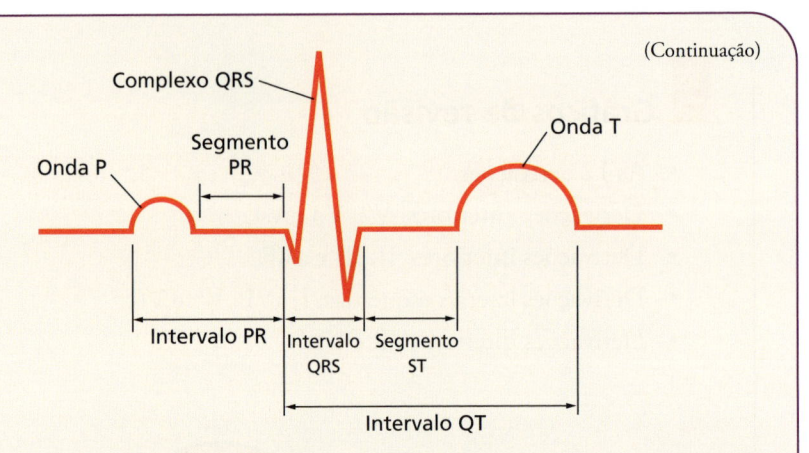

[Diagrama de ECG mostrando Onda P, Segmento PR, Complexo QRS, Onda T, Intervalo PR, Intervalo QRS, Segmento ST, Intervalo QT]

O coração é composto de células de marca-passo, células de condução elétrica e células miocárdicas. As *células de marca-passo* se despolarizam espontaneamente e iniciam cada onda de despolarização. O nó sinoatrial (SA) geralmente é o marca-passo dominante. As *células de condução elétrica* conduzem a corrente de forma rápida e eficiente a regiões distantes do coração. As *células miocárdicas* constituem o maior volume do coração. Quando uma onda de despolarização atinge uma célula miocárdica, o cálcio é liberado dentro da célula (acoplamento excitação-contração), causando uma contração celular.

A *onda P* representa a despolarização atrial. Ela é pequena e geralmente positiva nas derivações laterais esquerdas e inferiores. Com frequência, é bifásica nas derivações III e V1. Normalmente, ela é mais positiva na derivação II e mais negativa em aVR.

O *complexo QRS* representa a despolarização ventricular. Em geral, ele é predominantemente positivo na maioria das derivações laterais e inferiores. Ao longo do precórdio, as ondas R aumentam em tamanho, progredindo de V1 a V5. Uma pequena onda Q inicial, representando a despolarização septal, pode ser vista com frequência nas derivações laterais esquerdas e inferiores.

A *onda T* representa a repolarização ventricular. Ela é a mais variável das ondas, mas geralmente é positiva nas derivações com ondas R altas.

O *intervalo PR* representa o tempo do início da despolarização atrial até o início da despolarização ventricular.

O *segmento PR* é o tempo do final da despolarização atrial até o início da despolarização ventricular.

O *intervalo QRS* representa a duração do complexo QRS.

O *segmento ST* representa o tempo do final da despolarização ventricular até o início da repolarização ventricular.

O *intervalo QT* representa o tempo do início da despolarização ventricular até o final da repolarização ventricular.

(Continua)

(Continuação)

Cálculo do eixo

	Derivação I	Derivação aVF
Eixo normal	+	+
Desvio do eixo para a esquerda	+	–
Desvio do eixo para a direita	–	+
Desvio extremo do eixo para a direita	–	–

Aumento atrial

Olhe para a onda P nas derivações II e V1.
   O *aumento atrial direito* se caracteriza por:

1. Aumento da amplitude da primeira porção da onda P.
2. Ausência de alteração na duração da onda P.
3. Possível desvio do eixo da onda P para a direita.

   O *aumento atrial esquerdo* se caracteriza por:

1. Ocasionalmente, aumento da amplitude do componente terminal da onda P.
2. Mais consistentemente, aumento da duração da onda P.
3. Sem desvio significativo de eixo.

(Continua)

Hipertrofia ventricular

(Continuação)

Olhe para os complexos QRS em todas as derivações.
A *hipertrofia ventricular direita* é caracterizada por:

1. Desvio do eixo para a direita maior do que 100°.
2. Proporção entre a amplitude da onda R e a amplitude da onda S maior do que 1 em V1 e menor do que 1 em V6.

A *hipertrofia ventricular esquerda* é caracterizada por muitos critérios. Quanto mais critérios estiverem presentes, maior será a probabilidade da presença da hipertrofia ventricular esquerda.

Os critérios precordiais incluem os seguintes:

1. A amplitude da onda R em V5 ou V6 mais a amplitude da onda S em V1 ou V2 excede 35 mm.
2. A amplitude da onda R em V5 excede 26 mm.
3. A amplitude da onda R em V6 excede 18 mm.

Os critérios das derivações dos membros incluem os seguintes:

1. A amplitude da onda R em aVL excede 11 mm.
2. A amplitude da onda R em aVF excede 20 mm.
3. A amplitude da onda R em I excede 13 mm.
4. A amplitude da onda R em I *mais* a amplitude da onda S em III excede 25 mm.

Talvez o critério único mais acurado: a amplitude da onda R em aVL mais a amplitude da onda S em V3 excede 20 em mulheres e 28 em homens.

A presença de anormalidades da repolarização (depressão assimétrica do segmento ST e inversão da onda T) indica hipertrofia clinicamente significativa, é vista mais frequentemente naquelas derivações com ondas R altas e pode anunciar a presença de dilatação e falência ventricular.

(Continua)

(Continuação)

Os cinco tipos básicos de arritmia são:

1. Arritmias de origem sinusal.
2. Ritmos ectópicos.
3. Ritmos reentrantes.
4. Bloqueios de condução.
5. Síndromes de pré-excitação.

Sempre que você estiver interpretando o ritmo cardíaco, faça as quatro perguntas:

1. Há ondas P normais presentes?
2. Os complexos QRS são estreitos (menos de 0,12 segundo de duração) ou alargados (mais de 0,12 segundo de duração)?
3. Qual é a relação entre as ondas P e os complexos QRS?
4. O ritmo é regular ou irregular?

As respostas para o ritmo sinusal normal são:

1. Sim, ondas P estão presentes.
2. Os complexos QRS são estreitos.
3. Há uma onda P para cada complexo QRS.
4. O ritmo é regular.

(Continua)

Por que ocorrem arritmias

(Continuação)

- Hipóxia.
- Isquemia e irritabilidade.
- Estimulação simpática.
- Bradicardia.
- Desequilíbrios eletrolíticos.
- Fármacos.
- Estiramento.

(Continua)

Juntando tudo | **337**

(Continuação)

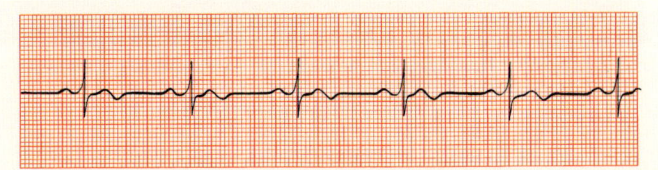

Ritmos de origem sinusal

A Ritmo sinusal normal.

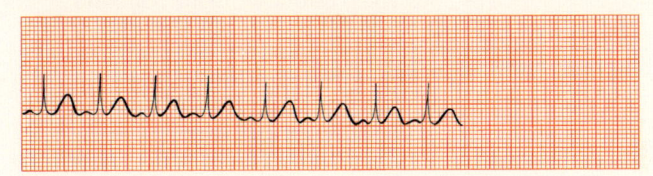

B Taquicardia sinusal.

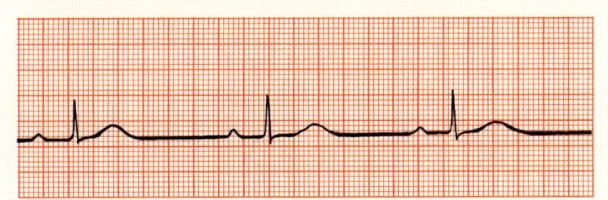

C Bradicardia sinusal.

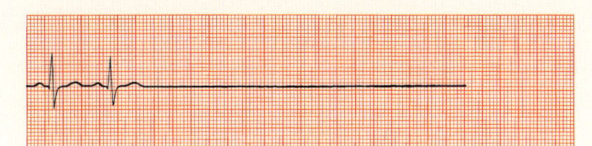

D Parada sinusal ou bloqueio de saída.

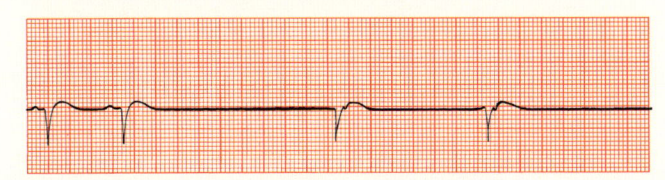

E Parada sinusal ou bloqueio de saída com escape juncional.

(Continua)

(Continuação)

Arritmias supraventriculares

	Características	ECG
Taquicardia reentrante nodal AV (TRNAV)	• Regular. • Ondas P são retrógradas quando visíveis. • Frequência: 150-250 batimentos por minuto (bpm). • Massagem carotídea: reduz ou termina a TRNAV.	
Flutter atrial	• Regular; dente de serra. • Bloqueio 2:1, 3:1, 4:1, etc. • Frequência atrial: 250-350 bpm. • Frequência ventricular: metade, um terço, um quarto, etc., da frequência atrial. • Massagem carotídea: aumenta o bloqueio.	
Fibrilação atrial	• Irregular. • Linha de base ondulante. • Frequência atrial: 350-500 bpm. • Frequência ventricular: variável. • Massagem carotídea: pode reduzir a frequência ventricular.	
Taquicardia atrial multifocal (TAM)	• Irregular. • Pelo menos 3 morfologias diferentes da onda P. • Frequência: geralmente, 100-200 bpm; se menos de 100 bpm, é chamada de marca-passo atrial migratório. • Massagem carotídea: sem efeito.	

(Continua)

(Continuação)

Taquicardia atrial paroxística (TAP)	• Regular. • Frequência: 100-200 bpm. • Período de aquecimento característico na forma automática. • Massagem carotídea: sem efeito, ou discreta redução da frequência.	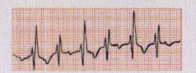
Taquicardia recíproca AV	• Regular ou irregular. • Pode ser muito rápida. • Complexos QRS podem ser largos ou estreitos. • Vista em Wolff-Parkinson-White (WPW).	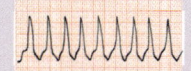

Arritmias ventriculares

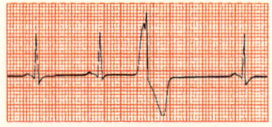

A Contrações ventriculares prematuras (CVPs).

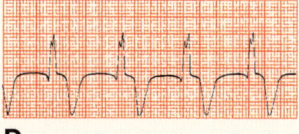

D Ritmo idioventricular acelerado.

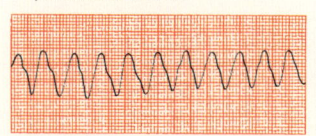

B Taquicardia ventricular.

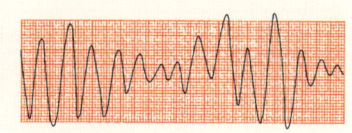

E Torsades de pointes.

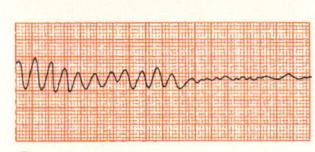

C Fibrilação ventricular.

(Continua)

(Continuação)

Diagnóstico diferencial da taquicardia com complexo alargado

1. Taquicardia ventricular.
2. Taquicardia supraventricular (TSV) com condução aberrante (p. ex., com bloqueio de ramo).
3. TSV em paciente com pré-excitação.
4. Ritmos de marca-passo.

Como distinguir taquicardia ventricular de taquicardia supraventricular com condução aberrante

	Taquicardia ventricular (TV)	Taquicardia supraventricular (TSV) com condução aberrante
Indícios clínicos		
História clínica	Coração doente	Coração geralmente normal
Massagem carotídea	Sem resposta	Pode terminar
Onda A em canhão	Pode estar presente	Não é vista
Indícios no ECG		
Dissociação AV	Pode ser vista	Não é vista
Regularidade	Discretamente irregular	Muito regular
Batimentos de fusão	Podem ser vistos	Não são vistos
Deflexão inicial do QRS	Pode diferir do complexo QRS normal	Igual ao complexo QRS normal

(Continua)

(Continuação)

Bloqueios AV

O bloqueio AV é diagnosticado pelo exame da relação entre as ondas P e os complexos QRS.

1. *Primeiro grau*: o intervalo PR é maior do que 0,20 segundo; todos os batimentos são conduzidos para os ventrículos.
2. *Segundo grau*: apenas *alguns* batimentos são conduzidos para os ventrículos.
   a. Bloqueio de Wenckebach: prolongamento progressivo do intervalo PR até que uma onda P falha em conduzir.
   b. Bloqueio Mobitz tipo II: condução normal até que uma onda P falha em conduzir; o prolongamento progressivo do intervalo PR não ocorre.
3. *Terceiro grau*: nenhum batimento é conduzido para os ventrículos. Há um bloqueio AV total com dissociação AV, no qual os átrios e os ventrículos são estimulados por marca-passos independentes.

A Bloqueio AV de primeiro grau.

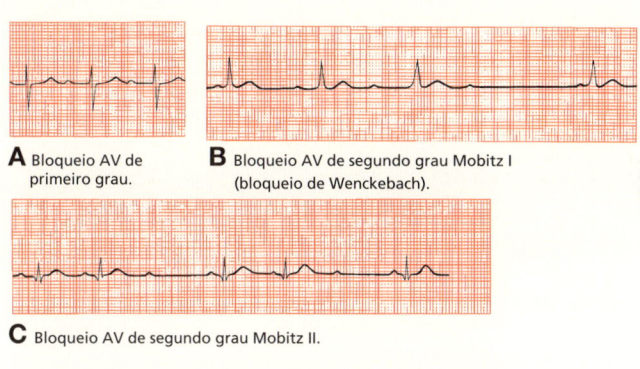

B Bloqueio AV de segundo grau Mobitz I (bloqueio de Wenckebach).

C Bloqueio AV de segundo grau Mobitz II.

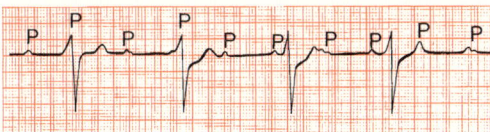

D Bloqueio AV de terceiro grau.

(Continua)

Bloqueios de ramo

(Continuação)

Os bloqueios de ramo são diagnosticados por meio da análise da largura e da configuração dos complexos QRS.

Critérios para bloqueio de ramo direito

1. Complexo QRS alargado, maior do que 0,12 segundo.
2. RSR' nas derivações V1 e V2 (orelha de coelho) ou uma onda R alta e larga; há também depressão do segmento ST e inversão de onda T.
3. Alterações recíprocas nas derivações V5, V6, I e aVL.

Critérios para bloqueio de ramo esquerdo

1. Complexo QRS alargado, maior do que 0,12 segundo.
2. Onda R alargada ou entalhada com alça ascendente prolongada nas derivações V5, V6, I e aVL, com depressão do segmento ST e inversão de onda T.
3. Alterações recíprocas nas derivações V1 e V2.
4. Pode haver desvio do eixo para a esquerda.

(Continua)

Hemibloqueios

(Continuação)

Os hemibloqueios são diagnosticados procurando-se desvio do eixo para a direita ou para a esquerda.

Hemibloqueio anterior esquerdo

1. QRS com duração normal e sem alterações no segmento ST ou na onda T.
2. Desvio de eixo para a esquerda maior do que $-30°$.
3. Ausência de outra causa de desvio de eixo para a esquerda.

Hemibloqueio posterior esquerdo

1. QRS com duração normal e sem alterações no segmento ST ou na onda T.
2. Desvio de eixo para a direita.
3. Ausência de outra causa de desvio de eixo para a direita.

Bloqueio bifascicular

As características do bloqueio de ramo direito combinado com hemibloqueio anterior esquerdo são apresentadas a seguir.

Bloqueio de ramo direito

1. QRS com mais de 0,12 segundo de largura.
2. RSR1 em V1 e V2.

Hemibloqueio anterior esquerdo

1. Desvio do eixo para a esquerda.

As características do bloqueio de ramo direito combinado com hemibloqueio posterior esquerdo são apresentadas a seguir,

Bloqueio de ramo direito

1. RS com mais de 0,12 segundo de largura.
2. RSR' em V1 e V2.

(Continua)

Hemibloqueio posterior esquerdo (Continuação)

1. Desvio do eixo para a direita.

Pré-excitação

Critérios para Wolff-Parkinson-White (WPW)

1. Intervalo PR menor que 0,12 segundo.
2. Complexos QRS alargados.
3. Onda delta vista em algumas derivações.

Critérios para PR curto sem onda delta

1. Intervalo PR menor que 0,12 segundo.
2. QRS de largura normal.
3. Ausência de onda delta.

As arritmias vistas mais comumente com pré-excitação incluem as seguintes:

1. *Taquicardia AV recíproca*: os complexos QRS estreitos são mais comuns do que os largos.
2. *Fibrilação atrial*: pode ser muito rápida e levar à fibrilação ventricular.

(Continua)

Infarto do miocárdio

(Continuação)

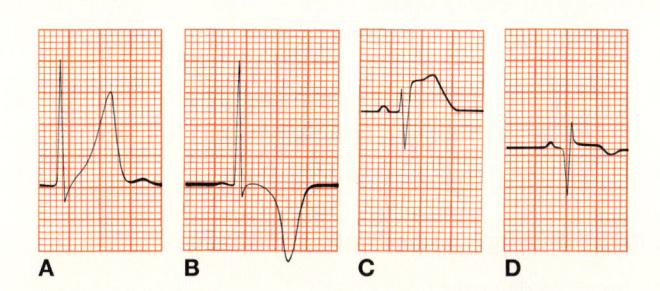

A   B   C   D

O diagnóstico de infarto do miocárdio é feito pela história, pelo exame físico, pela determinação das enzimas cardíacas seriadas e pelos ECGs seriados. Durante um infarto do miocárdio com elevação do segmento ST (IMEST), o ECG evolui por três estágios:

1. A onda T se torna apiculada (*A*) e, depois, se inverte (*B*).

    Ondas T invertidas podem ser normais nas derivações V1 a V3 em crianças e podem persistir na idade adulta em alguns pacientes; uma onda T invertida isolada na derivação III também é uma variante normal comum.

2. O segmento ST se eleva (*C*).

    Como distinguir a elevação de ST da isquemia da elevação do ponto J:

    Critérios para isquemia:

Derivações com elevação de ST	Homens com mais de 40 anos	Homens com menos de 40 anos	Mulheres de todas as idades
Derivações V2 ou V3	> 2,5 mm EST	> 2,0 mm EST	> 1,5 mm EST
Todas as outras derivações	> 1,0 mm EST	> 1,0 mm EST	> 1,0 mm EST

   A elevação de ST deve estar presente em pelo menos duas derivações contíguas.

3. Aparecem ondas Q (*D*).

    As ondas Q isquêmicas quase nunca são isoladas em uma única derivação.

(Continua)

(Continuação)

Critérios de ondas Q significantes

1. A onda Q deve ter mais de 0,04 segundo de duração.
2. A profundidade da onda Q deve ser de pelo menos um terço da altura da onda R no mesmo complexo QRS.
3. Ondas Q em aVR não contam!

Critérios para infarto sem onda Q

1. Inversão da onda T.
2. Depressão do segmento ST persistindo por mais de 48 horas, em condições apropriadas.

Localização do infarto

1. *Infarto inferior*: derivações II, III e aVF.
   a. Com frequência, causado por oclusão da artéria coronária direita ou seus ramos descendentes.
   b. Alterações recíprocas nas derivações anterior e lateral esquerda. A inversão da onda T em aVL é a alteração recíproca mais comum e pode aparecer antes da elevação de ST e da inversão da onda T nas derivações inferiores.
2. *Infarto lateral*: derivações I, aVL, V5 e V6.
   a. Com frequência, causado por oclusão na artéria circunflexa esquerda.
   b. Alterações recíprocas nas derivações inferiores.
3. *Infarto anterior*: qualquer uma das derivações precordiais (V1-V6).
   a. Com frequência, causado por oclusão da artéria descendente anterior esquerda (ADA).
   b. Alterações recíprocas nas derivações inferiores.
   c. Alterações especiais da onda T.
      i. Ondas T de de Winter: em um paciente com dor torácica, a depressão ascendente de ST levando a uma onda T alta, simétrica, pode ser o primeiro sinal de infarto anterior.
      ii. Ondas de Wellens: ondas T bifásicas em V2 ou V3 (às vezes, em V4) podem predizer uma oclusão iminente da ADA proximal e um infarto anterior.

(Continua)

(Continuação)

4. *Infarto posterior*: alterações recíprocas na derivação V1 (depressão do segmento ST, onda R alta, que geralmente é maior do que a onda S).
   a. Com frequência, causado por oclusão da artéria coronária direita.
   b. Em geral, visto com infartos inferiores.
   c. Usar as derivações torácicas posteriores para confirmar.
5. *Infarto de ventrículo direito*: elevação de ST na derivação V1; com frequência, há depressão de ST em V2.
   a. Quase sempre com infarto inferior. Suspeitar de infarto do ventrículo direito se a elevação de ST na derivação III for maior em magnitude do que a da derivação II.
   b. Confirmar com derivações na parede torácica direita.

Sintoma ou síndrome	Alterações no segmento ST	Enzimas cardíacas
Angina estável[1] sem infarto	Depressão de ST	Normais[1]
Angina instável[1] sem infarto	Depressão de ST	Normais[1]
IMEST	Elevação de ST	Elevadas
IMSEST	Depressão de ST	Elevadas
Miocardiopatia de takotsubo	Elevação de ST	Elevadas[2]
Angina de Prinzmetal	Elevação de ST	Normais

[1] Anginas estável e instável são distinguidas pela história clínica.
[2] Os pacientes frequentemente têm de ser submetidos a cateterismo cardíaco para a distinção com infarto.
Nota: o aparecimento de novo bloqueio de ramo esquerdo pode significar infarto e deve ser tratado com a mesma urgência de um IMEST.

(Continua)

O segmento ST

(Continuação)

Causas de elevação do segmento ST

1. Um infarto em evolução.
2. Angina de Prinzmetal.
3. Elevação do ponto J/repolarização precoce.
4. Miocardiopatia de takotsubo.
5. Pericardite aguda.
6. Miocardite aguda.
7. Embolia pulmonar.
8. Padrão de Brugada.
9. Hipotermia.
10. Aneurisma ventricular.
11. Catástrofes do sistema nervoso central (SNC).
12. Pós-cardioversão.
13. Bloqueio de ramo esquerdo (incomum).
14. Hipertrofia ventricular esquerda (incomum).
15. Ritmos de marca-passo.

Causas de depressão do segmento ST

1. Angina sem infarto.
2. Infarto do miocárdio sem elevação do segmento ST (IMSEST).
3. Durante taquicardias supraventriculares.
4. Vista com frequência nos bloqueios de ramo.
5. Hipopotassemia.

A *depressão* do segmento ST também é um indicador de um teste de esforço positivo.

(Continua)

Alterações mistas do ECG

(Continuação)

Distúrbios eletrolíticos

- *Hiperpotassemia*: o grande imitador; evolução de ondas T apiculadas, prolongamento de PR e achatamento das ondas P e alargamento do QRS. Finalmente, os complexos QRS e as ondas T mesclam-se para formar uma onda senoidal (um desvio de eixo para a direita em um paciente com complexos QRS largos sugere uma possível hiperpotassemia como causa); podem ocorrer bloqueios de condução; por fim, pode ocorrer fibrilação ventricular e assistolia.
- *Hipopotassemia*: depressão de ST, achatamento da onda T, ondas U; pode causar taquicardias supraventricular e ventricular; quando grave, pode prolongar o intervalo QT.
- *Hipocalcemia*: prolongamento do intervalo QT.
- *Hipercalcemia*: encurtamento do intervalo QT.
- *Hipomagnesemia*: prolongamento do intervalo QT.

Hipotermia

- Ondas de Osborne, intervalos prolongados, bradicardia sinusal, ritmo juncional lento e fibrilação atrial. Cuidado com artefatos por tremores musculares.

Fármacos

- *Digitálicos*: níveis terapêuticos associados a alterações do segmento ST e da onda T nas derivações com ondas R altas; níveis tóxicos associados a taquiarritmias e bloqueios de condução; TAP com bloqueio é a mais característica.
- *Fármacos que podem prolongar o intervalo QT*: sotalol, quinidina, procainamida, disopiramida, amiodarona, dofetilida, dronedarona, antidepressivos tricíclicos, macrolídios, quinolonas, fármacos psicotrópicos, incluindo inibidores seletivos da recaptação de serotonina, várias medicações antifúngicas, alguns anti-histamínicos não sedativos e outros. O suco da toranja inibe o citocromo P-450 e pode causar níveis mais elevados dos fármacos e prolongamento de QT.

(Continua)

Causas de intervalo QT prolongado (Continuação)
- Hipocalcemia.
- Hipomagnesemia.
- Hipopotassemia (grave).
- Distúrbios congênitos.
- Medicações.
- Hipotermia.

Causas de intervalo QT encurtado
- Hipercalcemia.
- Hiperpotassemia.

Outros distúrbios cardíacos
- *Pericardite*: alterações difusas do segmento ST e das ondas T; ausência de ondas Q; depressão de PR. Um grande derrame pode causar baixa voltagem e alternância elétrica.
- *Miocardiopatia hipertrófica*: hipertrofia ventricular, desvio do eixo para a esquerda, ondas Q estreitas e profundas em derivação inferior e lateral.
- *Miocardite*: bloqueios de condução.
- *Defeito do septo atrial*: bloqueio AV de primeiro grau, taquiarritmias atriais, bloqueio incompleto de ramo direito e desvio do eixo para a direita; crochetagem (pequeno entalhe em QRS nas derivações inferiores).

Distúrbios pulmonares
- *Doença pulmonar obstrutiva crônica (DPOC)*: baixa voltagem, desvio do eixo para a direita, progressão anômala da onda R. O *cor pulmonale* crônico pode produzir *P pulmonale* e hipertrofia ventricular direita com anormalidades de repolarização.
- *Embolia pulmonar aguda*: hipertrofia ventricular direita com tensão (embora não agudamente), bloqueio de ramo direito e S1Q3 (T3); inversão da onda T nas derivações direitas. Taquicardia sinusal e fibrilação atrial são as arritmias mais comuns.

(Continua)

Doença do SNC

(Continuação)

- Inversão difusa da onda T, com ondas T normalmente largas e profundas; ondas U.

Distúrbios do sono

- Suspeitar nos casos de fibrilação atrial inexplicada.

Causas de arritmias letais e morte súbita cardíaca

- Isquemia.
- Miocardiopatia hipertrófica.
- Síndrome do QT longo.
- Wolff-Parkinson-White.
- Miocardite viral.
- Doenças infiltrativas do miocárdio.
- Doença cardíaca valvar.
- Uso de drogas (especialmente estimulantes).
- *Commotio cordis* (trauma ao coração).
- Origem anômala das artérias coronárias.
- Síndrome de Brugada.
- Miocardiopatia arritmogênica do ventrículo direito.

Coração do atleta

- Os achados normais incluem bradicardia sinusal, alterações inespecíficas do segmento ST e da onda T, hipertrofias ventriculares esquerda e direita, bloqueio incompleto de ramo direito, bloqueio AV de primeiro grau ou Wenckebach, arritmia supraventricular ocasional, complexo QRS entalhado na derivação V1.
- Os achados que demandam maior investigação incluem: inversão da onda T além da derivação V2 em atletas brancos ou além da V4 em atletas afro-americanos ou caribenhos; inversão da onda T nas derivações laterais; depressão do segmento ST em qualquer derivação; achados consistentes com uma condição cardíaca congênita.

9 Como você chega ao Carnegie Hall?[1]

Para praticar

Os eletrocardiogramas (ECGs) seguintes permitirão que você teste as suas novas habilidades. Use o método que ensinamos no capítulo anterior. Não negligencie nada. Vá com calma. Pronto? Lá vamos nós!

ECG 1

Uma bailarina de 24 anos com palpitações, dispneia e ansiedade.

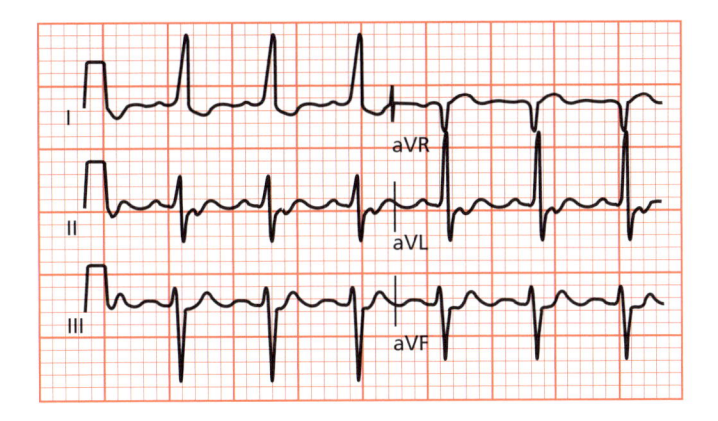

---
[1]Pratique, pratique, pratique! Uma velha piada – desculpe!

- *Resposta do ECG 1*: taquicardia sinusal. Observe também a presença de desvio do eixo para a esquerda.

ECG 2

Um paciente de 70 anos com história prévia de doença arterial coronariana.

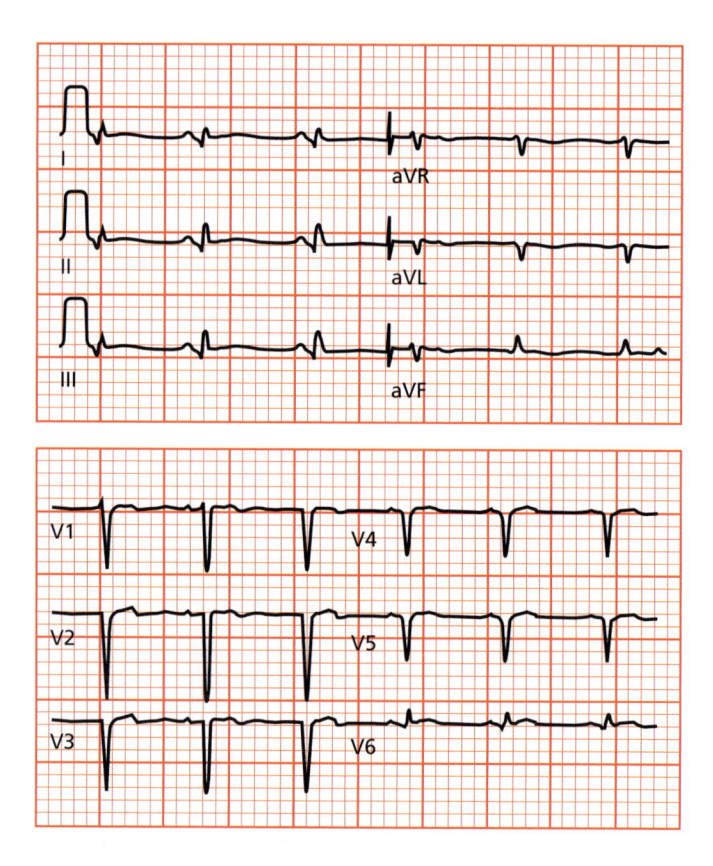

- *Resposta do ECG 2*: o ritmo é taquicardia sinusal. Ondas Q anteriores profundas e ondas Q laterais menos proeminentes, porém significativas, indicam um infarto do miocárdio anterolateral.

ECG 3

Um paciente com 68 anos com história de hipertensão que compareceu para avaliação pré-operatória.

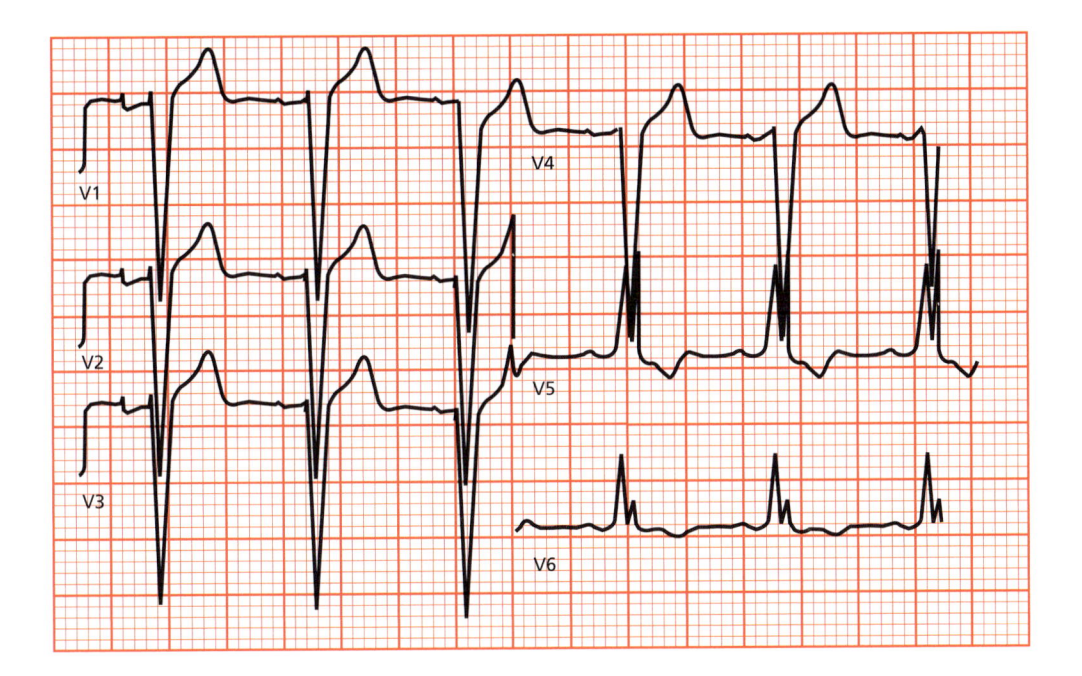

- *Resposta do ECG 3*: os complexos QRS são largos e distorcidos. Nas derivações V5 e V6, os complexos QRS são entalhados, e há depressão do segmento ST e inversão da onda T. Esse paciente tem bloqueio de ramo esquerdo. A configuração em orelhas de coelho nos complexos QRS nas derivações V5 e V6 é incomum para bloqueio de ramo esquerdo.

ECG 4

Um paciente de 58 anos, novo no seu consultório, traz este ECG recente, que você revisou mesmo antes da consulta.

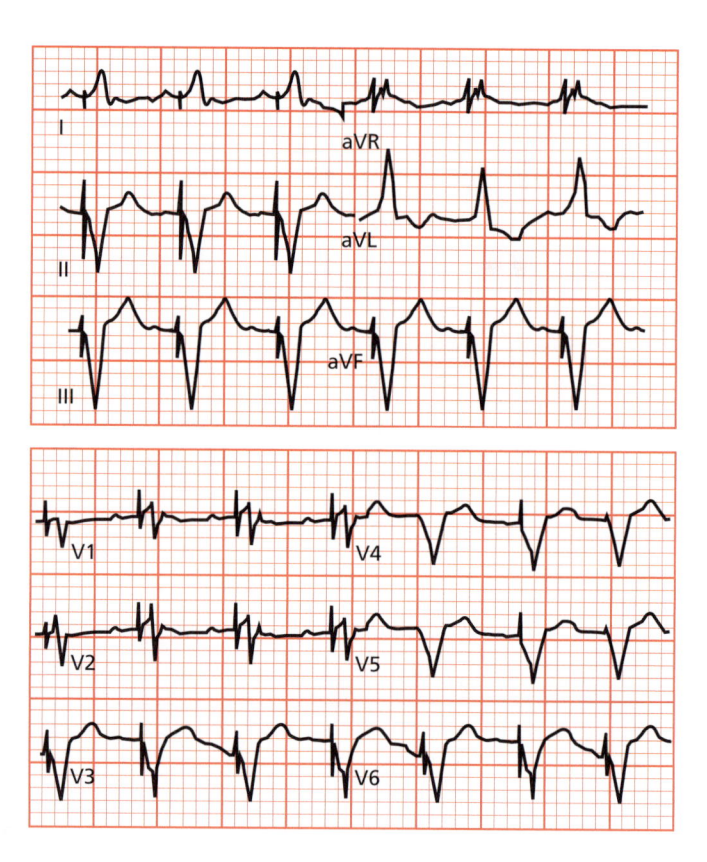

- *Resposta do ECG 4*: os complexos QRS anormais, alargados, podem atrair imediatamente a sua atenção, mas observe as espículas de marca-passo antes de cada um. As espículas são precedidas por uma onda P (olhe para as derivações II, III, aVF, V1 e V2). Esse marca-passo dispara sempre que ele capta uma onda P, garantindo uma contração ventricular.

ECG 5

Uma paciente de 66 anos com história de dor torácica ocasional, hiperlipidemia e diabetes. Há 1 semana, ela teve um episódio prolongado de dor torácica associado a náuseas e diaforese, mas não procurou atendimento médico.

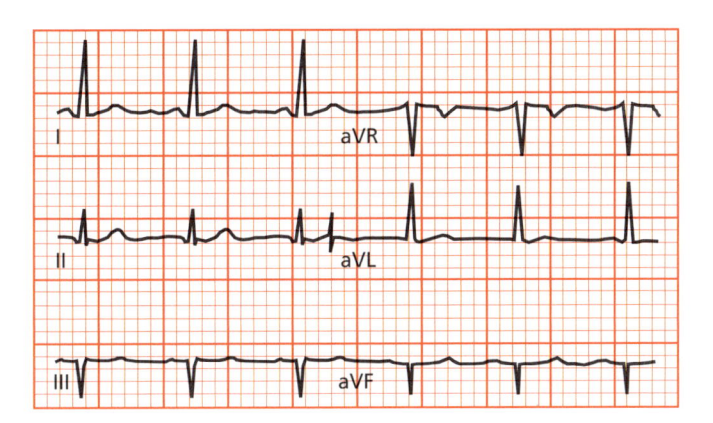

- *Resposta do ECG 5*: observe as ondas Q profundas nas derivações III e aVF. O traçado mostra um infarto inferior.

ECG 6

Um nadador competitivo de 31 anos, cuja escola exige um ECG antes de começar a temporada de treinos.

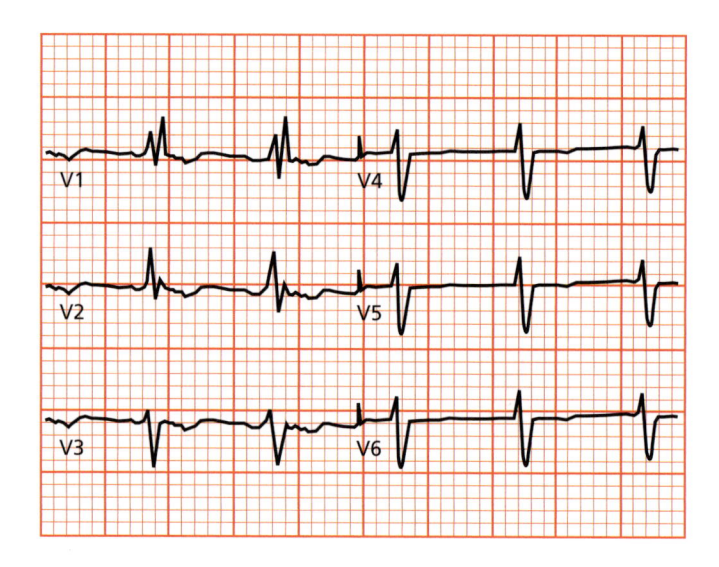

- *Resposta do ECG 6*: os complexos QRS são alargados, com lindas orelhas de coelho na derivação V1. Esse paciente tem bloqueio de ramo direito.

ECG 7

Um paciente de 41 anos que desenvolveu taquicardia há 1 hora, após ter experimentado cocaína pela primeira vez.

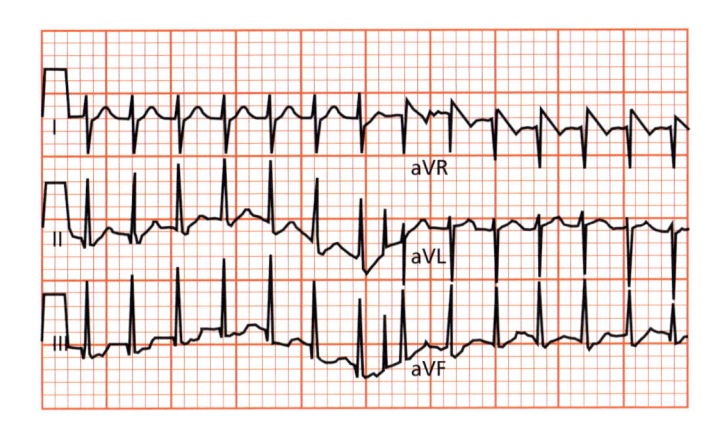

- *Resposta do ECG 7*: a frequência é muito rápida e regular, e os complexos QRS são estreitos. Ondas P retrógradas podem ser vistas na derivação III se você olhar atentamente. Esse paciente tem uma taquicardia nodal AV reentrante.

ECG 8

Um maratonista de 60 anos que apresenta episódios intermitentes de hipotensão e taquicardia que duram cerca de 1 a 2 horas. Ele está apresentando um episódio no momento em que ele entra no seu consultório.

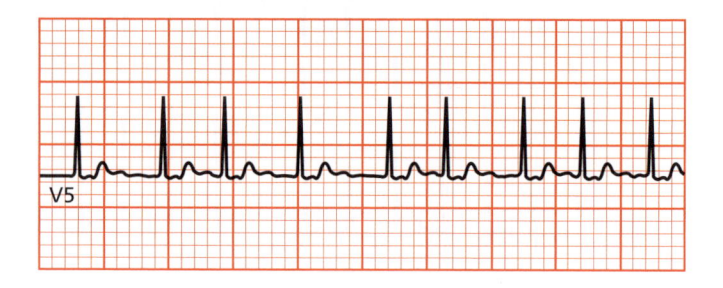

- *Resposta do ECG 8*: o ritmo é irregularmente irregular, e os complexos QRS são estreitos. Esse paciente tem fibrilação atrial.

ECG 9

Um paciente saudável de 39 anos sem sintomas e sem história cardíaca.

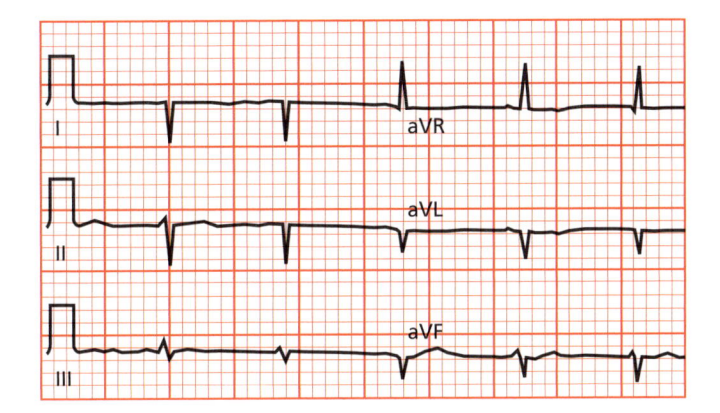

- *Resposta do ECG 9*: você está confuso com o que parece ser um desvio extremo do eixo para a direita? Na verdade, nesse caso, os eletrodos do ECG foram invertidos acidentalmente – os eletrodos dos braços direito e esquerdo foram trocados. Quando você vir uma onda R alta em aVR e uma onda S profunda na derivação I, verifique os eletrodos.

ECG 10

Esta paciente de idade indeterminada (ela aparenta ter entre 60 e 70 anos) foi ressuscitada com sucesso de um episódio de parada cardíaca súbita em casa. Este ECG foi obtido na unidade de emergência.

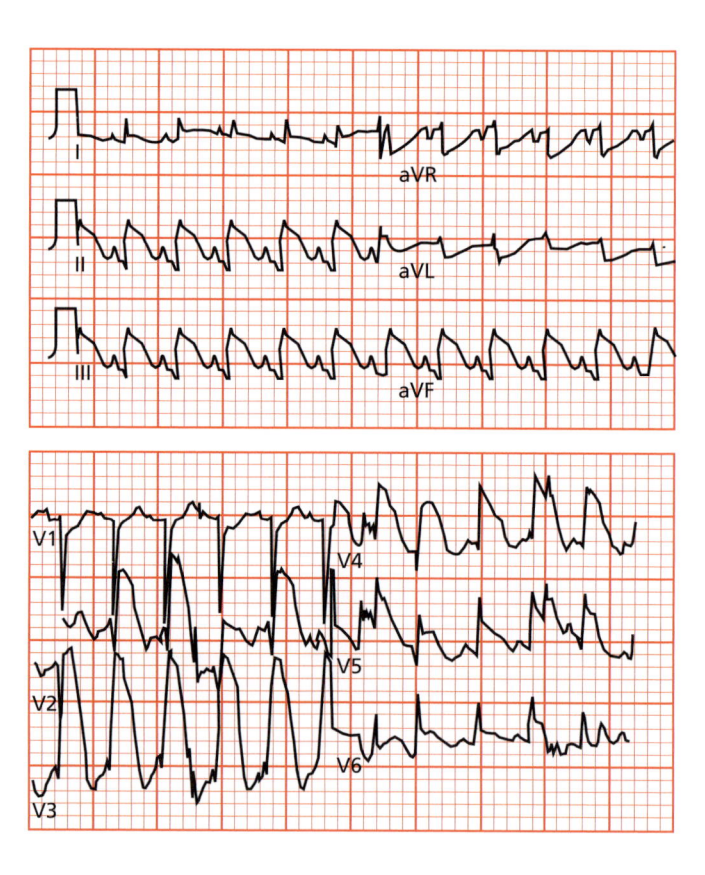

- *Resposta do ECG 10*: para qualquer lado que olhe, você vê uma dramática elevação do segmento ST. Esse ECG mostra um infarto em evolução afetando todo o coração.

ECG 11

Um paciente de 50 anos com palpitação persistente há algumas horas.

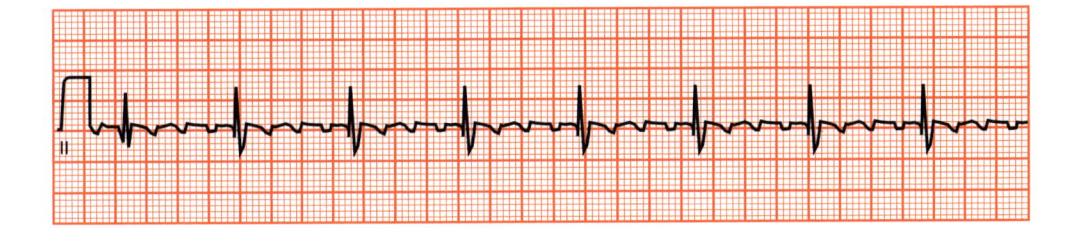

- *Resposta do ECG 11*: você está olhando para um padrão clássico em dente de serra do *flutter* atrial.

ECG 12

Um paciente de 47 anos com uma história antiga de hipertensão mal controlada.

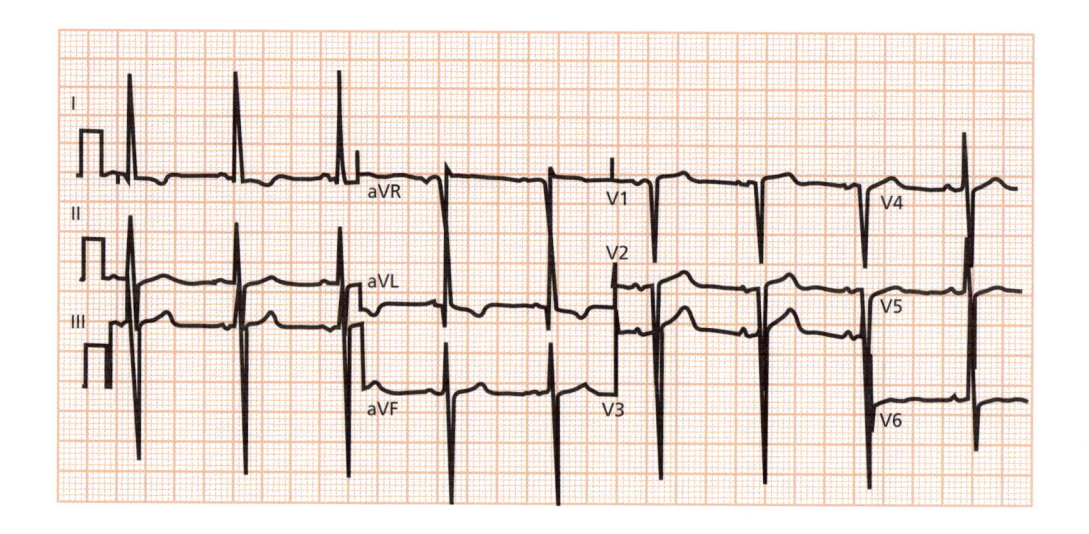

- *Resposta do ECG 12*: hipertrofia ventricular esquerda atendendo muitos critérios.

ECG 13

Um paciente de 19 anos que teve um episódio de palpitações rápidas há 1 semana. No momento, ele se sente bem.

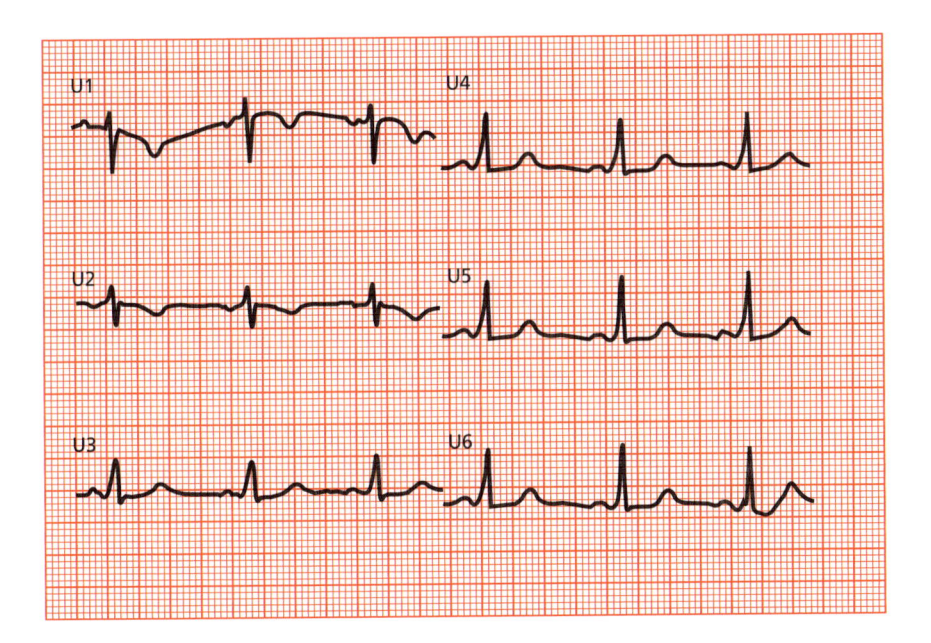

- *Resposta do ECG 13*: síndrome de Wolf-Parkinson-White com ondas delta e um intervalo PR curto.

ECG 14

Este traçado foi registrado à noite, durante um estudo do sono para suspeita de apneia obstrutiva do sono.

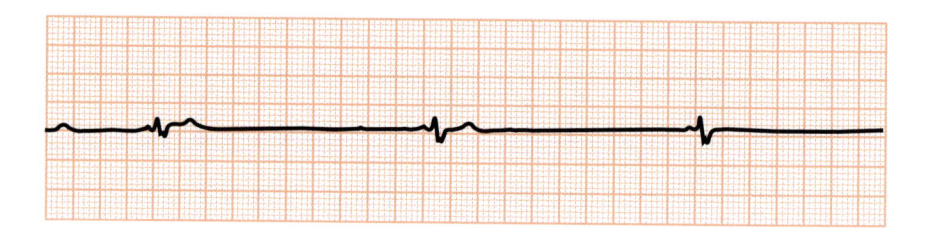

- *Resposta do ECG 14*: bradicardia extrema resultante de hipoxemia em paciente com apneia obstrutiva do sono.

ECG 15

Uma paciente de 81 anos que apresentou um episódio de síncope há 1 dia, mas não buscou atendimento médico. Ela tem apresentado palpitações e tonturas nos últimos dias.

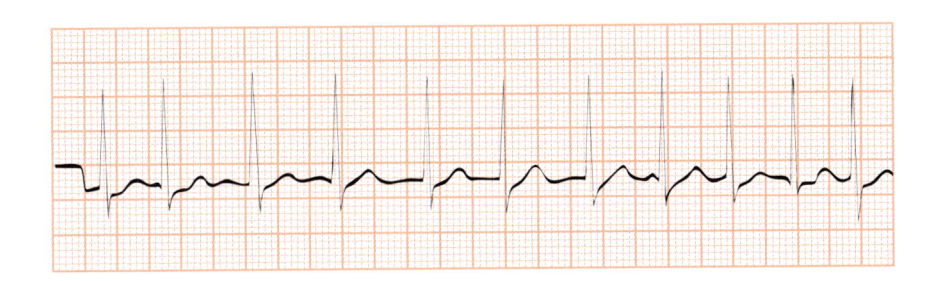

- *Resposta do ECG 15*: fibrilação atrial com resposta ventricular rápida. Não é possível ver a linha de base fibrilando, mas o ritmo é, claramente, irregularmente irregular.

ECG 16

Este traçado foi obtido de um paciente na unidade de terapia intensiva (UTI) que subitamente se tornou hipotenso.

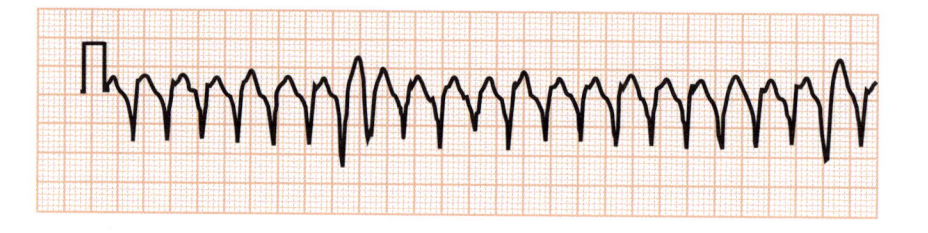

- *Resposta do ECG 16*: taquicardia ventricular.

ECG 17

Este traçado foi o primeiro registro obtido de um paciente idoso trazido de ambulância após um episódio de síncope em casa.

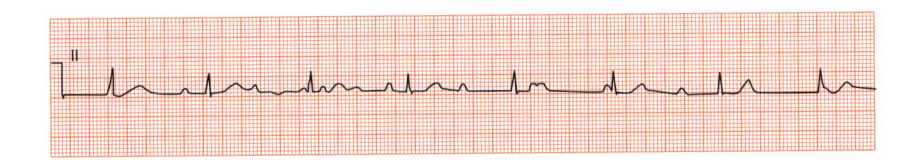

- *Resposta do ECG 17*: como as ondas P e os complexos QRS se relacionam? Eles não se relacionam – isso é um bloqueio cardíaco de terceiro grau.

ECG 18

Um paciente de 68 anos que está se queixando de tontura nas últimas 24 horas.

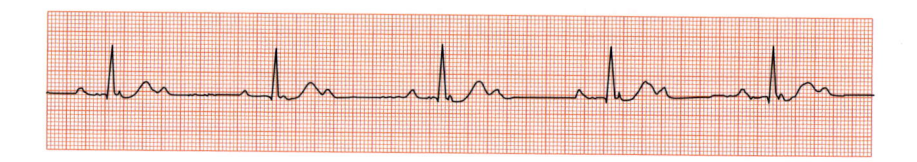

- *Resposta do ECG 18*: novamente, observe a relação das ondas P com os complexos QRS. Há duas ondas P para cada complexo QRS – isso é um bloqueio AV 2:1.

ECG 19

Um paciente de 54 anos que se apresenta na unidade de emergência com dispneia e dor cervical.

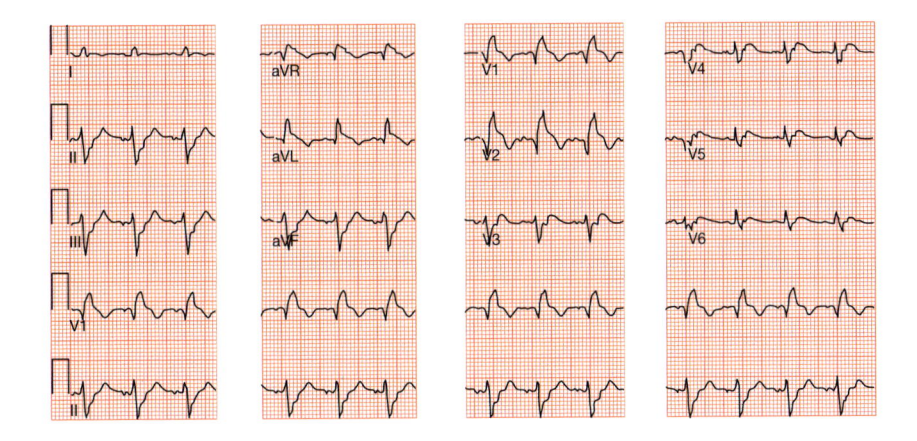

- *Resposta do ECG 19*: o ritmo é sinusal normal. O achado fundamental é uma elevação do segmento ST em V1, V2 e aVR, com alterações recíprocas nas derivações inferiores e aVL – esse paciente está tendo um infarto do miocárdio com elevação do segmento ST (IMEST).

ECG 20

Um paciente de 23 anos que observou que seu pulso estava irregular ultimamente. Por outro lado, ele não apresentava sintoma.

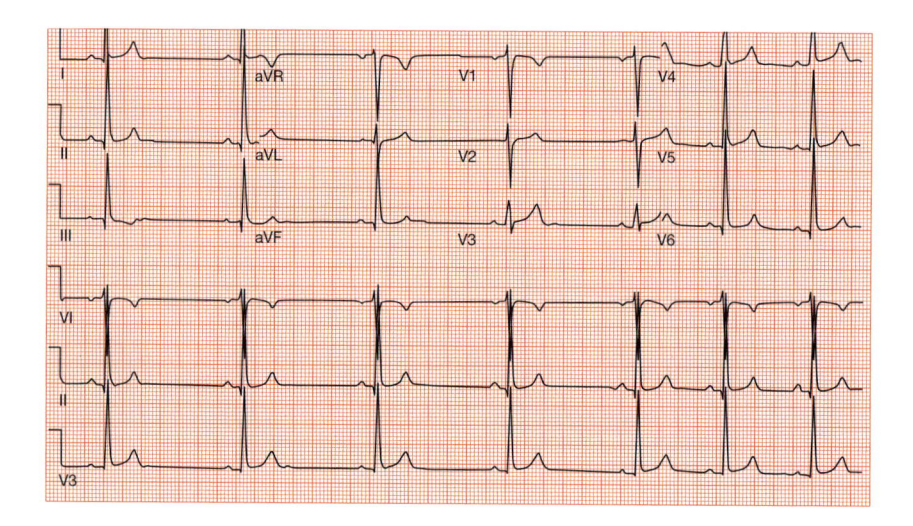

- *Resposta do ECG 20*: que ritmo você vê? Ele é irregular, com uma onda P para cada complexo QRS. Esse ECG é normal, e o que você vê é uma arritmia sinusal.

ECG 21

Uma paciente de 30 anos com dor torácica pleurítica aguda e leve dispneia. Ela lhe informa que teve tosse e febre na semana anterior.

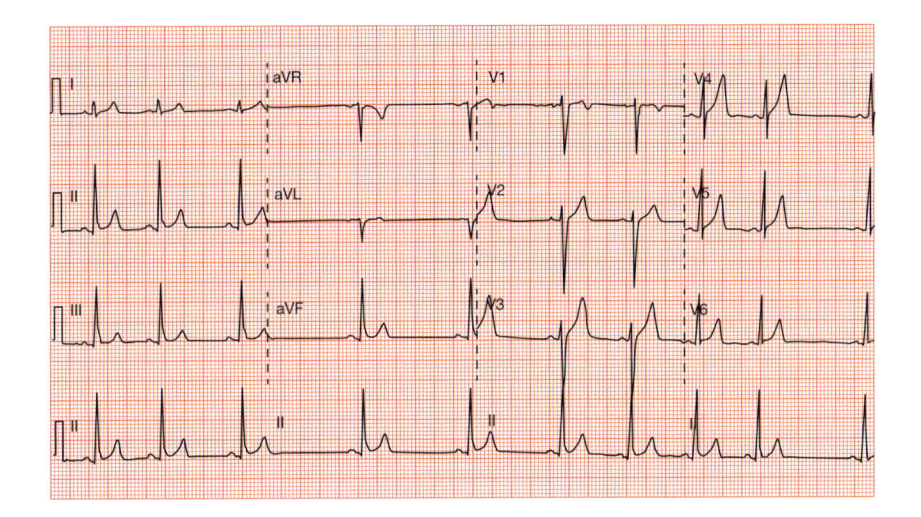

- *Resposta do ECG 21*: o achado mais importante aqui é a elevação difusa do segmento ST sem o arqueamento para cima que é visto normalmente no IMEST. Essa paciente teve pericardite aguda.

ECG 22

Um paciente de 21 anos que apresentou taquicardia e síncope pela manhã. No momento, ele sente-se melhor, mas seus amigos o aconselharam a ir ao pronto-socorro.

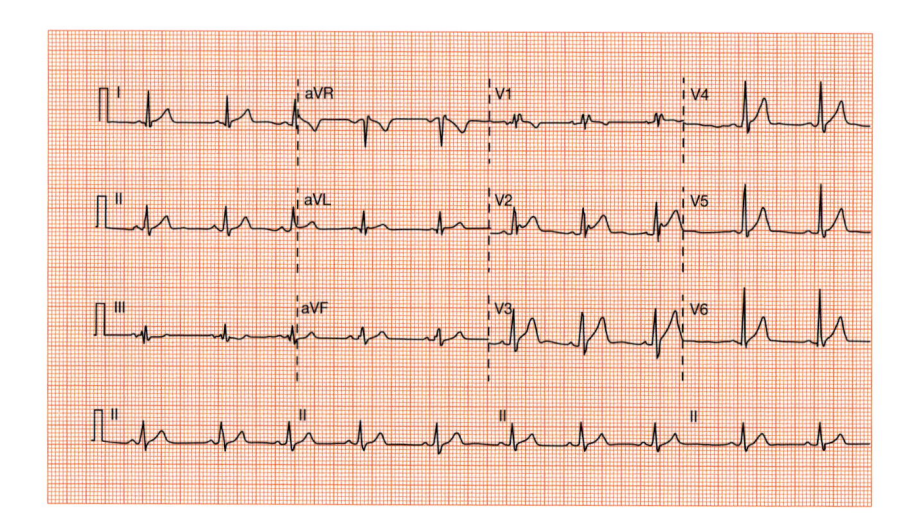

- *Resposta do ECG 22*: vamos terminar aqui. Você viu o padrão de bloqueio de ramo direito com uma onda T invertida na derivação V1 e elevação mais proeminente do segmento ST em V2? Esse paciente tem síndrome de Brugada.

Índice

Nota: Os números de página seguidos por "f" indicam figuras; aqueles seguidos por "t" indicam tabelas.

A

Abaulamento apical, síndrome do, 264-265
Aberrância, regras de, 156-159
Ablação por cateter, no EEF, 163
Acessórias, vias, de condução, 218
Actina, nas células miocárdicas, 16
ADA. *Ver* Descendente anterior esquerda, artéria
Adenosina
    taquicardias reentrantes, nas, exemplo de caso, 230
    teste de esforço cardíaco com, 275
Alternância elétrica, 302-303
Amplitude, das ondas do ECG, 18
    na hipertrofia e aumento, 71, 71^b, 84
Anestesia, avaliação pré-operatória, 317
Aneurisma ventricular, 242
Angina, 105, 232-233
    de Prinzmetal, 267, 267f
    sem infarto, 266-267, 266f
Angina de Prinzmetal, 267, 267f
Angina estável, 232-233
Angina instável, 233
Angioplastia, para infarto do miocárdio, 249
Ângulo de orientação
    colocação de eletrodos, 40
    derivações dos membros, 40-41
Antiarrítmicos, agentes, intervalo QT e, 318-319
Antibióticos, 297
Antifúngicos, 297
Anti-histamínicos, não sedativos, 297
Aórtica, estenose, hipertrofia ventricular e, 93-96
Aórtica, insuficiência, 69
Apneia do sono, registro de ritmo, 310f
Arritmia sinusal, 116-117, 116f, 373
Arritmia sinusal, e a respiração, 116f
Arritmia(s), 336
    cardioversores desfibriladores implantáveis, 164
    definição, 104
    estudos eletrofisiológicos, 163-163
    fatores precipitantes, 106
    frequência cardíaca, cálculo da, 110-112
    gráfico de revisão, 335
    manifestações clínicas de, 105
    monitores, ambulatoriais e de eventos, 107-109
    morte súbita cardíaca e, 312-314
    no registro de ritmo, 107-109
    origem sinusal, 114-120
    supraventricular, 128-146
    supraventricular vs ventricular, 156-161
    tipos, 113
    ventricular (*Ver* Arritmias Ventriculares; ventricular, arritmia)
Arritmias letais, causas de, 351
Arritmias supraventriculares, 128-146
    batimentos prematuros, 128-131, 128f, 129f, 130f
    características, 147
    gráfico de revisão, 338-339
    sustentada, 131-132, 133f
        fibrilação atrial (*Ver* Atrial, fibrilação)
        flutter atrial (*Ver* Atrial, flutter)
        TAM (*Ver* Taquicardia atrial multifocal)
        TAP (*Ver* Taquicardia atrial paroxística)
        TRNAV (*Ver* Taquicardia reentrante nodal AV)
    vs arritmias supraventriculares, 156-161, 157f, 158f, 159f, 160f, 161f
Arritmias ventriculares, 148-154
    arritmias supraventriculares você, 156-161
    CVPs, 148-149, 148f, 149f
    diagnóstico, 310-311
    fibrilação ventricular, 152f, 153f
    gráfico de revisão, 339
    registro de ritmo, 310f
    risco aumentado de, 299
    ritmo idioventricular acelerado, 153, 153f
    torsades de pointes, 154, 154f
    TV, 150-151, 150f

Artéria circunflexa esquerda, (ACx), 250
  infarto lateral da, 252
Artéria coronária direita, 250
Artéria descendente anterior esquerda (ADA), 250
  infarto anterior da, 252
Ashman, fenômeno de, 161
Assistolia, 117
Astemizol, 297
Aterosclerose, 312
Aterosclerótica, placa, 135, 232-233
Atividade elétrica, registrada, Ver Ondas
Atletas
  alterações ECG vistas em, 315
  frequência cardíaca em, 104
  gráfico de revisão, 351
  rastreamento de participação em, 316, 319-320
Atrial, anormalidade, 70b
Atrial, contração prematura. Ver Contração prematura atrial
Atrial, septo, defeito do (DSA), 306
Atrial, sistema de condução, 21-22, 22f
  despolarização, 20-21, 20f, 21f
  nó AV e, 21, 22f
  repolarização, 27-28, 28f
Átrio, aumento do, 69-70, 85-87
  alterações nas ondas do ECG no, 70b, 85, 88
  direito, 86, 88
  esquerdo, 87
  onda P e, 70, 85
Átrio direito, aumento do, 86, 86f, 88
Átrio esquerdo, aumento do, 87-88
  eletrocardiograma no, 87f
Atrioventricular (AV), nó, 21, 22f
  escape juncional e, 118
  massagem carotídea e, 134
Aumentadas, derivações, 38, 38f
Aumento cardíaco. Ver também Atrial, aumento; Ventricular, aumento
  alterações das ondas cardíacas no ECG, 70b
Automaticidade, aumentada por intoxicação digitálica, 123
Automatismo, células cardíacas, capacidade de, 15
AV, bloqueios, 341
  bloqueio de ramo direito e hemibloqueios com, 176
  de primeiro grau, 114f, 177

  de segundo grau (Ver Segundo grau, bloqueio AV)
  de terceiro grau (Ver Terceiro grau, bloqueio cardíaco)
  local anatômico do, 125
AV, dissociação, 126-127
  arritmias supraventriculares vs ventricular, 156-161
  bloqueio cardíaco de terceiro grau e, 183

B

Bachmann, feixe de, 15, 16f
Barorreceptores, carotídeos, 134
Batimentos prematuros
  atriais, 128-131, 128f, 129f, 130f
  juncionais, 128-131, 128f, 129f, 130f
Betabloqueadores
  doença pulmonar broncoespástica e, 136
  intervalo QT e, 295
Bifascicular, bloqueio
  critérios eletrocardiográficos para, 201-203
  nos registros de ritmo, 107f, 204
Bifásica, onda
  na despolarização, 34
  na repolarização, 34
Bigeminismo, 148
Bloqueio AV de segundo grau
  diagnóstico diferencial, 181-182
  Mobitz tipo I (bloqueio de Wenckebach), 179, 179f
  Mobitz tipo II, 180, 180f
  na intoxicação digitálica, 296
Bloqueio cardíaco, completo. Ver Bloqueio cardíaco de terceiro grau
Bloqueio cardíaco, congênito, 186
Bloqueio de ramo incompleto, 204
Bloqueio de saída sinusal, 120, 120f
  no registro de ritmo, 121f
Bloqueios AV, 341
  bloqueio de ramo direito e hemibloqueios com, 176
  de primeiro grau, 114f, 177
  de segundo grau (Ver Segundo grau, bloqueio AV)
  de terceiro grau (Ver Terceiro grau, bloqueio cardíaco)
  local anatômico do, 125
Bloqueios de ramo
  complexo QRS no, 189-194

despolarização ventricular e, 189-190
direito (*Ver* Ramo direito, bloqueio)
esquerdo (*Ver* Ramo esquerdo, bloqueio)
frequência crítica e, 193-194
gráficos de revisão, 342
hipertrofia ventricular e, 195
incompleto, 204
local anatômico, 176, 176f
ondas R nos, 190
ondas S no, 190
ondas T no, 193
repolarização e, 193
segmento ST no, 193
Bradicardia, com apneia do sono, 367
Bradicardia sinusal, 114-115, 114f
    em atletas, 309, 310f
Braditaquicardia, síndrome, exemplo de caso, 171
Brugada, síndrome de, 312, 312-313f
    taquicardia ventricular polimórfica e, 312-313f

C

Cálcio, contração celular e, 16
Cálcio, distúrbios do, 291
Cardíacos, distúrbios, 350
Cardiogramas. Ver entradas de ECG
Cardioversor-desfibrilador implantável, 164
Carotídea, massagem
    bloqueio AV e, 137
    na fibrilação atrial, 139-141
    na TRNAV, 134
    técnica de, 135-136
Cateterismo, para infarto do miocárdio, 264-265
Células cardíacas
    automatismo, capacidade de, 15
    polaridade elétrica, 10
    repolarização, 10-11
    tipos de, 12, 12f
Células miocárdicas, 16-17
    características das ondas, 18
    despolarização, 16
Ciclo cardíaco, intervalo QT e, 58, 59f
Cintilografia miocárdica, 275
Circunflexa esquerda, artéria (ACx), 250
    infarto lateral da, 252
Complexos amplos, taquicardia
    diagnóstico diferencial, 340
Condução, bloqueios de, 113, 176, 289
    bloqueio AV (*Ver* AV, bloqueio)
    bloqueio de ramo (*Ver* Bloqueios de ramo)
    definição, 176
    hemibloqueios (*Ver* Hemibloqueios)
    incompleto, 204
    na intoxicação digitálica, 295
Condução, circuitos de reentrada e, 125
Condução elétrica, células de, 15
Condução, retardo da, intraventricular inespecífico, 204
Condução, vias acessórias, 218
Configuração, ondas do ECG, 18
Congênito, bloqueio cardíaco, 186
Contrações prematuras, atriais, 128-131
Contrações ventriculares prematuras (CVPs), 148-149, 148f, 149f
    complexo QRS nas, 148
    no bloqueio cardíaco de terceiro grau, 185
    regras de malignidade das, 149, 155
    três ou mais (taquicardia ventricular), 149
Contrações ventriculares prematuras, 295
Coração
    aspectos dimensionais, 37
    aumentado (*Ver* Atrial, aumento; Ventricular, aumento)
    células do; (*Ver* Células cardíacas)
    ECG padrão para (*Ver* Sistema de 12 derivações)
    hipertrofiado (*Ver* Hipertrofia ventricular)
    insuficiência cardíaca congestiva, 105
Coração partido, síndrome, 264-265
Coronária direita, artéria, 250
Coronária esquerda principal, 250
Coronária esquerda, tronco da, 250
Coronariana, síndrome aguda, 232-233
Coronárias, artérias, localização do infarto e, 263
Coronárias, artérias, oclusão das. *Ver* Infarto do miocárdio
Creatina cinase (CK), no infarto do miocárdio, 236-237
Cromossomos, anormalidades dos, intervalo QT e, 299
Cuidados cardíacos, unidades de (UCC), 105
CVPs. *Ver* Contrações ventriculares prematuras

D

Defeito do septo atrial (DSA), 306
Deflexão negativa, 32-33, 32f, 33f
Deflexão positiva, 32, 32f, 33f
Demanda, marca-passos de, 207-208
Dente de serra, ondas em, 137

Derivações
  anteriores, 45
  dos membros (*Ver* Derivações dos membros)
  inferiores, 43
  laterais esquerdas, 43
  no sistema de 12 derivações, 37, 38f
    desvio de eixo e, 78-79
  no sistema de 15 derivações, 258
  precordiais (*Ver* Derivações precordiais)
  ventriculares direitas, 260f
Derivações anteriores, precordiais, 45
Derivações aumentadas, 38, 38f
Derivações dos membros, 39-43
  aumentadas, 41
  colocação, 39
  despolarização ventricular na, 54
  na hipertrofia ventricular direita, 89-90
  na hipertrofia ventricular esquerda, 91-94
  padrão, 40
  plano frontal (coronal) e, 39
Derivações dos membros, aumentadas, 41
Derivações dos membros, do lado direito, 43
Derivações dos membros, padrão, 40
Derivações inferiores, 43
Derivações laterais esquerdas
  dos membros, 43
  precordiais, 45
Derivações padrão, 40
Derivações precordiais, 44-45, 90-91, 90f, 92f
  colocação, 44-45, 44f
  hipertrofia ventricular direita, 89-90, 89f
12 derivações, sistema de, 37
  derivações dos membros (*Ver* Derivações dos membros)
  eletrodos, colocação de, no, 37, 38f
  gráfico de revisão, 331[b]
  precordiais (*Ver* Derivações precordiais)
15 derivações, sistema de, no infarto do miocárdio, 258
Derrame pericárdico, 302, 302-303f
Derrame pericárdico, 302, 302-303f
Descendente anterior esquerda (ADA), artéria, 250
  infarto anterior da, 252
Desfibriladores
  externos, 165
  implantáveis, 164
Desfibriladores externos automáticos, 165

Desmaio. *Ver* Síncope
Despolarização, 10-11, 11f
  atrial, 20-21 (*Ver também* Ondas P)
  características das ondas de, 18
  células de marca-passo, 12
  células miocárdicas, 16
  gráfico de revisão, 332
  onda bifásica e, 34
  ondas, deflexão das, 32-36, 32f, 33f, 34f, 35f, 35-36f
  septal, no complexo QRS, 26, 27-28f
Despolarização ventricular, 23-24, 23f, 24f, 25f
  esquerda, ondas Q e, 245, 248f
  no registro do ECG de 12 derivações, 54-56, 55f, 56f
Desvios, do eixo elétrico. *Ver* Eixo, desvio de
Digital, efeito da, 294
Digital, intoxicação por,
  ECG, alterações do, 294-296
  ritmo ectópico e, 123
Disrritmias. *Ver* Arritmias
Dissociação AV, 126-127
  arritmias supraventriculares vs ventricular, 156-161
  bloqueio cardíaco de terceiro grau e, 183
Dobutamina, teste de esforço com, 275
Dor torácica. *Ver* Angina
Duplo produto, medida do, 272
Duração, onda do ECG. *Ver também* Intervalos, no registro do ECG; Segmentos, no registro do ECG
  complexo QRS, na hipertrofia ventricular esquerda, 93-94
  na hipertrofia e aumento, 70[b], 84
  no aumento do átrio esquerdo, 87
  registro em papel, 18

E
ECG, duração das ondas do. *Ver também* Intervalos, no registro do ECG; Segmentos, no registro do ECG
  complexo QRS, na hipertrofia ventricular esquerda, 93-94
  na hipertrofia e aumento, 70[b], 84
  no aumento do átrio esquerdo, 87
  registro em papel, 18
ECG, método de 9 etapas para ler o, 329-351
ECG, ondas de, configuração das, 18

ECG, padrões
  condições que afetam os, 318-320
    exemplo de caso, 321
  fatores que afetam, 285
  hipertrofia ventricular esquerda, 98
  normal, 60-61
ECG, papel de, medição do eixo no, 18-19
ECGs, leitura do
  método de 9 etapas, 329-331
  recomendações, 328
Eixo, desvio extremo para a direita, 79, 79f
Eixo, desvio para a direita do, 78, 78f
  extremo, 79, 79f
  na hipertrofia ventricular, 84, 84f
  no hemibloqueio posterior esquerdo, 198, 198f
Eixo, desvio para a esquerda do, 78
  na hipertrofia ventricular, 83
  na taquicardia sinusal, 333, 354-355
  no hemibloqueio anterior esquerdo, 197-199
  nó sinusal (*Ver* Nó Sinoatrial (SA)
Eixo, desvios de, 78-79. *Ver também* Esquerda, desvio de eixo para; Direita, desvio de eixo para
  cálculo de, 333
  hemibloqueios como causa de, 197-199
Eixo elétrico médio, 71
Eixo elétrico, onda do ECG e, 80-82
  na hipertrofia e aumento, 70b
    desvios, 78-79
  QRS (*Ver* QRS, eixo)
Eixo superior, 79
Eletrocardiográfico, quadro, do aumento atrial esquerdo, 87f
Eletrocardiogramas, leitura do. *Ver ECG, leitura*
Eletrocardiogramas. *Ver* ECG, entradas
Eletrodos, colocação dos
  células de marca-passo e, 34
  incorreta, registro com, 362
  no sistema de 12 derivações, 37, 38f
  no sistema de 15 derivações, 245
  relação das ondas com, 32-36
Eletrodos positivos
  ondas de despolarização e, 32, 32f
  ondas de repolarização e, 34, 35f
Eletrofisiologia celular, 10-11
Eletrólitos, distúrbios dos
  alterações do ECG nos, 287-291
  gráfico de revisão, 349

Embolia pulmonar, 308, 308f
  exemplo de caso, 321
Embolia pulmonar, aguda, 308, 308f
Embolia pulmonar, maciça, súbita, 308
Enzimas cardíacas, após infarto do miocárdio, 236-237
Escape, batimentos de, 117
Escape idioventricular, 183
Escape juncional, 118, 119f
  no registro de ritmo, 121f
Espículas, padrões, com marca-passos. *Ver* Espículas de marca-passo
Estenose, aórtica, hipertrofia ventricular e, 93-96
Excitação-contração, acoplamento, 16
Exercício, teste de tolerância ao. *Ver* Esforço, teste de
Extremo, desvio do eixo para a direita, 79, 79f

F
Fármacos, 294-298
  alterações do ECG associadas com, 294
  gráfico de revisão, 349
Fascicular, bloqueio, 176; *Ver também* Bloqueio de ramo
Fascículo anterior, bloqueio de ramo esquerdo, 24
Fascículo posterior, do ramo esquerdo, 24
Fascículo septal, ramo esquerdo, 23
Fascículos, bloqueio ramo esquerdo, 23
  hemibloqueios e, 196
Feixe de His, 23, 23f, 163, 163f
  bloqueio AV de primeiro grau e, 177-178
  despolarização e, 189
  localização do bloqueio e, 182
  potencial, 163
Fibrilação atrial, 139-141
  características da, 147
  com resposta ventricular rápida, 368
  massagem carotídea na, 139-140
  na síndrome de Wolff-Parkinson-White, 226-227
Fibrilação, ondas de, 139
Fibrilação ventricular, 152f, 153f
Fibrilação. *Ver* Fibrilação atrial
Fibrogordurosa, infiltração, do miocárdio ventricular direito, 313-314
Flutter atrial, 137-138, 137f, 138f
  características, 147
  complexo QRS no, 139
  no registro de ritmo, 364

Flutter, ondas de, 137
Flutter. *Ver* Flutter atrial
Frequência cardíaca
 cálculo da, no ECG, 154
 em atletas, 104
 em repouso, 104
 intervalo QT e, 58
 no bloqueio de ramo, 193-194
Frequência crítica, no bloqueio de ramo, 193-194
Frequência fixa, marca-passo de, 207-208
Frontal, plano (coronal), derivações dos membros e, 39, 40f
Fusão, batimentos de
 arritmias supraventriculares vs ventriculares, 162
 na síndrome de Wolff-Parkinson-White, 226

H

Hemibloqueio anterior esquerdo, 197, 197f
Hemibloqueio posterior esquerdo, 198, 198f
Hemibloqueios, 176, 196-200
 bloqueio AV e bloqueio de ramo direito com, 205-206
 bloqueio de ramo direito com (*Ver* Bloqueio bifascicular)
 complexo QRS nos, 199-200
 critérios para, 200
 desvio de eixo causado por, 197-199
 fascículos e, 196
 gráfico de revisão, 343-344
 ondas R nos, 197
 ondas S no, 197
Hiperagudas, ondas T, 238-239
Hiperpotassemia, 287-289
Hipertensão, no ECG, estudo de caso, 99
Hipertrofia ventricular direita, 89-90, 98
 causas de, 90
 com hipertrofia ventricular esquerda, 93-94
 derivações dos membros na, 89, 89f
 derivações precordiais na, 90, 90f
 ondas R na, 90, 90f
 ondas S e, 90, 90f
Hipertrofia ventricular esquerda, 83, 91-95, 98
 com hipertrofia ventricular direita, 93-94
 critérios, 365
 critérios diagnósticos, 91
 derivações dos membros na, 92-94
 derivações precordiais na, 91
 ondas R na, 91
 ondas S na, 90

Hipertrofia, ventricular. *Ver* Ventricular, hipertrofia
Hipertrófica obstrutiva, miocardiopatia (MCHO), 100-101, 304
 vias de condução acessória na, 218
Hipopotassemia, 290-291
Hipotermia, 292-293
 alterações no ECG na, 294
 gráfico de revisão, 349
Hipóxia
 arritmia e, 106
 exemplo de caso, 171
His, feixe de. Ver Feixe de His
Horizontal, plano, derivações precordiais e, 44

I

ico, 179
 complexo QRS, 179, 179f
 diagnóstico de, 179
 intervalo PR no, 179, 179f
 intervalos PR no, 177, 179, 179f
 Mobitz tipo II, bloqueio, vs, 180, 180f
Idioventricular, escape, 183
Idioventricular, ritmo, 153
Implantável, cardioversor-desfibrilador, 164
Impulso, formação do, anormal, 124. *Ver também* Automaticidade aumentada
Impulso, transmissão do, anormal. *Ver* Ritmos reentrantes
Inatividade elétrica. *Ver* Assistolia
Incompleto, bloqueio de ramo, 204
Infarto anterior, 255-257, 261f
 características, 252
 local anatômico, 252
Infarto do miocárdio
 arritmia e, 105
 gráfico de revisão, 345-347
Infarto do miocárdio, com elevação do segmento ST (IMEST), 238-248
Infarto do miocárdio sem elevação de ST (IMSEST), 263
Infarto inferior, 252-253, 260f
 características do, 252
 com infarto posterior agudo, 252
 local anatômico, 252
 ondas Q e, 252
Infarto lateral, 254
 características, 252
 local anatômico, 252

Infarto, localização do, 250-262
    anterior (*Ver* Infarto anterior)
    ECG, limitações do, no diagnóstico de, 270
    inferior (*Ver* Infarto inferior)
    lateral (*Ver* Infarto lateral)
    posterior (*Ver* Infarto posterior)
Infarto posterior, 258, 259f
    características, 252
    com infarto inferior, 252-253f
    local anatômico, 252
Infarto ventricular direito, 259, 262
Infartos do miocárdio, 233
    diagnóstico, 23-248
    estágios do ECG no, 237
        ondas Q, 245
        ondas T, 238-240
        segmento ST, 241-244
        sistema de 15 derivações para, 258
        tratamento, 241
    IMSEST, 263
Insuficiência aórtica, 69
Insuficiência cardíaca congestiva, 105
Intervalos
    gráfico de revisão, 331b
    no registro do ECG, 30 (*Ver também* Intervalo PR; Intervalo QRS)
    segmentos vs, 29
Isquemia
    miocárdica, 231
    na doença das artérias coronárias, bloqueio de ramo na, 193-194
Isquemia miocárdica, 231
Isquêmicas, síndromes, 268-269

J
J, (junção), elevação do ponto, 242
J, ondas, na hipotermia, 292
Juncional, contração prematura, 128-131
Juncional, escape, 118, 119f
    no registro de ritmo, 121f

L
Linhas retas. *Ver* Intervalos, no registro do ECG
Lyme, doença de, 186

M
Malignidade, regras de, nas CVPs, 149, 154
Marca-passo
    atrial, 118, 207-209, 207-208f, 209f

de demanda, 207-208
desenvolvimento, 210-211
frequência fixa, 207-208
não sinusal, 118-11, 118f, 119f
no bloqueio cardíaco de terceiro grau, 186, 207-208
padrões de espículas com, 209
sequencial, 209, 209f
usos do, 207
ventricular, 209, 209f
Marca-passo atrial
    frequência, 118
    implementação, 207-208
Marca-passo, células de, 12-15, 13f, 34, 118, 332
    colocação do eletrodo do, 34
    despolarização, 12, 13f
    despolarização-repolarização, ciclo, 14f
    frequência não sinusal, 118-119
    gráfico de revisão, 332
    potencial de ação, 13, 13f
    potencial de repouso e, 13
    retrógrado (*Ver* Ondas P retrógradas)
Marca-passo de demanda, 207-208
Marca-passo, espículas
    cuidados, 211
    padrões, 209
Marca-passo juncional, frequência, 118, 118f
Marca-passo não sinusal, frequência, 118-119
Marca-passo sequencial, 209, 209f
Marca-passos ventriculares, 209, 209f
    frequência, 118, 118f
Massagem carotídea
    bloqueio AV e, 137
    na fibrilação atrial, 139-141
    na TRNAV, 134
    técnica de, 135-136
Massagem carotídea. *Ver* Carotídea, massagem
MB, isoenzima, no infarto do miocárdio, 236-237
MCHO. *Ver* Miocardiopatia hipertrófica obstrutiva
Membrana, bombas de, 10
Método de 9 etapas, para ler o ECG, 329-351
Migratório, marca-passo atrial, 142-143
Miocárdicas, células, 16-17
Miocardiopatia arritmogênica do ventrículo direito (MAVD), 312, 312-313f, 313-314

Miocardiopatia hipertrófica obstrutiva (MCHO), 100-101, 304
   vias de condução acessória na, 218
Miocardite, 305, 305f
Mitral, valva
   insuficiência, 69
   prolapso, vias de condução acessórias no, 218
Mobitz tipo I, bloqueio. *Ver* Wenckebach, bloqueio
Mobitz tipo II, bloqueio, 180
   bloqueio de Wenckebach vs, 181-182
   diagnóstico de, 179
   local anatômico, 179
Monitoração ambulatorial, 107-109
Morte cardíaca, arritmia súbita e, 312-314
Morte súbita, cardíaca, 105
Morte súbita, causas de, 351

N
Noroeste, eixo, 79

O
Obstrutiva crônica, doença pulmonar (DPOC), 307
Onda Q significante, 247
Onda R, progressão anômala da, 255
Onda R, progressão da, 55
   na DPOC, 307
Onda T, inversão da, 238
   efeito digitálico e, 301
   no bloqueio de ramo esquerdo, 356
   no infarto anterior, 301
   no infarto posterior, 262f, 263
   no sangramento do SNC, 309, 309f
   nos IMSESTs, 263
Onda T, padrão juvenil persistente, 239-240
Ondas, 31-31. *Ver também* Amplitude, ondas do ECG; Duração, ondas do ECG; Complexo QTS
Ondas A, em canhão, 159
Ondas delta, na síndrome de Wolff-Parkinson-White, 219
   pseudoinfarto, padrão de, e, 270
Ondas, orientação das
   colocação de eletrodos e, 32-36
   e vetores (*Ver* Vetores)
Ondas P, 20-28
   bloqueio AV, 371
   bloqueio cardíaco de terceiro grau, 370
   complexo QRS e, 126-127

   e aumento atrial, 70, 85, 85f, 86f, 87f
   na avaliação dos distúrbios de ritmo, 126
   na estimulação por marca-passo, 357
   na TAP, 144f
   no bloqueio AV de segundo grau Mobitz II, 180, 180f
   no bloqueio cardíaco de terceiro grau, 184, 184f
   no bloqueio de Wenckebach, 179
   no registro do ECG de 12 derivações, 49-58
   no ritmo idioventricular, 153f
   nos batimentos atriais prematuros, 128-131, 128f, 129f, 130f
   ritmo, 372
   taquicardia reentrante nodal AV, 360
Ondas P, retrógradas, 119
   na contração prematura juncional, 130
   na TRNAV, 132, 133f
   nas CVPs, 148-149, 148f, 149f
Ondas Q, 25
   configuração comum com, 25
   infarto inferior, 358
   infarto inferior e, 252-253f
   na embolia pulmonar, 308
   na MCHO, 304, 304f
   no ECG, estudo de caso, 100-101
   no infarto do miocárdio, 245
   normal vs patológica, 246f, 247-248
   septal, no registro do ECG de 12 derivações, 53, 54f
   significado, 247
Ondas Q, septais, no registro do ECG de 12 derivações, 53, 54f
Ondas R, 25
   na hipertrofia ventricular direita, 89-90
   no cálculo da frequência cardíaca, 110-112
   no infarto posterior, 258
   nos bloqueios de ramo, 190
   nos hemibloqueios, 197
   ondas T e, 27-28b
Ondas S, 25
   na embolia pulmonar, 308
   na hipertrofia ventricular direita, 90, 90f
   no bloqueio de ramo, 189f, 190
   nos hemibloqueios, 197
Ondas T, 27-28, 238-240
   hiperagudas (apiculadas), 238-239
   inversão simétrica da, 239-240

na hiperpotassemia, 288f, 302-303
na hipertrofia ventricular, 95-97, 95f, 95-96f
na hipopotassemia, 290-291f, 301f
no bloqueio de ramo, 193, 193f
no infarto do miocárdio, 238-240
no registro do ECG de 12 derivações, 57, 58f
pseudonormalização e, 239-240
Ondas T hiperagudas, 238-239
Ondas U, na hipopotassemia, 290-291
Osborn, onda de, na hipotermia, 292, 349

P

P mitral, 87
P pulmonale, 86, 307
Padrões. *Ver* ECG, padrões do
Palpitações, 105
Parada sinusal, 117, 117f, 120, 120f
  no registro de ritmo, 120f
  vs bloqueio de saída sinusal, 120, 120f, 121f
Pericardite, 301-303, 301f, 350
Plano frontal, derivações dos membros e, 39, 40f
Plano horizontal, derivações precordiais e, 44
Plano transverso. *Ver* Plano horizontal, derivações precordiais e
Polaridade elétrica. *Ver também* Despolarização, Repolarização
  células cardíacas, 10, 10f
  e deflexões, 32
Potencial de ação, células de marca-passo, 13, 13f
Potencial de repouso
  células de marca-passo e, 13
PR, intervalo, 29
  na síndrome de Wolff-Parkinson-White, 219, 220f
  no bloqueio AV de primeiro grau, 177-178, 177-178f
  no bloqueio de Wenckebach, 179, 179f
  no infarto anterior, 301
  no registro do ECG de 12 derivações, 52, 52f
PR, segmento, 29
  no registro do ECG de 12 derivações, 53, 53f
Pré-excitação, 228, 344
Pré-excitação, síndromes, 113
  gráfico de revisão, 335, 344
  taquicardia supraventricular de complexo amplo no gráfico, 224f
  vias acessórias nas, 218
  Wolff-Parkinson-White, 219, 220f
Pressão arterial, massagem carotídea e, 134

Pressão positiva contínua nas vias aéreas (CPAP), 310-311
Pressão, sobrecarga, definição de, 69
Primeiro grau, bloqueio AV, 177-178, 187
  diagnóstico de, 177
  em atletas, 315
  exemplo de caso, 212
  local anatômico, 176
Prinzmetal, angina de, 267, 267f
Progressão anômala da onda R, 255
Proteínas contráteis, nas células miocárdicas, 16
Pseudoinfarto, padrão de, 270
Pseudonormalização, fenômeno de, 239-240
Psicotrópicos, fármacos, 297
Pulmonar, distúrbio, alterações do ECG no, 307-308
  gráfico de revisão, 350
Pulmonar, doença, grave, TAM na, 142
Purkinje, fibras de, 24, 24f, 156
Purkinje, sistema de, 15

Q

QRS, complexo, 24, 25f
  anormal, 357
  bloqueio AV, 371
  bloqueio de ramo direito, 375
  componentes do, 25-26, 26f, 27-28f
  configurações comuns, 25, 26f
  despolarização septal e, 26, 27-28f
  fibrilação atrial, 361
  gráfico de revisão, 332
  hemibloqueios e, 199-200, 199f
  hipertrofia ventricular e, 70
  na avaliação dos distúrbios de ritmo, 126
  na hiperpotassemia, 296f
  na síndrome de Wolff-Parkinson-White, 219, 220f
  na TAM, 142-143
  na TAP, 143
  na TRNAV, 132, 133f
  nas arritmias supraventriculares vs ventriculares, 156-161
  nas torsades de pointes, 154
  no bloqueio AV de segundo grau Mobitz tipo II, 180, 180f
  no bloqueio cardíaco de terceiro grau, 184, 184f
  no bloqueio de ramo, 189-194
  no bloqueio de Wenckebach, 179, 179f

no flutter atrial, 137f
no registro do ECG de 12 derivações, 53
no ritmo idioventricular acelerado, 153f
ondas P e, 126
para bloqueio de ramo esquerdo, 371
ritmo, 372
taquicardia reentrante nodal AV, 360
zona de transição no, 55
QRS, eixo do, 72-79
  anormal, 78-79
  definição precisa do, 77, 77f
  desvios do, 78-79, 78f, 83-84, 83f, 84f
  na hipertrofia ventricular direita, 89
  normal, 73-76, 73-74f, 74f
QRS, intervalo, 30
QS, onda, 25
QT curto, síndrome do, congênita, 300
QT, intervalo, 30
  anormalidades cromossômicas, 299
  antiarrítmicos, agentes, e, 318-319
  betabloqueadores e, 295
  ciclo cardíaco e, 58, 59f
  fármacos que prolongam o, 297-298f, 318-319
  frequência cardíaca e, 58, 59f
  medicações e, 297-298
  medida do, 299-300, 300f
  na torsade de pointes, 154, 291, 291f
  no registro do ECG de 12 derivações, 58, 59f
  nos distúrbios do cálcio, 285
Quinidina, intervalo QT e, 318-319

R

R' (R linha), 25
R sobre T, fenômeno, 149
Radioativos, agentes, imagem por, 275
Ramo direito, 23-24, 23f, 24f
Ramo direito, bloqueio do, 190-191, 191f
  bloqueio AV e hemibloqueios com, 196-200, 196f
  complexo QRS no, 190-191, 191f
  critérios para, 195
  diagnóstico de infarto no, 269
  hemibloqueios com (Ver Bloqueio bifascicular)
  incompleto, 204, 204f
  local anatômico, 191f
  ondas S no, 190, 191f
Ramo esquerdo, 23
Ramo esquerdo, bloqueio do, 192
  complexo QRS no, 192

  critérios de, 195
  local anatômico, 192f
  ondas S no, 192
Ramos, feixes dos, 23
  ventricular, 189
Recíprocas, alterações
  no infarto inferior, 246-247, 246f
  no infarto lateral, 252
Reentrada, alça de, 124, 125f
Reentrantes, ritmos, 113, 124-125, 125f
Registro de ritmo, 107-109, 107f, 109f
Repolarização, 10-11, 27-28, 28f
  atrial, 27-28b
  bloqueios de ramo e, 193, 193f
  características das ondas de, 18
  deflexões das ondas na, 34, 35f
  gráfico de revisão, 332
  precoce (elevação do ponto J), 242
  ventricular, 27-28, 28f
Repolarização, anormalidades de
  ECG, estudo de caso, 99-101
  secundária, na hipertrofia ventricular, 95-97, 95f, 95-96f
Repolarização precoce, 242-243
Repolarização ventricular, 27-28, 28f
  no registro do ECG de 12 derivações
Respiração, arritmia sinusal e, 116f
Ressincronização cardíaca, terapia de, 210-211
Ritmo cardíaco
  avaliação do, 126
  gráfico de revisão, 329
Ritmo sinusal, normal, 104, 120f, 121f, 337
  características do, 127
  gráfico de revisão, 31
  no registro de ritmo, 121f
Ritmos ectópicos, 123
  não sinusais, 123

S

S1Q3, padrão, na embolia pulmonar, 308
Segmento ST, 30, 241-244
  deprimido
    Ver Segmento ST, depressão
  elevado
    Ver Segmento ST, elevado
  gráfico de revisão, 348
  na hipertrofia ventricular, 95-97, 95f, 95-96f
  no bloqueio de ramo, 193, 193f
  no infarto do miocárdio, 238-248

Segmento ST, depressão
  alterações recíprocas e, 246-247
  causas, 269
  efeito digitálico e, 294
  no bloqueio de ramo esquerdo, 356
  no IMSEST, 263
  no infarto posterior, 258, 262f
  no infarto sem onda Q, 348
  no teste de esforço para doença arterial coronariana, 272
Segmento ST, elevação
  causas, 269
  com alterações recíprocas, 372
  com IMEST, 374
  infarto afetando o coração, 363
  na angina de Prinzmetal, 267, 267f
  na pericardite, 301
  no infarto anterior, 241f
  no infarto do miocárdio, 238-248
  padrão de bloqueio de ramo direito com, 375
  persistente, 239-240
Segmentos, no registro do ECG, 30
  gráfico de revisão, 332
  intervalos vs, 29
Senoidal, padrão, na hiperpotassemia, 288f
Septal, despolarização, no complexo QRS, 26, 27-28f, 53, 54f
Síncope, 105
  avaliação. 169
  exemplo de caso, 163
Síndrome coronariana aguda, 232-233
Síndrome do nó sinusal, exemplo de caso, 171
Sinoatrial (SA), nó, 14
  local do bloqueio, 176
  superação, 117
  supressão, na intoxicação digitálica, 295
Sinusal, bloqueio de saída, 120, 120f, 121f
  parada sinusal vs, 120, 120f, 121f
Sinusal, nó, supressão do, 295
Sistema de 12 derivações, 37
  derivações dos membros (*Ver* Derivações dos membros)
  eletrodos, colocação de, no, 37, 38f
  gráfico de revisão, 331b
  precordiais (*Ver* Derivações precordiais)
Sistema de condução, atrial, 21-22, 22f
  despolarização, 20-21, 20f, 21f
  nó AV e, 21, 22f
  repolarização, 27-28, 28f

Sistema de condução ventricular
  bloqueio de ramo, 189-194
  bloqueios AV, 177-186
  despolarização e, 189-190
  hemibloqueios, 196-200
Sistema de condução. *Ver também* Atrial, sistema de condução; Ventricular, sistema de condução
  nas doenças degenerativas
    bloqueio cardíaco de terceiro grau, 186
    bloqueio de ramo, 193-194
  vias acessórias, 218
Sistema nervoso central (SNC)
  ECG, alterações do, e, 309
  gráfico de revisão, 351
SNC. *Ver* Sistema nervoso central
Sódio, canais de, bloqueios, 296-297
Sono, distúrbios do, 310-311, 351
Stokes-Adams, síncope, 212

T

Takotsubo, miocardiopatia de, 264-265, 265f
TAM. *Ver* Taquicardia atrial multifocal
TAP. *Ver* Taquicardia atrial paroxística
Taquiarritmias, na intoxicação digitálica, 295
Taquicardia atrial multifocal (TAM), 142-143
  características, 142
  complexo QRS na, 142
  ondas P na, 142
Taquicardia atrial paroxística (TAP), 143, 295, 338-339
  características, 147
  complexo QRS na, 144f
  na intoxicação digitálica, 146
  ondas P na, 144f
Taquicardia reentrante nodal AV (TRNAV), 132, 133f
  características, 147
  exemplo de caso, 168
  massagem carotídea para, 134, 134f, 135f
Taquicardia sinusal, 114-115, 114f
  desvio do eixo para a esquerda, 354-355
  nos registros de ritmo, 355
Taquicardia supraventricular
  na síndrome de Wolff-Parkinson-White, 222-225, 222f, 222-223f, 224f
Taquicardia ventricular (TV), 150-151, 150f
  e torsades de pointes, 154, 154f
  exemplo de caso, 171
  gráfico de revisão, 339

vs taquicardia supraventricular com condução aberrante, 340
vs TSVP, 162
Tempo decorrido. *Ver* Duração, ondas do ECG
Terceiro grau, bloqueio cardíaco, 183
　complexos QRS no, 184, 184f
　CVPs no, 185, 185f
　diagnóstico de, 186
　local anatômico, 183
　ondas no, 184, 184f
Teste de esforço, 271-276
　bases fisiológicas do, 272
　indicações e contraindicações, 274
　sensibilidade e especificidade do, 275
Teste de esforço, com adenosina, 275
Teste de esforço, com ecocardiograma, 169
Tontura. *Ver* Síncope
Torsade de pointes, 154, 154f
　complexos QRS na, 154
　intervalo QT na, 154
Tremor muscular, artefato por, 292
Trigeminismo, 148
Trombolíticos, agentes, no infarto do miocárdio, 249
Troponina, enzima, no infarto do miocárdio, 236-237
TV. *Ver* Taquicardia ventricular

V

Vagal, estimulação
　desaceleração da corrente e, 22
　massagem carotídea e, 134, 134f
Valsalva, manobra de, 134
Ventricular, aneurisma, 242
Ventricular, aumento, 69
Ventricular, despolarização, 23-24, 23f, 24f, 25f
　esquerda, ondas Q e, 245, 248f
　no registro do ECG de 12 derivações, 54-56, 55f, 56f
Ventricular, fibrilação, 152f, 153f
Ventricular, hipertrofia, 89-94, 98
　definida, 69-70
　direita (*Ver* Hipertrofia ventricular direita)
　ECG, estudo de caso, 99-101
　eixo, desvio para a direita, 98
　eixo, desvio para a esquerda na, 83, 83f

esquerda (*Ver* Hipertrofia ventricular esquerda)
　gráfico de revisão, 334-335
　nas ondas T, 95-97, 95f, 95-96f
　no segmento ST, 95-97, 95f, 95-96f
　repolarização secundária, anormalidades da, na, 95-97, 95f, 95-96f
Ventricular, repolarização, 27-28, 28f
　no registro do ECG de 12 derivações
Ventricular, taquicardia, 369
Ventrículo direito, infarto do, 259-262
Ventrículo direito, miocárdio do, infiltração fibro-gordurosa do, 313-314
Ver Cuidados cardíacos, unidades de
Ver Estudos eletrofisiológicos
Vetor médio, 71
Vetores, 47-48, 47f
　complexo QRS, 53
　eixo elétrico e, 71-72
　intervalo PR, 52, 52f
　intervalo QRS, 56
　intervalo QT, 58, 59f
　onda P, 49-51
　ondas, orientação das e, 60-61, 60f, 61f
　ondas T, 57, 58f
　segmento PR, 53, 53f
　segmento ST, 57, 57f
Vias acessórias, na síndrome de Wolff-Parkinson-White, 219, 220f
　fibrilação atrial e, 226-227
　taquicardia supraventricular e, 222-225
Voltagem. *Ver* Amplitude, das ondas do ECG
Volume, sobrecarga de, 69

W

Wenckebach, bloqueio de, 179, 179f
　local anatômico, 179
Wolff-Parkinson-White (WPW), síndrome, 219, 220f
　circuitos de reentrada na, 222-223f, 224f
　com ondas delta, 366
　diagnóstico do infarto na, 270
　intervalo PR, 366
　intervalos PR na, 219, 220f, 221, 221f
　pseudoinfarto, padrão de, 270

Z

Zona de transição, no complexo QRS, 56